普通高等教育中医药类"十三五"规划教材
全国普通高等教育中医药类精编教材

药事管理与法规

（第 2 版）

（供药学、中药学、管理类等专业用）

主　编

田　侃

副主编

何　宁　雷志钧
杨　勇　王柳萍

上海科学技术出版社

图书在版编目（CIP）数据

药事管理与法规 ／ 田侃主编. —2 版. —上海: 上海
科学技术出版社,2019.8（2021.1 重印）
普通高等教育中医药类"十三五"规划教材　全国普
通高等教育中医药类精编教材
ISBN 978 - 7 - 5478 - 4489 - 2

Ⅰ.①药… Ⅱ.①田… Ⅲ.①药政管理 - 高等学校 -
教材②药事法规 - 高等学校 - 教材 Ⅳ.①R95

中国版本图书馆 CIP 数据核字（2019）第 115888 号

药事管理与法规（第 2 版）
主编　田　侃

上海世纪出版（集团）有限公司
上海 科 学 技 术 出 版 社 出版、发行
（上海钦州南路 71 号　邮政编码 200235　www.sstp.cn）
常熟市兴达印刷有限公司印刷
开本 787×1092　1/16　印张 14.5
字数 330 千字
2015 年 1 月第 1 版
2019 年 8 月第 2 版　2021 年 1 月第 8 次印刷
ISBN 978 - 7 -5478 -4489 - 2／R·1864
定价：35.00 元

普通高等教育中医药类"十三五"规划教材
全国普通高等教育中医药类精编教材

普通高等教育中医药类"十三五"规划教材
全国普通高等教育中医药类精编教材

普通高等教育中医药类"十三五"规划教材

全国普通高等教育中医药类精编教材

前言

　　新中国高等中医药教育开创至今历六十年。一甲子朝花夕拾,六十年砥砺前行,实现了长足发展,不仅健全了中医药高等教育体系,创新了中医药高等教育模式,也培养了一大批中医药人才,履行了人才培养、科技创新、社会服务、文化传承的职能和使命。高等中医药院校的教材作为中医药知识传播的重要载体,也伴随着中医药高等教育改革发展的进程,从少到多,从粗到精,一纲多本,形式多样,始终发挥着至关重要的作用。

　　上海科学技术出版社于1964年受国家卫生部委托出版全国中医院校试用教材迄今,肩负了半个多世纪的中医院校教材建设和出版的重任,产生了一大批学术深厚、内涵丰富、文辞隽永、具有重要影响力的优秀教材。尤其是1985年出版的全国统编高等医学院校中医教材(第五版),至今仍被誉为中医教材之经典而蜚声海内外。

　　2006年,上海科学技术出版社在全国中医药高等教育学会教学管理研究会的精心指导下,在全国各中医药院校的积极参与下,组织出版了供中医药院校本科生使用的"全国普通高等教育中医药类精编教材"(以下简称"精编教材"),并于2011年进行了修订和完善。这套教材融汇了历版优秀教材之精华,遵循"三基""五性""三特定"的教材编写原则,同时高度契合国家执业医师考核制度改革和国家创新型人才培养战略的要求,在组织策划、编写和出版过程中,反复论证,层层把关,使"精编教材"在内容编写、版式设计和质量控制等方面均达到了预期的要求,凸显了"精炼、创新、适用"的编写初衷,获得了全国中医药院校师生的一致好评。

　　2016年8月,党中央、国务院召开了新世纪以来第一次全国卫生与健康大会,印发实施《"健康中国2030"规划纲要》,并颁布了《中医药法》和《〈中国的中医药〉白皮书》,把发展中医药事业作为打造健康中国的重要内容。实施创新驱动发展、文化强国、"走出去"战略以及"一带一路"倡议,推动经济转型升级,都需要中医药发挥资源优势和核心作用。面对新时期中医药"创造性转化,创新性发展"的总体要求,中医药高等教育必须牢牢把握经济社会发展的大势,更加主动地服务和融入国家发展战略。为此,精编教材的编写将继续秉持"为院校提供服务、为行业打造精品"的工作要旨,在全国中医院校中广泛征求意见,多方听取要求,全面汲取经验,经过近一年的精心准备工作,在"十三五"开局之年启动了第三版的修订工作。

本次修订和完善将在保持"精编教材"原有特色和优势的基础上,进一步突出"经典、精炼、新颖、实用"的特点,并将贯彻习近平总书记在全国卫生与健康大会、全国高校思想政治工作会议等系列讲话精神,以及《国家中长期教育改革和发展规划纲要(2010—2020)》《中医药发展战略规划纲要(2016—2030年)》和《关于医教协同深化中医药教育改革与发展的指导意见》等文件要求,坚持高等教育立德树人这一根本任务,立足中医药教育改革发展要求,遵循我国中医药事业发展规律和中医药教育规律,深化中医药特色的人文素养和思想情操教育,从而达到以文化人、以文育人的效果。

同时,全国中医药高等教育学会教学管理研究会和上海科学技术出版社将不断深化高等中医药教材研究,在新版精编教材的编写组织中,努力将教材的编写出版工作与中医药发展的现实目标及未来方向紧密联系在一起,促进中医药人才培养与"健康中国"战略紧密结合起来,实现全程育人、全方位育人,不断完善高等中医药教材体系和丰富教材品种,创新、拓展相关课程教材,以更好地适应"十三五"时期及今后高等中医药院校的教学实践要求,从而进一步地提高我国高等中医药人才的培养能力,为建设健康中国贡献力量!

教材的编写出版需要在实践检验中不断完善,诚恳地希望广大中医药院校师生和读者在教学实践或使用中对本套教材提出宝贵意见,以敦促我们不断提高。

全国中医药高等教育学会常务理事、教学管理研究会理事长

胡鸿毅

2016年12月

为了适应高等中医药教育和药事管理实践工作的需求,上海科学技术出版社在2014年组织编写了《药事管理与法规》,作为普通高等教育中医药类"十二五"规划教材、全国普通高等教育中医药类精编教材之一,获得了2014年江苏省高等学校重点教材的立项支持,并被诸多医药院校选为教学用书。为了及时反映药事管理方向的新法规、新动态,适应国家执业药师资格考试的新变化,满足药事管理从业人员的实践需求,上海科学技术出版社于2018年启动了《药事管理与法规》的修订工作,编写了《药事管理与法规》(第2版),力求在完善第1版教材知识体系和内容编排的基础上,更加突出"经典、精炼、新颖、实用"的编写宗旨,为药学、中药学、管理类等专业的本科教学提供教学用书。

与上一版教材相比,本次修订的主要内容有以下几个方面:一是增加"药事管理法律体系"一章,作为第二章,阐述《药品管理法》及其《实施条例》的主要内容,以及药品注册、生产、经营、医疗机构药事管理、特殊管理药品、中药管理以及其他方面的主要法律规范,以方便广大读者查阅;二是根据最新通过或者修订的法律政策,如《中医药法》《疫苗管理法》《药品生产监督管理办法》《进口药材管理办法》《执业药师职业资格制度规定》《执业药师职业资格考试实施办法》以及《国家组织药品集中采购和使用试点方案》等,及时更新相关内容;三是针对国家执业药师资格考试大纲的变化,对各章节内容做了适当增减,如增加古代经典名方中药复方制剂的管理、医疗保障部门的职责、中国上市药品目录集等内容。

本教材在表述我国某一具体法律文件名称时,一般统一采用约定俗成的简称,以求简明,如《中华人民共和国中医药法》简称为《中医药法》。在正文中就不一一括注说明了。

本教材由全国15所高等中医药院校和药学院校的一线教师组成编写委员会,具体分工为:第一章由田侃编写,第二章由田侃、喻小勇编写,第三章由林津晶编写,第四章由王怡编写,第五章由杨勇、王玉伟编写,第六章由段晓鹏编写,第七章由王柳萍、王丽编写,第八章由杨宇峰编写,第九章由鲁志鸿、杨勇编写,第十章由王汝琳编写,第十一章由雷志钧编写,第十二章由喻小勇、胡凡编写,第十三章由刘维蓉编写,第十四章由刘书文编写,第十五章由何宁编写。

本教材在编写过程中,得到了专家指导委员会、上海科学技术出版社的悉心指导,编写会筹办、编写过程推进等工作得到了南京中医药大学的大力支持。主编、副主编及部分编委共同承担了统稿、定稿工作,特别是副主编何宁和编委喻小勇,付出了很多心血。南京中医药大学的硕士研究生刘秋风、刘雪竹、周亮亮、杨泽华、于翠婷、宣思宇等也做了大量编写辅助性工作。编委会在此向他们表示深深的敬意和衷心的感谢!

由于编者水平有限,加之编写时间不足,教材中相关内容难免有所疏漏,恳请同道和广大读者多提宝贵意见,以便再版时加以修正。

《药事管理与法规》(第2版)编委会

2019年6月

第一章 绪 论

导学

1. 掌握药事管理的概念,药事法规的概念,药事管理与法规的主要研究内容。
2. 熟悉药事法规的特点,"药事管理与法规"与药事管理学的关系,药事管理的研究方法。
3. 了解药事管理的重要性,国外药事管理的发展历程,我国药事管理的发展历程,药事管理的发展趋势。

第一节 药事管理与法规概述

一、药事管理

(一)药事管理的概念

1. **药事** "药事"一词源于我国古代医药管理用语。据《册府元龟》记载:"北齐门下省尚药局,有典御药二人,侍御药二人,尚药监四人,总御药之事。"反映当时的"药事"是政府尚药局主管的与皇帝用药有关的事项。之后"药事"一词传至日本,成为日本药品管理的法定用词。1948 年日本《药事法》将药事界定为:"与医药品、用具及化妆品的制造、调剂、销售、配方相关的事项。"

目前"药事"一词并非我国的法定用词,药事通常是指与药品有关的事项。根据《药品管理法》关于适用范围、管理对象以及主要内容的规定,"药事"是指与药品的研发、生产、经营、使用、价格、广告、信息、监督等活动有关的事项。"药事"是一个动态用词,其范围将根据国家有关药品管理的法律、政策、规范、准则等而不断调整。

2. **药事管理** "药事管理"是指对药学事业的综合管理,是运用管理学、法学、社会学、经济学等原理和方法对药事活动进行研究,总结其运行和发展规律,用以指导药事工作健康发展的社会活动。药事管理的目的在于加强药品监督管理,保证药品质量,保障人体用药安全,维护人民身体健康和用药的合法权益。

药事管理分为宏观和微观两个层面。宏观药事管理是指国家行政机关,依据国家的法律、政策,运用法定权力,为实现国家制定的医药卫生工作的社会目标,对药事进行有效治理的管理活动。宏观药事管理内容包括制定和执行国家药物政策与药事法规,建立健全药事管理体制与机构,建立药品生产、流通、使用秩序,加强药学人员以及药品监管人力资源管理等。微观药事管理是指对药事部门内部的管理,包括人员管理、财务管理、设施设备管理、药品质量管理、技术管理、药学信息管理、药学服务管理等工作。本书主要介绍宏观药事管理。

(二) 药事管理的重要性

1. 推进健康中国战略的实施　党的十九大报告提出,实施健康中国战略。全面建立中国特色基本医疗卫生制度、医疗保障制度和优质高效的医疗卫生服务体系。建立健全药品供应保障体系是医疗卫生服务体系的组成部分,全方位全周期健康服务均涉及药品的生产、经营、使用等药事管理内容。药品供应保障体系的重要内容之一是建立国家基本药物制度,制定基本药物目录,对国家基本药物实行招标,定点生产、集中采购和统一配送,保证公众的基本用药。

2. 保证公众用药安全有效　药品是公众用以防病治病、康复保健的特殊商品。药品真伪和质量优劣,一般公众难以辨识,必须有专门的技术人员和经认证的机构,使用符合要求的仪器设备,采用科学的方法,进行理化、药理毒理研究和临床试验,制定药品质量标准,或按照已颁布的法定药品标准进行检验才能做出评价和鉴定。许多药品还需经上市后监测和再评价才能发现其毒副作用。这就要求国家必须进行药事管理立法,通过制定一系列药事法律法规,保证公众的用药安全、有效。

3. 增强医药产业的全球竞争力　在经济全球化的浪潮中,医药产业的竞争十分激烈,企业之间的竞争逐渐成为国与国之间医疗卫生及药事管理的竞争,企业之间的药品质量与新药竞争也逐渐转变为质量管理的竞争、新药的质量、药学服务的竞争和药业道德秩序的竞争。这对我国的药事管理提出了更高的要求,即不仅要有与国际接轨的药事管理法律制度,而且要有先进性、多样性的技术管理手段等。

二、药事法规

(一) 药事法规的概念

药事法规是指由国家制定或认可,并由国家强制力保证实施,具有普遍效力和严格程序的行为规范体系,是调整与药事活动相关的行为和社会关系的法律规范的总和。药事法规是广义的概念,是指药事管理法律体系,是有关药事管理的法律、行政法规、规章、规范性文件的总称,是药品研制、生产、经营、使用、检验、进出口和监督管理单位、个人都必须严格遵守和认真执行的行为规范。

(二) 药事法规的特点

1. 以维护公众健康为根本目标　药品质量直接影响着公众健康权的保障,构建药事法规的根本目的是加强药品监督管理,保证药品质量,维护公众的健康,保障患者的合法权益,最终实现公众健康权这一基本人权的保障。

2. 以药品质量标准为核心的行为规范　药事法规通过规范人们研究、制造、经营、使用药品的行为,以确保药品的安全性、有效性。现代药事管理立法通过制定法律,颁布药品标准和保证药品质量的工作标准,以规范人们的行为。

3. 系统性　药事法规是由一系列的法律、法规、规章、标准等构成一个庞大的系统,涉及药品的研发、注册、生产、流通、使用等整个过程,具有系统性的特点。

4. 国际化　随着全球化的趋势加强,药品在全球范围内流通,药事法律和标准国际化倾向明显,以医药科学技术为基础的技术法律规范占据重要地位。

三、药事管理与法规

(一)"药事管理与法规"与药事管理学的关系

"药事管理与法规"和药事管理学名称不同,但其内容基本一致,主要区别在于切入角度的差异。

"药事管理与法规"是 1995 年国家执业药师资格考试时启用的词汇,国家执业药师资格考试设有"药事管理与法规"科目,该科目是执业药师职责和执业活动必须具备的基本知识和能力。1995 年以来,随着执业药师资格考试制度的实施,这一词汇得到了药学界的认可,为了适应社会的需要,高等医药院校也将"药事管理与法规"列为一门课程。"药事管理与法规"主要立足法学的角度,侧重于按照法治思维,对药事活动进行法治化管理和规范化约束,以求药品达到合理的标准和质量,并对违法行为依法进行治理,达到保障用药安全的目标。其内涵包括了药事管理和药事法规两方面的内容。

药事管理学是研究药事管理组织活动的基本规律和一般方法的应用学科,是药学科学的分支学科。该学科以药品质量管理为重点、以解决公众用药问题为导向,应用社会学、法学、经济学、管理学与行为科学等多学科的理论与方法,对药品研制、生产、经营、使用、药品监管等活动或过程(非技术性活动)进行研究总结其基本规律,指导药学事业健康发展。

(二)药事管理与法规的主要研究内容

1. **药事管理立法**　研究如何根据社会和药学事业的发展,完善药事管理法律体系,对不适应社会需求的或过时的法律、法规、规章等适时修订。

2. **药师管理**　研究药师的准入资格、注册管理、职责、继续教育、职业道德规范等。

3. **药事组织管理**　运用社会科学的理论,建立健全药事组织机构,包括药品监督管理行政部门、药品监督管理技术部门、药学教育科研组织和社会团体等,以减少行业、部门之间重叠的职责设置,提高管理水平。

4. **药品监督管理**　研究药品的特殊性及其管理的方法,制定药品质量标准,制定影响药品质量标准的工作标准、制度,制定国家药物政策、基本药物目录,实施药品分类管理制度、药品不良反应监测报告制度、药品质量公报制度,对上市药品进行再评价,提出整顿与淘汰的药品品种,并对药品质量监督、检验进行研究。

5. **特殊管理药品**　研究如何对麻醉药品、精神药品、医疗用毒性药品、放射性药品以及药品类易制毒化学品、兴奋剂、疫苗等药品采取更为严格的管理措施,以保证特殊管理药品的用药安全、有效。

6. **中药管理**　研究如何建立符合中药特点的管理制度,包括中药材管理(含野生药材资源保护)、中药饮片管理、中药品种保护、医疗机构中药制剂、古代经典名方中药复方制剂等。

7. **药品信息管理**　研究对药品信息活动的管理和国家对药品信息的监督管理,包括药品说明书和标签管理、药品广告管理、互联网药品信息服务管理等。

8. **药品注册管理**　对新药、仿制药、进口药品注册,药物非临床研究、临床研究等进行规范化、科学化的管理,制定实施管理规范,建立公平、合理、高效的评审机制,提高我国上市药品的竞争力。

9. **药品生产、经营管理**　运用管理科学的原理和方法,研究国家对药品生产、经营企业的管理和药品企业自身的科学管理,研究制定科学的管理规范,指导企业的生产、经营活动。

10. **医疗机构药事管理**　研究医疗机构药事管理部门及其职责、医疗机构药学专业技术人员管理、处方管理、医疗机构药品供应管理、医疗机构药物临床应用管理等。

11. 药品知识产权保护　研究对药品领域的发明创造进行法律保护，涉及药品的专利保护、药品商标保护、医药商业秘密和医药未披露数据保护等。

12. 药事纠纷与处理　研究药品缺陷及其类型、药品缺陷责任、药品缺陷侵权赔偿、医疗机构药事纠纷的原因与防范等。

第二节　药事管理发展历程

一、国外药事管理发展历程

19 世纪的美国，由于贸易发展迅速，开设了很多药房、药店。药师既要配方发药，又要经营生意。学习如何开展药房的经营业务以维持药房的生存，被列入当时的学徒式药学教育活动，这是药事管理学科的萌芽。1821 年成立的费城药学院，开始了药学教育，并将"药房业务管理"列为药学教育基本课程。1910 年，美国药学教师联合会(现为美国药学院协会，American Association of Colleges of Pharmacy，AACP)首次在药学教育中提出了"商业药学"课程，1916 年开设了"商业与法律药学"课程，1928 年又将其更名为"药学经济"，1950 年再次更名为"药事管理"，最终将其定名为"药事管理学科"(the discipline of pharmacy administration)。随后几十年中，药事管理学科有了较大的发展。各药学院校相继成立了药事管理教研室，开设了多门课程。据 1993 年美国药学院协会统计，在美国药学院校中 35% 开设了经济学、管理学、行为药学、药物流行病学、药学经济与政策、药品市场、药学实践伦理学、药学法律和规范等课程。

"药事管理学"在苏联时代被称为"药事组织学"。1924 年在苏联药学大会上明确提出"药事组织学"是高、中等药学教育的必修专业课程，各药学院校均设立药事组织学教研室。国家设立中央药事科学研究所和地方药事科学研究室(站)。20 世纪 50 年代后期，全苏联药师进修学校设有药事组织专业，课程侧重于药事行政组织机构、规章制度及行政管理。

20 世纪 60 年代后，世界大多数国家都制定和完善了有关药品和药事法律、法规，形成药事法律体系。世界卫生组织、联合国麻醉药品委员会、国际麻醉品管制局、国际药学会等国际药事组织相继成立，《国际药典》《麻醉药品精神药品管理公约》等国际性公约也成为大多数国家推行的规则和标准。药事管理呈现法治化、科学化、国际化的发展趋势。药事管理的内容从侧重于医药商业管理，发展为从药品研制到使用的全过程管理。

二、我国药事管理发展历程

我国药事管理学科体系大体经历了两个阶段。第一个阶段是 20 世纪 30 年代至 60 年代。其中，1930—1949 年，齐鲁大学、华西协和大学开设了"药物管理学与药学伦理""药房管理"课程。1954—1963 年间，我国效仿苏联模式，在药学专业指导性教学计划中开设"药事组织"课程。第二个阶段是 20 世纪 80 年代至今。1984 年随着《药品管理法》的颁布，药事管理学的发展受到教育、卫生行政部门的重视。1985 年秋季，华西医科大学药学院药学类专业开设"药事管理学"课程，并成立药事管理教研室。1986 年,中国药学会设立"药事管理分科学会",并于 1992 年改为药事管理专业委员会。1987 年,国家教育委员会决定将药事管理学列入药学专业必修课。1994 年,首届药事管理学科发展研讨会上,成立了全国医药院校药事管理学科协作组。1995 年,人事部、国家医药管理局将"药事管理与法规"列为国家执业药师资格考试的科目。1996 年,中国药科大学开设药事管理学专业。2000 年,沈阳药科大学招收药学一级学科药事管理方向博士。2012 年,南京中医药大学开设药事管理本科专业,成为国内首个开设药事管理专业的中医药院校。

三、药事管理发展趋势

科学技术的发展和药学技术的进步,药品、药学事业和药事管理实践产生巨大发展变化,主要反映在以下方面。

(一)关注以患者为中心的药学服务

现代药事管理研究除重视药品管理外,药学服务管理也进入研究范围,如药物信息评价、药物治疗方案设计、临床药学服务、卫生保健系统评价等。随着医药卫生科技和模式的发展变化,社会生活方式和观念的变化,药学服务范围不断扩大。将药学服务纳入药事管理学科研究领域,可以更好地为患者服务,可以应用药事管理学科的原理与方法,提高药学服务质量、效率、效果,确定药学服务的报酬,推动药学事业的发展。

(二)药事管理向标准化、法治化、科学化发展

20 世纪 50 年代,美国国会通过的 Ducham - Humphrey 修正案,制定了处方药与非处方药分类标准和审批权力,建立了处方药与非处方药分类管理制度。1963 年,美国建立了在世界范围内通用的 GMP。之后,美国医院药师协会制定了涉及医疗机构药房管理、药品管理、药学服务管理各方面管理标准,有效地推动了医院药房管理和医院药学工作的发展。在现今的大数据时代,药事管理的标准化、法治化、科学化显得更为重要。

(三)重视和研究合理利用药品资源

新药研发的难度和成本投资已经到了一个新的层面。药物滥用现象也普遍存在着,如何合理利用药品资源,用药经济分析和生命质量研究,药物利用评价等,成为近年药事管理研究热点。

药事管理学科发展的原动力来自药事管理实践的需要,药事管理学科的生命力是理论联系实际,解决药事管理实际问题,不断提高药事管理水平,以促进药学事业发展。

第三节 | 药事管理研究方法

药事管理研究方法是指研究者主要通过何种手段和途径得出研究结论。常用的研究方法主要有文献研究法、调查研究法、实验研究法、实地研究法等。

一、文献研究法

文献研究法是一种不直接接触研究对象的研究方法,其主要通过搜集、鉴别、整理现有文献,

并通过对文献的研究,形成对事实的科学认识。文献研究可划分为内容分析、二次分析以及现存统计资料分析三种。内容分析是对文献的内容进行客观、系统和定量描述的研究技术;二次分析是指直接利用其他研究者所收集的原始资料数据进行新的分析,或对数据加以深度分析;现有统计资料分析是对各种官方统计资料进行的分析研究。

二、调查研究法

调查研究法是药事管理最常用、最重要的研究方法,也是最常用的收集资料的方法。调查研究是以特定群体为对象,借助问卷、访谈或其他测量方式,收集有关资料及信息,用来了解该群体的普遍特征。调查研究是收集第一手数据用以描述一个难以直接观察的大总体的最佳方法。调查研究法一般特征是准确性较低,而可靠性较高。目前广泛应用于描述研究、解释研究和探索研究。

调查研究有两种基本类型,即普查和样本调查。药事管理研究常用的是样本调查。样本调查中抽样方法的选择是其基本步骤,抽样设计对研究结果影响很大。样本大小、抽样方式和判断标准,是样本设计的关键环节。

问卷是收集调查数据的重要方法,包括自填式问卷、访问调查问卷。问卷由封面信、指导语、问题及答案、编码等构成。问题和答案是问卷的主体,问卷中的问题,形式上可分为开放式和封闭式两类。开放式问题是指不提供具体答案而由回答者自由填答的问题;封闭式问题则在提出问题时,给出若干答案,让调查者自行选择。从问题的内容来看,可归结为特征、行为和态度三个方面。特征问题是指用来测量被调查者基本情况,如年龄、性别、职业、文化程度等;行为问题是指用来测量被调查者过去发生或现在进行的某些实际行为和事件的问题;态度问题则是指了解被调查者对某一事物的看法、意愿、情感、认识等涉及主观因素的问题。

三、实验研究法

实验研究的目的是研究原因和结果的关系,即研究分析"为什么"。它通过对经过"处理"的实验组与未接受"处理"的对照组进行比较分析,研究因果关系。所谓"处理"是指采取了某项措施,如采取慢病管理措施、采取继续教育等。实验研究法适用于概念和命题相对有限的、定义明确的研究课题以及假设检验课题。实验研究是在控制变量的情况下进行比较分析的,结果比较准确。

实验研究,包括以下环节:① 明确自变量、因变量。② 选取实验组与对照组。③ 进行事前测量与事后测量。实验研究方法实施中有以下要求:第一,提出假设;第二,明确自变量、因变量,并分别做出定义;第三,选定测量因变量的指标及测量方法;第四,确定实验组、对照组的抽样方法(样本量及抽样方法);第五,根据研究目的与要求以及主、客观条件的可能性,选定实验设计方案。

四、实地研究法

实地研究是对自然状态下的研究对象进行直接观察,收集一段时间内若干变量的数据,是一种定性的研究方式。参与观察、个案研究等都是重要的实地研究形式。其本质特点是研究者深入到所研究对象的生活环境中,通过观察和询问,去感受、感悟研究对象的行为方式及其在这些行为方式背后所蕴涵的内容。实地研究最主要的优点是其综合性,研究者通过直接观察研究对象可以获得许多形象信息,供直觉判断。

(田　侃)

第二章 药事管理法律体系

导学

1. 掌握药事管理法律体系的概念、表现形式,药事管理法律适用原则。

2. 熟悉药品注册、生产、经营管理,医疗机构药事管理,特殊管理药品,中药管理及其他方面的法律规范。

3. 了解法律责任的概念与分类,违反《药品管理法》及其《实施条例》的法律责任。

第一节 药事管理法律体系概述

一、药事管理法律体系的概念

药事管理法律体系是指以宪法为依据,以《药品管理法》为基本法,由一系列的药事管理法律、法规、规章及其他规范性文件,依据一定的标准、原则、功能和层次组成的一个相互配合、相互补充、相互协调和相互制约的法律规范体系。整个规范体系组成严密,对药品的研制、注册、生产、流通、使用等药学实践过程进行严格有效的法律调整,以保障药品质量的形成、保持和实现,最大限度地实现药品的安全性、有效性、经济性、合理性,维护公众身体健康和用药的合法权益。实践中,也常用广义的药品管理法或药事管理法代指药事管理法律体系。

二、药事管理法律体系的表现形式

药事管理法律体系的表现形式,是指药事管理法律规范的渊源,即某种药事法律规范是由何种国家机关制定或认可,具有何种表现形式或效力等级。我国药事管理法律的具体表现形式主要有以下几种。

1. **宪法** 宪法是国家的根本大法,规定国家的根本制度和根本任务,具有最高的法律效力,是其他法律的基础和依据。《宪法》第21条规定:"国家发展医疗卫生事业,发展现代医药和我国传统医药,鼓励和支持农村集体经济组织、国家企业事业组织和街道组织举办各种医疗卫生设施,开展群众性的卫生活动,保护人民健康。"这是药事管理法律制度最根本的法律依据。

2. **法律** 法律是由全国人大及其常委会制定的,规定某一方面基本问题的规范性文件,其地位和效力仅次于宪法。药事领域的法律主要包括药事基本法《药品管理法》《疫苗管理法》，以及其他与药事相关的法律，如《中医药法》《刑法》《广告法》《专利法》等。

3. **行政法规** 国务院根据宪法和法律，制定行政法规。药事领域的行政法规主要包括《药品管理法实施条例》《中药品种保护条例》《野生药材资源保护条例》《麻醉药品和精神药品管理条例》《放射性药品管理办法》《医疗用毒性药品管理办法》等。

4. **部门规章** 国务院所属各部委和具有行政管理职能的直属机构，根据法律和国务院的行政法规、决定、命令，在本部门的权限范围内，制定规章。药事领域的部门规章主要包括《药品注册管理办法》《药物临床试验质量管理规范》《药品生产质量管理规范》《药品经营质量管理规范》《中药材生产质量管理规范》《药品不良反应报告和监测管理办法》《药品召回管理办法》《药品流通监督管理办法》等。

5. **地方性法规** 省、自治区、直辖市和设区的市的人民代表大会及其常务委员会根据本行政区域的具体情况和实际需要，在不与上位法相抵触的前提下，可以制定地方性法规。药事领域的地方性法规如《河北省中医药条例》《江苏省药品监督管理条例》《内蒙古自治区实施〈中华人民共和国药品管理法〉办法》《山东省药品使用条例》等。

6. **地方政府规章** 省、自治区、直辖市和设区的市、自治州的人民政府，可以根据法律、行政法规和本省、自治区、直辖市的地方性法规，制定规章。药事领域的地方政府规章如《深圳市药品零售监督管理办法》《杭州市医疗机构药品使用质量监督管理办法》等。

7. **民族自治条例和单行条例** 民族自治地方的人民代表大会有权依照当地民族的政治、经济和文化的特点，制定自治条例和单行条例。药事领域的民族自治条例和单行条例如《黔东南苗医药侗医药发展条例》《玉树藏族自治州藏医药管理条例》等。

8. **我国政府承认或加入的国际条约** 国际条约一般属于国际法范畴，但经中国政府缔结的双边、多边协议、条约和公约等，在我国也具有约束力。药事领域的国际条约如1985年我国加入的《1961年麻醉品单一公约》和《1971年精神药物公约》。

9. **法律解释** 法律解释是指有权的国家机关，在法律实施过程中，对法律的含义及其在实践中如何应用所做的解释，包括全国人大及其常委会对《药品管理法》等药事法律所作的立法解释，国家行政机关在执行法律中对药事管理法律、法规和规章所作的行政解释，以及最高人民法院、最高人民检察院对药事管理法律适用问题所作的司法解释。

三、药事管理法律适用原则

药事管理法律体系是由涉及药事管理的宪法性规定以及药事管理法律、行政法规、部门规章、地方性法规和地方政府规章等一系列规范性文件构成的。由于这些规范性文件处于不同的法律效力层级，所以这种结构称为药事管理法律体系的纵向结构或层级结构。上下层级的规范性文件之间存在的依附与服从关系，使得内容庞杂的药事管理法律体系保持着自身的和谐与统一。

（一）层级冲突适用规则

层级冲突适用规则是指不同效力等级的规范性文件在适用产生冲突的时候，选择何种等级的规范性文件的规则。根据《立法法》的规定，层级冲突适用规则主要体现为以下几个方面：① 宪法具有最高的法律效力，一切法律、行政法规、地方性法规、自治条例和单行条例、部门规章、地方政府规章都不得同宪法相抵触。② 法律的效力高于行政法规、地方性法规、部门规章、地方政府规章。

行政法规的效力高于地方性法规、部门规章、地方政府规章。③ 地方性法规的效力高于本级和下级地方政府规章。省、自治区的人民政府制定的规章的效力高于本行政区域内的设区的市、自治州的人民政府制定的规章。④ 自治条例和单行条例依法对法律、行政法规、地方性法规作变通规定的,在本自治地方适用自治条例和单行条例的规定。⑤ 部门规章之间、部门规章与地方政府规章之间具有同等效力,在各自的权限范围内施行。如上述规章之间对同一事项的规定不一致时,由国务院裁决。⑥ 根据授权制定的法规与法律规定不一致,不能确定如何适用时,由全国人民代表大会常务委员会裁决。⑦ 地方性法规与部门规章之间对同一事项的规定不一致,不能确定如何适用时,由国务院提出意见。国务院认为应当适用地方性法规的,应当决定在该地方适用地方性法规的规定;认为应当适用部门规章的,应当提请全国人民代表大会常务委员会裁决。

（二）特别冲突适用规则

特别冲突适用规则是指在对同一事项时,确定是适用普通法还是特别法的规则。普通法是指对某一大的领域内适用的法律规定,而特别法是指在对这个领域内某一方面的具体法律规定。一般来说,特别法优于一般法,这是遇到普通法和特别法冲突时的运用规则。如医疗机构配制制剂方面,依据《药品管理法》等的规定,医疗机构配制的所有中药制剂品种,应当依法取得制剂批准文号。但《中医药法》对此做了突破,规定仅应用传统工艺配制的中药制剂品种,向医疗机构所在地省级药品监督管理部门备案后即可配制,不需要取得制剂批准文号。因此,针对医疗机构应用传统工艺配制的中药制剂品种,应当优先适用特别法《中医药法》,而非普通法《药品管理法》。

（三）新旧适用规则

新旧适用规则是指对同一事项新法和旧法的规定不同,确定适用新法还是旧法的规则。根据《立法法》的规定,新旧适用规则主要体现为以下几个方面:① 同一机关制定的法律、行政法规、地方性法规、自治条例和单行条例、规章,新的规定和旧的规定不一致的,适用新的规定。② 法律之间对同一事项的新的一般规定与旧的特别规定不一致,不能确定如何适用时,由全国人民代表大会常务委员会裁决。行政法规之间对同一事项的新的一般规定与旧的特别规定不一致,不能确定如何适用时,由国务院裁决。同一机关制定的地方性法规、规章之间,新的一般规定与旧的特别规定不一致时,由制定机关裁决。③ 法律、行政法规、地方性法规、自治条例和单行条例、规章不溯及既往,但为了更好地保护公民、法人和其他组织的权利和利益而做的特别规定除外。

第二节 药事管理法律体系的框架和主要内容

按照具体药事管理法律规范所调整的领域不同,药事管理法律体系可分为药品注册管理法律规范、药品生产管理法律规范、药品经营管理法律规范、医疗机构药事管理法律规范、药品上市后安全监管法律规范、特殊管理药品法律规范、中药管理法律规范、药品监督管理法律规范等几个主要组成部分。

一、药品注册管理法律规范

药品注册阶段主要包括药物的非临床研究、临床试验和药品上市注册三个阶段。这一阶段是药品质量的确定阶段,直接关系到上市后药品的质量和公众的用药安全。这一阶段法律规范主要包括以下几种。具体见表2-1。

表2-1 药品注册管理主要法律规范

法律规范	颁布机关	主要内容	施行日期
《药物非临床研究质量管理规范》(GLP)	国家食品药品监督管理总局	药物非临床安全性研究的组织机构和人员、实验设施、仪器设备和实验材料、实验系统、标准操作规程、研究工作的实施、质量保证、资料档案、委托方等	2017年9月1日
《药物非临床研究质量管理规范认证管理办法》	国家食品药品监督管理局	GLP认证的申请与受理、资料审查与现场检查、审核与公告、监督管理、检查人员的管理等	2007年4月16日
《药物临床试验质量管理规范》(GCP)	国家食品药品监督管理局	临床试验的方案设计、组织实施、监督、稽查、记录、分析总结和报告的标准化规范以及保护受试者和患者在新药研究中的安全和利益等	2003年9月1日
《药物临床试验机构资格认定办法(试行)》	国家食品药品监督管理局、卫生部	申请药物临床试验机构资格应具备的条件、申请与受理、现场检查、审核与公告、监督管理、检查人员的管理等	2004年3月1日
《药品注册管理办法》	国家食品药品监督管理局	临床前研究和临床研究的主要内容、药品注册的分类管理原则、药品注册申报和审批的条件和程序等	2007年10月1日
《药品注册现场核查管理规定》	国家食品药品监督管理局	药品研究和生产现场核查的行政主体、工作流程、文书和表格形式及核查要点	2008年5月23日
《中药注册管理补充规定》	国家食品药品监督管理局	中药研制、注册申请、补充申请、临床试验的补充规定	2008年1月7日
《新药注册特殊审批管理规定》	国家食品药品监督管理局	符合规定的新药注册申请的特殊审批	2009年1月7日
《药品技术转让注册管理规定》	国家食品药品监督管理局	规定药品技术转让注册申请的申报、审评、审批和监督管理	2009年8月19日

二、药品生产管理法律规范

药品生产阶段是药品质量的形成阶段,是决定药品质量的最关键阶段。因此,药品生产阶段的法律规范至关重要。这一阶段法律规范主要包括以下几种。具体见表2-2。

表2-2 药品生产管理主要法律规范

法律规范	颁布机关	主要内容	施行日期
《药品生产质量管理规范》(GMP)	卫生部	药品生产的质量风险管理、机构与人员、厂房设施及设备、洁净区级别、物料与产品、文件管理、生产管理、质量控制与质量保证、无菌药品灭菌方式、药品批次划分等	2011年3月1日

续 表

法 律 规 范	颁 布 机 关	主 要 内 容	施 行 日 期
《药品生产质量管理规范认证管理办法》	国家食品药品监督管理局	GMP认证中的申请、受理与审查、现场检查、审批与发证、跟踪调查、《药品GMP证书》管理等	2011年8月2日
《药品召回管理办法》	国家食品药品监督管理局	药品召回的概念与分类、召回程序与责任主体、法律责任等	2007年12月10日
《药品生产监督管理办法》	国家食品药品监督管理局	开办药品生产企业的申请与审批、药品生产许可证管理、药品委托生产及药品生产监督检查等	2004年8月5日
《药品说明书和标签管理规定》	国家食品药品监督管理局	药品说明书和标签管理的原则、药品说明书和标签内容、格式和书写印制等	2006年6月1日
《直接接触药品的包装材料和容器管理办法》	国家食品药品监督管理局	直接接触药品的包装材料和容器的生产、进口、使用注册管理等	2004年7月20日

三、药品经营管理法律规范

药品经营阶段一般是指药品从生产者转移到消费者的中间过程,经营阶段的环节众多,主要涉及药品储存、运输、经营等多方面主体,存在很多影响药品质量的因素。这一阶段法律规范主要包括以下几种。具体见表2-3。

表2-3 药品经营管理主要法律规范

法 律 规 范	颁 布 机 关	主 要 内 容	施 行 日 期
《药品经营质量管理规范》(GSP)	国家食品药品监督管理总局	药品经营企业在药品采购、储存、销售、运输等环节的质量控制措施	2016年7月13日
《药品经营质量管理规范认证管理办法》	国家食品药品监督管理局	CSP认证的组织与实施、认证机构、认证检查员、认证程序与监督检查的规定	2003年4月24日
《药品流通监督管理办法》	国家食品药品监督管理局	生产、经营企业购销药品和医疗机构购进、储存药品	2007年5月1日
《药品经营许可证管理办法》	国家食品药品监督管理局	《药品经营许可证》的申领条件和程序、变更与换发、监督检查	2004年4月1日
《药品进口管理办法》	国家食品药品监督管理局	药品进口备案、报关、口岸检验及监督管理	2004年4月1日
《零售药店设置暂行规定》	国家药品监督管理局	零售药店的设置与布局、人员配备、设施环境等	2001年2月9日
《互联网药品信息服务管理办法》	国家食品药品监督管理局	互联网药品信息服务的定义与分类、申请条件与审批程序、服务要求、法律责任等	2004年7月8日
《互联网药品交易服务审批暂行规定》	国家食品药品监督管理局	互联网药品交易的定义、类别与审批部门、各类别企业应具备的条件、申报审批程序和法律责任等	2005年12月1日
《药品广告审查发布》	国家工商总局、国家食品药品监督管理局	药品广告的范围、药品广告的内容、药品广告发布对象和时间等	2007年5月1日
《药品广告审查办法》	国家食品药品监督管理局、国家工商总局	药品广告审查的对象、依据和审查机关,药品广告审查的内容及程序,以及对虚假违法药品广告的处理	2007年5月1日

法　律　规　范	颁　布　机　关	主　要　内　容	施行日期
《处方药与非处方药分类管理办法(试行)》	国家药品监督管理局	处方药与非处方药的概念,非处方药的遴选、标签和说明书、销售等	2000年1月1日
《处方药与非处方药流通管理暂行规定》	国家药品监督管理局	生产、批发企业的销售药品,零售药店零售与医疗机构处方和使用药品,普通商业企业零售药品的规定	2000年1月1日

四、医疗机构药事管理法律规范

医疗机构药事管理主要包括两个方面重点内容:一是完善医疗机构临床合理用药,改善治疗效果;二是加强医疗机构配制制剂的监管,保障制剂质量。这一阶段法律规范主要包括以下几种。具体见表2-4。

表2-4　医疗机构药事管理主要法律规范

法　律　规　范	颁　布　机　关	主　要　内　容	施行日期
《医疗机构药事管理规定》	卫生部、国家中医药管理局、总后卫生部	医疗机构药事管理组织、药学部门的设置,药品供应、制剂、调剂和研究管理以及医疗机构药学人员管理的规定	2011年3月1日
《医疗机构制剂注册管理办法(试行)》	国家食品药品监督管理局	医疗机构制剂的配制、调剂使用,以及进行相关的审批、检验和监督管理活动的规定	2005年8月1日
《医疗机构制剂配制质量管理规范(试行)》	国家药品监督管理局	医疗机构制剂室的人员和机构、房屋和设施设备,物料、卫生、文件、配制管理,质量管理与自检、使用管理等	2001年3月13日
《医疗机构制剂配制监督管理办法(试行)》	国家食品药品监督管理局	医疗机构制剂室设立、许可证管理、委托配制、监督检查等	2005年4月14日
《医疗机构药品监督管理办法(试行)》	国家食品药品监督管理局	医疗机构药品购进、验收、储存、养护、调配和使用的规定	2011年10月11日
《医疗机构药品集中采购工作规范》	卫生部、国家改革和改革委员会等	药品集中采购机构,制度建设,药品集中采购目录、程序、评价方法,专家库建设和管理,监督管理与申诉,不良记录管理等	2010年7月15日
《处方管理办法》	卫生部	处方的开具、调剂、保管等监督管理规定	2007年2月14日
《抗菌药物临床应用管理办法》	卫生部	抗菌药物临床应用管理的组织机构和职责、临床应用管理及监督、法律责任等	2012年4月24日

五、特殊管理药品法律规范

国家对麻醉药品、精神药品、医疗用毒性药品、放射性药品,实行特殊管理。此外,国家对易制毒化学品、兴奋剂、疫苗等也采取特殊的管理措施。这些药品具有独特的毒副作用,若管理不当,滥用或流入非法渠道,将极大危害公众的健康和社会的稳定。因此,国家颁布了专门的法律规范严加管理,主要包括以下几种。具体见表2-5。

表2-5 特殊管理药品主要法律规范

法 律 规 范	颁 布 机 关	主 要 内 容	施 行 日 期
《疫苗管理法》	全国人大常委会	疫苗研制和注册、疫苗生产和批签发、疫苗流通、预防接种、异常反应监测和处理、疫苗上市后管理、保障措施、监督管理、法律责任等	2019年12月1日
《麻醉药品和精神药品管理条例》	国务院	麻醉药品和精神药品的种植、实验研究和生产、经营、使用、储存、运输、审批程序、监督管理和法律责任等	2005年11月1日
《医疗用毒性药品管理办法》	国务院	医疗用毒性药品的概念和品种、生产管理、经营和使用管理、法律责任等	1988年12月27日
《放射性药品管理办法》	国务院	放射性新药的研制、临床研究和审批,生产、经营和进出口,包装、运输和使用,放射性药品的标准和检验等	1989年1月13日
《反兴奋剂条例》	国务院	兴奋剂的生产、销售、进出口等	2004年3月1日
《疫苗流通和预防接种管理条例》	国务院	疫苗流通、疫苗接种、保障措施、预防接种异常反应的处理、监督管理等	2005年6月1日
《药品类易制毒化学品管理办法》	卫生部	药品类易制毒化学品生产、经营、购买许可的范围、条件、程序、资料要求和审批时限,药品类易制毒化学品原料药、单方制剂和小包装麻黄素的购销渠道,生产、经营企业和有关使用单位的安全管理制度、条件等	2010年5月11日
《生物制品批签发管理办法》	国家食品药品监督管理总局	生物制品批签发机构确定、批签发申请,审核、检验、检查与签发,复审、信息公开等	2018年2月1日

六、中药管理法律规范

中药是在中医理论指导下,用于预防、治疗、诊断疾病并具有康复与保健作用的物质,主要包括植物药、动物药、矿物药等。由于中药具有自身的发展规律,国家建立了符合中药特点的管理制度,主要包括以下几种。具体见表2-6。

表2-6 中药管理主要法律规范

法 律 规 范	颁 布 机 关	主 要 内 容	施 行 日 期
《中医药法》	全国人大常委会	中医药服务、中药保护和发展、中医药人才培养、中医药科学研究、中医药传承与文化传播、保障措施、法律责任等	2017年7月1日
《野生药材资源保护管理条例》	国务院	国家重点保护的野生药材物种分类,一级和二、三级保护野生药材物种的采猎、经营管理,法律责任等	1987年12月1日
《中药材生产质量管理规范(试行)》	国家药品监督管理局	产地生态环境、种质和繁殖材料、栽培与养殖管理、采收与初加工,包装、运输与贮藏,质量管理、人员和设备、文件管理等	2002年6月1日
《进口药材管理办法》	国家市场监督管理总局	首次进口药材申请与审批、备案、口岸检验、监督管理、法律责任等	2020年1月1日

续 表

法 律 规 范	颁 布 机 关	主 要 内 容	施行日期
《医院中药饮片管理规范》	国家中医药管理局、卫生部	医院中药饮片人员要求、采购、验收、保管、煎煮、罚则等	2007 年 3 月 12 日
《中成药通用名称命名技术指导原则》	国家食品药品监督管理总局	中成药通用名称命名基本原则、单味制剂命名、复方制剂命名等	2017 年 11 月 20 日
《中药品种保护条例》	国务院	中药保护品种等级的划分和审批、中药保护品种的保护、罚则等	1993 年 1 月 1 日
《古代经典名方中药复方制剂简化注册审批管理规定》	国家药品监督管理局	经典名方目录、简化审批的条件、申请人资质、物质基准的申报与发布、经典名方制剂的注册程序及管理要求、各相关方责任等	2018 年 5 月 29 日

七、其他方面法律规范

药事管理法律体系还包括以下几种法律规范。具体见表 2-7。

表 2-7 药事管理其他方面法律规范

法 律 规 范	颁 布 机 关	主 要 内 容	施行日期
《执业药师职业资格制度规定》	国家药品监督管理局、人力资源社会保障部	执业药师职业资格考试、注册、职责、监督管理等	2019 年 3 月 5 日
《执业药师职业资格考试实施办法》	国家药品监督管理局、人力资源社会保障部	执业药师职业资格考试日期、专业类别、考试科目等	2019 年 3 月 5 日
《执业药师注册管理暂行办法》	国家药品监督管理局	执业药师申请注册、注册与管理等	2000 年 4 月 14 日
《执业药师继续教育管理试行办法》	中国药师协会	执业药师继续教育组织管理、内容和形式、学分管理等	2015 年 7 月 30 日
《专利法》	全国人大常委会	授予专利权的条件、专利的申请、审查和批准专利权的期限、终止和无效专利实施的强制许可等	1985 年 4 月 1 日
《商标法》	全国人大常委会	商标注册的申请、审查和核准,注册商标的续展、变更、转让和使用许可等	1983 年 3 月 1 日
《著作权法》	全国人大常委会	著作权人及其权利、著作权归属、权利的保护期等	1991 年 6 月 1 日

第三节 《药品管理法》及其《实施条例》的主要内容

1984 年 9 月 20 日,第六届全国人民代表大会常务委员会第七次会议通过《药品管理法》。2001 年 2 月 28 日,第九届全国人民代表大会常务委员会第二十次会议将《药品管理法》重新予以修订。2013 年 12 月 28 日和 2015 年 4 月 24 日,全国人大常委会分别对《药品管理法》进行了两次修订。为贯彻落实《药品管理法》,2002 年 8 月 14 日,国务院颁布《药品管理法实施条例》(以下简称《实施条例》)。2016 年 2 月 6 日,国务院重新修订了《实施条例》。

一、总则

1. **立法目的**　加强药品监督管理,保证药品质量,保障人体用药安全,维护人民身体健康和用药的合法权益。

2. **适用范围**　在中华人民共和国境内从事药品的研制、生产、经营、使用和监督管理的单位或者个人,必须遵守《药品管理法》。

3. **国家发展药学事业的基本方针**　国家发展现代药和传统药,充分发挥其在预防、医疗和保健中的作用。国家保护野生药材资源,鼓励培育中药材。此外,国家鼓励研究和创制新药,保护公民、法人和其他组织研究、开发新药的合法权益。

4. **药品监督管理体制**　国务院药品监督管理部门主管全国药品监督管理工作。国务院有关部门在各自的职责范围内负责与药品有关的监督管理工作。省级药品监督管理部门负责本行政区域内的药品监督管理工作。省级有关部门在各自的职责范围内负责与药品有关的监督管理工作。国务院药品监督管理部门应当配合国务院经济综合主管部门,执行国家制定的药品行业发展规划和产业政策。

5. **药品检验机构及其职责**　药品监督管理部门设置或者确定的药品检验机构,承担依法实施药品审批和药品质量监督检查所需的药品检验工作。

二、药品生产企业管理

开办药品生产企业应当符合国家制定的药品行业发展规划和产业政策,并具备技术人员、设施与环境、质量管理与质量检验、规章制度等条件,经企业所在地省级药品监督管理部门批准并发给《药品生产许可证》。省级以上药品监督管理部门对药品生产企业是否符合《药品生产质量管理规范》的要求进行认证,对认证合格的,发给认证证书。药品生产企业必须按照《药品生产质量管理规范》组织生产,药品必须按照国家药品标准和国务院药品监督管理部门批准的生产工艺进行生产;生产药品所需的原料、辅料,必须符合药用要求;药品生产企业必须对其生产的药品进行质量检验;经省级药品监督管理部门批准,药品生产企业可以接受委托生产药品。

上述具体内容,详见本书第十章。

三、药品经营企业管理

开办药品经营企业应当遵循合理布局和方便群众购药的原则,并具备技术人员、场所与设施环境、质量管理机构或者人员、规章制度等条件,经企业所在地省级药品监督管理部门或县级以上地方药品监督管理部门批准并发给《药品经营许可证》。省级药品监督管理部门对药品经营企业是否符合《药品经营质量管理规范》的要求进行认证,对认证合格的,发给认证证书。药品经营企业必须按照《药品经营质量管理规范》经营药品。药品经营企业购进药品,必须建立并执行进货检查验收制度,购销药品必须有真实完整的购销记录。药品经营企业销售药品应遵守药品销售和处方调配要求,必须制定和执行药品保管制度。城乡集市贸易市场不得出售中药材以外的药品,但持有《药品经营许可证》的药品零售企业在规定的范围内可以在城乡集市贸易市场设点出售中药材以外的药品。

上述具体内容,详见本书第十一章。

四、医疗机构药剂管理

医疗机构必须配备依法经过资格认定的药学技术人员,非药学技术人员不得直接从事药剂技术工作。医疗机构配制制剂,必须具有能够保证制剂质量的设施、管理制度、检验仪器和卫生条件,并经所在地省级卫生行政部门审核同意,由省级药品监督管理部门批准,发给《医疗机构制剂许可证》。医疗机构配制的制剂必须按照规定进行质量检验,合格的,凭医师处方在本医疗机构使用。特殊情况下,经国务院或者省级药品监督管理部门批准,医疗机构配制的制剂可以在指定的医疗机构之间调剂使用。医疗机构配制的制剂,不得在市场销售。医疗机构的药剂人员调配处方,必须经过核对,对处方所列药品不得擅自更改或者代用。对有配伍禁忌或者超剂量的处方,应当拒绝调配;必要时,经处方医师更正或者重新签字,方可调配。医疗机构购进药品,必须建立并执行进货检查验收制度,必须制定和执行药品保管制度。

上述具体内容,详见本书第十二章。

五、药品管理

《药品管理法》及其《实施条例》第五章"药品管理"涉及药品管理工作的诸多方面,包括新药的研制与药品注册管理(详见本书第九章)、药品批准文号管理(详见本书第九章)、药品标准管理(详见本书第三章)、药品再评价管理(详见本书第五章)、特殊药品管理(详见本书第六章)、中药品种保护(详见本书第七章)、处方药与非处方药分类管理(详见本书第五章)等。除此之外,还包括以下几个方面内容。

(一)药品储备制度

国家实行药品储备制度。国内发生重大灾情、疫情及其他突发事件时,国务院规定的部门可以紧急调用企业药品。

(二)药品进出口管理

1. 药品进口管理

(1)药品进口须经国务院药品监督管理部门组织审查,经审查确认符合质量标准、安全有效的,方可批准进口,并发给进口药品注册证书。医疗单位临床急需或者个人自用进口的少量药品,按照国家有关规定办理进口手续。

禁止进口疗效不确、不良反应大或者其他原因危害人体健康的药品。

(2)药品必须从允许药品进口的口岸进口,并由进口药品的企业向口岸所在地药品监督管理部门登记备案。海关凭药品监督管理部门出具的《进口药品通关单》放行。无《进口药品通关单》的,海关不得放行。

口岸所在地药品监督管理部门应当通知药品检验机构按照国务院药品监督管理部门的规定对进口药品进行抽查检验,并依照规定收取检验费。

(3)国务院药品监督管理部门对下列药品在销售前或者进口时,指定药品检验机构进行检验,检验不合格的,不得销售或者进口:① 国务院药品监督管理部门规定的生物制品。② 首次在中国销售的药品。③ 国务院规定的其他药品。

2. 药品出口管理 对国内供应不足的药品,国务院有权限制或者禁止出口。

3. 麻醉药品和精神药品的进出口管理　进口、出口麻醉药品和国家规定范围内的精神药品，必须持有国务院药品监督管理部门发给的《进口准许证》《出口准许证》。

（三）新发现和从国外引种的药材的管理

新发现和从国外引种的药材，经国务院药品监督管理部门审核批准后，方可销售。

（四）禁止生产、销售假药和劣药

1. 假药的概念　禁止生产（包括配制，下同）、销售假药。有下列情形之一的，为假药：① 药品所含成分与国家药品标准规定的成分不符的。② 以非药品冒充药品或者以他种药品冒充此种药品的。

有下列情形之一的药品，按假药论处：① 国务院药品监督管理部门规定禁止使用的。② 依照本法必须批准而未经批准生产、进口，或者依照本法必须检验而未经检验即销售的。③ 变质的。④ 被污染的。⑤ 使用依照本法必须取得批准文号而未取得批准文号的原料药生产的。⑥ 所标明的适应证或者功能主治超出规定范围的。

2. 劣药的概念　禁止生产、销售劣药。药品成分的含量不符合国家药品标准的，为劣药。

有下列情形之一的药品，按劣药论处：① 未标明有效期或者更改有效期的。② 不注明或者更改生产批号的。③ 超过有效期的。④ 直接接触药品的包装材料和容器未经批准的。⑤ 擅自添加着色剂、防腐剂、香料、矫味剂及辅料的。⑥ 其他不符合药品标准规定的。

从《药品管理法》规定来看，假药是药品成分在"质"的方面存在问题，劣药则是药品成分在"量"的方面存在问题。

（五）药品名称管理

列入国家药品标准的药品名称为药品通用名称。已经作为药品通用名称的，该名称不得作为药品商标使用。

（六）直接接触药品的工作人员的健康检查

药品生产企业、药品经营企业和医疗机构直接接触药品的工作人员，必须每年进行健康检查。患有传染病或者其他可能污染药品的疾病的，不得从事直接接触药品的工作。

六、药品包装管理

（一）直接接触药品的包装材料和容器

直接接触药品的包装材料和容器，必须符合药用要求，符合保障人体健康、安全的标准，并由药品监督管理部门在审批药品时一并审批。药品生产企业不得使用未经批准的直接接触药品的包装材料和容器。对不合格的直接接触药品的包装材料和容器，由药品监督管理部门责令停止使用。

（二）药品包装

药品包装必须适合药品质量的要求，方便储存、运输和医疗使用。发运中药材必须有包装。在每件包装上，必须注明品名、产地、日期、调出单位，并附有质量合格的标识。

（三）药品标签和说明书

药品包装必须按照规定印有或者贴有标签，并附有说明书。标签或者说明书上必须注明药品的通用名称、成分、规格、生产企业、批准文号、产品批号、生产日期、有效期、适应证或者功能主治、用法、用量、禁忌、不良反应和注意事项。麻醉药品、精神药品、医疗用毒性药品、放射性药品、外用药品和非处方药的标签,必须印有规定的标志。

上述具体内容,详见本书第八章。

七、药品价格和广告管理

《药品管理法》及其《实施条例》第七章"药品价格和广告的管理",其中涉及药品广告管理的具体内容,详见本书第八章。除此之外,还包括以下几个方面内容。

(一)药品价格管理

依法实行市场调节价的药品,药品的生产企业、经营企业和医疗机构应当按照公平、合理和诚实信用、质价相符的原则制定价格,为用药者提供价格合理的药品。药品的生产企业、经营企业和医疗机构应当遵守国务院价格主管部门关于药价管理的规定,制定和标明药品零售价格,禁止暴利和损害用药者利益的价格欺诈行为。

药品的生产企业、经营企业、医疗机构应当依法向政府价格主管部门提供其药品的实际购销价格和购销数量等资料。

医疗机构应当向患者提供所用药品的价格清单;医疗保险定点医疗机构还应当按照规定的办法如实公布其常用药品的价格,加强合理用药的管理。

(二)药品购销中的禁止行为

禁止药品的生产企业、经营企业和医疗机构在药品购销中暗中给予、收受回扣或者其他利益。禁止药品的生产企业、经营企业或者其代理人以任何名义给予使用其药品的医疗机构的负责人、药品采购人员、医师等有关人员以财物或者其他利益。禁止医疗机构的负责人、药品采购人员、医师等有关人员以任何名义收受药品的生产企业、经营企业或者其代理人给予的财物或者其他利益。

八、药品监督

(一)药品监督管理部门职责

药品监督管理部门有权按照法律、行政法规的规定对报经其审批的药品研制和药品的生产、经营以及医疗机构使用药品的事项进行监督检查,有关单位和个人不得拒绝和隐瞒。药品监督管理部门进行监督检查时,必须出示证明文件,对监督检查中知悉的被检查人的技术秘密和业务秘密应当保密。

(二)药品质量抽查检验

药品抽样必须由两名以上药品监督检查人员实施,并按照国务院药品监督管理部门的规定进行抽样;被抽检方应当提供抽检样品,不得拒绝。

对有掺杂、掺假嫌疑的药品,在国家药品标准规定的检验方法和检验项目不能检验时,药品检验机构可以补充检验方法和检验项目进行药品检验。

国务院和省级药品监督管理部门应当根据药品质量抽查检验结果,定期发布药品质量公告。当事人对药品检验机构的检验结果有异议,申请复验的,应当向负责复验的药品检验机构提交书面申请、原药品检验报告书。复验的样品从原药品检验机构留样中抽取。

药品抽查检验,不得收取任何费用。当事人对药品检验结果有异议,申请复验的,应当按照国务院有关部门或者省、自治区、直辖市人民政府有关部门的规定,向复验机构预先支付药品检验费用。复验结论与原检验结论不一致的,复验检验费用由原药品检验机构承担。

（三）不良反应报告制度

国家实行药品不良反应报告制度。药品生产企业、药品经营企业和医疗机构必须经常考察本单位所生产、经营、使用的药品质量、疗效和反应。发现可能与用药有关的严重不良反应,必须及时向当地省级药品监督管理部门和卫生行政部门报告。

对已确认发生严重不良反应的药品,国务院或者省级药品监督管理部门可以采取停止生产、销售、使用的紧急控制措施,并应当在 5 日内组织鉴定,自鉴定结论做出之日起 15 日内依法做出行政处理决定。

上述具体内容,详见本书第五章。

第四节 | 法 律 责 任

一、法律责任的概念与分类

（一）法律责任的概念

法律责任,是指行为人由于违法行为、违约行为或者由于法律规定而应承担的某种不利法律后果。

（二）法律责任的分类

根据行为人违反法律规范的性质和社会危害程度,法律责任分为民事责任、行政责任和刑事责任三种。

1. **民事责任** 民事责任,是指行为人因违反民事法律、违约或者由于法律特别规定所应承担的一种法律责任。药品管理法上的民事责任则是指因使用不合格药品或假药、劣药造成他人人身伤害时,药品的生产者、经营者及药品检验机构应当承担的损害赔偿责任。

承担民事责任的方式有很多种,《药品管理法》所确定的民事责任形式主要是损害赔偿。《药品管理法》规定需要承担民事责任的行为主要有两种:一是药品检验机构出具的检验结果不实,造成损失的,应当承担相应的赔偿责任;二是药品的生产企业、经营企业、医疗机构违反规定,给药品使用者造成损害的,依法承担相应赔偿。

2. **行政责任** 行政责任,是指行为人违反行政法律规范,但尚未构成犯罪所应承担的法律后果,主要包括行政处罚和行政处分两类。

行政处罚是由特定国家行政执法机关对违反国家经济、行政管理法律、法规,尚不构成犯罪的公民、法人给予的一种行政制裁,《药品管理法》规定的行政处罚主要有警告、罚款、没收药品和违法所得、停产停业整顿、吊销许可证或撤销药品批准证明文件五种形式。

行政处分是国家行政机关、企事业单位或其他组织依照行政隶属关系对违法失职的国家公务员或所属人员实施的惩戒措施,主要包括警告、记过、记大过、降级、降职、撤职、留用察看、开除八种形式,《药品管理法》规定的承担行政责任的违法行为是最多的。

3. **刑事责任** 刑事责任,是指行为人因其犯罪行为所必须承受的,由司法机关代表国家所确定的否定性法律后果。《药品管理法》中规定多种违法行为要依照《刑法》追究刑事责任,其中特别需要注意的是《刑法》中关于生产销售假药罪、生产销售劣药罪的规定。

(1) 生产、销售假药的刑事责任:《刑法》第141条规定,生产、销售假药的,处3年以下有期徒刑或者拘役,并处罚金;对人体健康造成严重危害或者有其他严重情节的,处3年以上、10年以下有期徒刑,并处罚金;致人死亡或者有其他特别严重情节的,处10年以上有期徒刑、无期徒刑或者死刑,并处罚金或者没收财产。生产、销售假药在认定方面应把握以下几个方面。

第一,应当酌情从重处罚的情形包括:① 生产、销售的假药以孕产妇、婴幼儿、儿童或者危重患者为主要使用对象的。② 生产、销售的假药属于麻醉药品、精神药品、医疗用毒性药品、放射性药品、避孕药品、血液制品、疫苗的。③ 生产、销售的假药属于注射剂药品、急救药品的。④ 医疗机构、医疗机构工作人员生产、销售假药的。⑤ 在自然灾害、事故灾难、公共卫生事件、社会安全事件等突发事件期间,生产、销售用于应对突发事件的假药的。⑥ 2年内曾因危害药品安全违法犯罪活动受过行政处罚或者刑事处罚的。⑦ 其他应当酌情从重处罚的情形。

第二,"对人体健康造成严重危害"的情形包括:① 造成轻伤或者重伤的。② 造成轻度残疾或者中度残疾的。③ 造成器官组织损伤导致一般功能障碍或者严重功能障碍的。④ 其他对人体健康造成严重危害的情形。

第三,"其他严重情节"包括:① 造成较大突发公共卫生事件的。② 生产、销售金额20万元以上,不满50万元的。③ 生产、销售金额10万元以上,不满20万元,并具有应当酌情从重处罚的情形之一的。④根据生产、销售的时间、数量、假药种类等,应当认定为情节严重的。

第四,"其他特别严重情节"包括:① 致人重度残疾的。②造成3人以上重伤、中度残疾或者器官组织损伤导致严重功能障碍的。③造成5人以上轻度残疾或者器官组织损伤导致一般功能障碍的。④造成10人以上轻伤的。⑤造成重大、特别重大突发公共卫生事件的。⑥生产、销售金额50万元以上的。⑦ 生产、销售金额20万元以上,不满50万元,并具有应当酌情从重处罚的情形之一的。⑧ 根据生产、销售的时间、数量、假药种类等,应当认定为情节特别严重的。

(2) 生产、销售劣药的刑事责任:《刑法》第142条规定,生产、销售劣药,对人体健康造成严重危害的,处3年以上、10年以下有期徒刑,并处销售金额50%以上、2倍以下罚金;后果特别严重的,处10年以上有期徒刑或者无期徒刑,并处销售金额50%以上、2倍以下罚金或者没收财产。生产、销售劣药在认定方面应把握以下几个方面。

第一,"对人体健康造成严重危害"的情形包括:① 造成轻伤或者重伤的。② 造成轻度残疾或者中度残疾的。③ 造成器官组织损伤导致一般功能障碍或者严重功能障碍的。④ 其他对人体健康造成严重危害的情形。

第二,"后果特别严重的"的情形包括:① 致人重度残疾的。② 造成3人以上重伤、中度残疾或者器官组织损伤导致严重功能障碍的。③ 造成5人以上轻度残疾或者器官组织损伤导致一般功能障碍的。④ 造成10人以上轻伤的。⑤ 造成重大、特别重大突发公共卫生事件的。

二、违反《药品管理法》及其《实施条例》的法律责任

《药品管理法》及《实施条例》规定违反药品管理法的法律责任可分为以下几类情形。

(一)违反有关许可证、药品批准证明文件规定的法律责任

违反有关许可证、药品批准证明文件规定的法律责任见表2-8。

表2-8　违反有关许可证、药品批准证明文件规定的法律责任

行为主体	违 法 行 为	法 律 责 任	
		行 政 责 任	民事或刑事责任
单位或个人	1. 没有许可证,生产、经营药品或配制制剂的 2. 未经批准,擅自在城乡集市贸易市场设点销售药品,或者在城乡集市贸易市场设点销售的药品超出批准范围的 3. 个人设置的门诊部、诊所等医疗机构向患者提供的药品超出规定范围的 4. 药品生产、经营企业和医疗机构变更许可事项,应当办理变更登记手续而未办理的,应给予警告,责令限期补办;逾期不补办的,宣布其许可证无效;但其仍然从事药品生产经营活动的	1. 依法予以取缔 2. 没收药品、没收违法所得 3. 并处罚款:药品货值金额2～5倍	构成犯罪的,依法追究刑事责任
药品生产企业、经营企业、医疗机构	1. 从没有许可证的企业购进药品的 2. 未经批准,医疗机构擅自使用其他医疗机构配制的制剂的	1. 责令改正,没收购进药品及违法所得 2. 并处罚款:购进药品货值金额2～5倍 3. 情节严重的,吊销许可证或者医疗机构执业许可证	
单位或个人	伪造、变造、买卖、出租、出借许可证或药品批准证明文件的	1. 没收违法所得 2. 并处罚款:违法所得1～3倍或2万～10万元 3. 情节严重的,吊销许可证或药品批准证明文件	构成犯罪的,依法追究刑事责任
单位或个人	以欺骗手段取得许可证或者药品批准证明文件的	1. 吊销许可证或者撤销药品批准证明文件 2. 5年内不受理其申请 3. 并处罚款1万～3万元	

（二）生产、销售假药、劣药的法律责任

生产、销售假药、劣药的法律责任见表2-9。

表2-9　生产、销售假药、劣药的法律责任

行为主体	违 法 行 为	法 律 责 任	
		行 政 责 任	民事或刑事责任
单位或个人	1. 生产、销售假药的 2. 擅自委托或者接受委托生产药品的 3. 医疗机构使用假药的	1. 没收假药和违法所得 2. 并处罚款:药品货值金额2～5倍 3. 撤销药品批准证明文件 4. 并责令停产、停业整顿 5. 情节严重的,吊销许可证	构成犯罪的,依法追究刑事责任
单位或个人	1. 生产、销售劣药的 2. 生产没有国家药品标准的中药饮片,不符合省级药品监督管理部门制定的炮制规范的 3. 医疗机构不按照省级药品监督管理部门批准的标准配制剂的 4. 医疗机构使用劣药的	1. 没收劣药和违法所得 2. 并处罚款:药品货值金额1～3倍 3. 情节严重的,责令停产、停业整顿或撤销药品批准证明文件、吊销许可证	构成犯罪的,依法追究刑事责任

续　表

行为主体	违 法 行 为	法 律 责 任	
		行 政 责 任	民事或刑事责任
单位	生产、销售假药及生产、销售劣药情节严重的	1. 直接负责的主管人员和其他直接责任人员,10 年内不得从事药品生产、经营活动 2. 对生产者专门用于假、劣药的原辅料、包装材料予以没收	
单位或个人	为假、劣药提供运输、保管、仓储等便利条件的	1. 没收违法收入 2. 并处罚款:违法收入的 50%以上、3 倍以下	构成犯罪的,依法追究刑事责任

（三）违反《药品管理法》及其《实施条例》其他有关规定的法律责任

违反《药品管理法》及其《实施条例》其他有关规定的法律责任见表 2-10。

表 2-10　违反《药品管理法》及其《实施条例》其他有关规定的法律责任

行为主体	违 法 行 为	法 律 责 任	
		行 政 责 任	民事或刑事责任
药品生产企业、经营企业、临床试验机构、非临床安全性研究机构	1. 未按照 GMP、GSP、GLP、GCP 实施相应的质量管理规范的 2. 开办药品生产企业、药品生产企业新建药品生产车间、新增生产剂型,在国务院药品监督管理部门规定的时间内未通过 GMP 认证,仍进行药品生产的 3. 开办药品经营企业,在国务院药品监督管理部门规定的时间内未通过 GSP 认证,仍进行药品经营的 4. 擅自进行临床试验的	1. 给予警告,责令限期改正 2. 逾期不改正的,责令停产、停业整顿,并处罚款 5 000～2 万元 3. 情节严重的,吊销许可证和临床试验资格	
药品进口者	没有向允许药品进口的口岸所在地药品监督管理局登记备案的	1. 警告,限期改正 2. 逾期不改正的,撤销进口药品注册证	
医疗机构	将其配制的制剂在市场销售的	1. 没收制剂、没收违法所得 2. 并处罚款:制剂货值金额 1～3 倍	
药品经营企业	1. 购销记录不真实或不完整的 2. 销售药品、调配处方、销售中药材不符合《药品管理法》第 19 条规定的	1. 责令改正,警告 2. 情节严重的,吊销药品经营许可证	
单位或者个人	1. 药品标识不符合规定的 2. 药品生产企业、药品经营企业生产、经营的药品及医疗机构配制的制剂,其包装、标签、说明书违反《药品管理法》及《实施条例》规定的	除依法按假、劣药论处外: 1. 责令改正,警告 2. 情节严重的,撤销药品批准证明文件	
1. 药品生产、经营企业及医疗机构 2. 药品生产、经营企业或其代理人	1. 在药品购销中给予、收受回扣、其他利益的 2. 在药品购销活动中受贿的	1. 罚款 1 万～20 万元 2. 情节严重的,吊销许可证及营业执照	构成犯罪的,依法追究刑事责任

续 表

行为主体	违 法 行 为	法 律 责 任	
		行 政 责 任	民事或刑事责任
药品生产、经营企业负责人、采购人员	在药品购销中收受财物、其他利益的	1. 给予处分 2. 没收违法所得	构成犯罪的,依法追究刑事责任
医疗机构的负责人、采购人员、医师	收受财物、其他利益的	1. 给予处分 2. 没收违法所得 3. 情节严重的,吊销医师执业证书	构成犯罪的,依法追究刑事责任
单位或个人	药品广告审批及广告内容有违法行为的	1. 按《广告法》规定处罚 2. 撤销广告批准文号 3. 1年内不受理该品种广告审批申请	构成犯罪的,依法追究刑事责任
单位或个人	篡改经批准的药品广告内容的	1. 责令立即停止发布广告 2. 按《广告法》规定处罚 3. 撤销广告批准文号 4. 1年内不受理该品种广告审批申请	
发布药品广告的企业	在药品生产企业所在地或者进口药品代理机构所在地以外的省、自治区、直辖市发布药品广告,未按照规定向发布地省、自治区、直辖市人民政府药品监督管理部门备案的	1. 责令限期改正 2. 逾期不改正的,停止该药品品种在发布地的广告发布活动	
药品生产、经营企业、医疗机构	给药品使用者造成损害的		依法承担赔偿责任

(四) 药品监督管理部门、药品检验机构违法的法律责任

药品监督管理部门、药品检验机构违法的法律责任见表 2-11。

表 2-11　药品监督管理部门、药品检验机构违法的法律责任

行为主体	违 法 行 为	法 律 责 任	
		行 政 责 任	民事或刑事责任
药品检验机构和个人(指直接负责的主管人员和其他直接责任人员)	药品检验机构出具虚假检验报告的	1. 责令改正,给予警告 2. 罚款:单位3万~5万元 3. 个人:降级、撤职、开除、罚款3万元以下 4. 没收违法所得 5. 情节严重的,撤销检验资格	构成犯罪的,依法追究刑事责任;造成损失的,依法承担赔偿责任
药品监督管理部门	不履行药品广告审查职责造成虚假广告等	对直接负责的主管人员和其他责任人员给予行政处分	构成犯罪的,依法追究刑事责任
药品监督管理部门	违法发给GMP、GSP认证证书、许可证、进口药品注册证、新药证书、药品批准文号等违法审批、违法许可行为	1. 责令收回违法发给的证书,撤销药品批准证明文件 2. 对责任人给予行政处分	构成犯罪的,依法追究刑事责任

续　表

行为主体	违法行为	法律责任	
		行政责任	民事或刑事责任
药品监督管理部门、药品检验机构及其工作人员	参与药品生产、经营活动的	1. 责令改正 2. 没收违法所得 3. 个人给予行政处分	
药品监督管理部门、药品检验机构	在药品监督检验中违法收费的	1. 责令退还 2. 个人给予行政处分 3. 情节严重的,撤销其检验资格	
药品监督管理部门及其有关人员	失职、渎职行为	个人给予行政处分	构成犯罪的,依法追究刑事责任
药品监督管理部门	下级药监部门的违反《药品管理法》的行政行为	1. 责令限期改正 2. 逾期不改正的,有权予以改变或撤销	
药品监督管理人员	滥用职权、徇私舞弊、玩忽职守	行政处分	构成犯罪的,依法追究刑事责任
药品监督管理部门及其工作人员	泄露生产者、销售者为获得生产、销售含有新型化学成分药品许可而提交的未披露试验数据或者其他数据,造成申请人损失的	对直接责任人员依法给予行政处分	1. 药品监督管理部门依法承担赔偿责任 2. 药品监督管理部门赔偿损失后,应当责令故意或者有重大过失的工作人员承担部分或者全部赔偿费用

(五) 违反其他法律规定的法律责任

违反其他法律规定的法律责任见表 2-12。

表 2-12　违反其他法律规定的法律责任

行为主体	违法行为	法律责任
药品生产、经营企业、医疗机构	1. 生产企业拒报、虚报、瞒报生产经营成本的 2. 不依法向价格部门提供实际购销价格、购销数量资料的	《价格法》第 44 条:拒绝按照规定提供监督检查所需资料、提供虚假资料的,责令改正,予以警告;逾期不改正的,可以处以罚款
药品生产、经营企业、医疗机构	1. 不依法制定合理药价的 2. 存在暴利和损害用药者利益的价格欺诈行为的	《价格法》第 40 条:责令改正,没收违法所得,可以并处违法所得 5 倍以下的罚款;没有违法所得的,予以警告,可以并处罚款;情节严重的,责令停业整顿,或者由工商行政管理机关吊销营业执照
药品生产、经营企业、医疗机构	不标明药品零售价格的	《价格法》第 42 条:经营者违反明码标价规定的,责令改正,没收违法所得,可以并处 5 000 元以下的罚款
药品申报者	申报临床试验时,报送虚假研制方法、质量标准、药理及毒理试验结果等有关资料和样品的	1. 对该申报药品的临床试验不予批准 2. 对药品申报者给予警告 3. 3 年内不受理该药品申报

(六) 从重处罚与减轻或免除处罚的违法行为

从重处罚与减轻或免除处罚的违法行为见表 2 - 13。

表 2 - 13　从重处罚与减轻或免除处罚的违法行为

行 为 类 别	具 体 行 为 情 形
从重处罚	1. 以麻醉药品、精神药品、医疗用毒性药品、放射性药品冒充其他药品，或者以其他药品冒充上述药品的 2. 生产、销售以孕产妇、婴幼儿及儿童为主要使用对象的假药、劣药的 3. 生产、销售的生物制品、血液制品属于假药、劣药的 4. 生产、销售、使用假药、劣药，造成人员伤害后果的 5. 生产、销售、使用假药、劣药，经处理后重犯的 6. 拒绝、逃避监督检查，或者伪造、销毁、隐匿有关证据材料的，或者擅自动用查封、扣押物品的
减轻或免除处罚	药品经营企业、医疗机构未违反《药品管理法》和《实施条例》的有关规定，并有充分证据证明其不知道所销售或者使用的药品是假药、劣药的，应当没收其销售或者使用的假药、劣药和违法所得；但是，可以免除其他行政处罚

（田　侃　喻小勇）

第三章 药品与药师

导学

1. 掌握药品的概念、分类，药品标准的概念、分类，执业药师制度的具体内容。
2. 熟悉药品的质量特性和商品特征，药品安全与风险管理，药师的概念。
3. 了解药师法律制度和美国药师制度简介。

第一节 药 品

一、药品的概念

《药品管理法》规定，药品是指用于预防、治疗、诊断人的疾病，有目的地调节人的生理功能，并规定有适应证或者功能主治、用法和用量的物质，包括中药材、中药饮片、成成药、化学原料药及其制剂、抗生素、生化药品、放射性药品、血清、疫苗、血液制品和诊断药品等。

上述定义包含以下要点：①《药品管理法》所界定的药品仅指人用药。这一点不同于美国、英国、日本等国家，其药事法规中对药品的定义包括人用药、兽用药以及农药。② 使用目的和使用方法的不同是药品区别于食品、毒品等其他物质的基本点。有适应证或者功能主治、用法和用量的物质才能称为药品。而食品或毒品的使用目的显然与药品不同，使用方法也不同。③ 我国药品的法定范围可分为中药、化学药与生物制品，这和一些国家的药品定义不完全相同。④《药品管理法》所界定的药品范畴还包括中药材、化学原料药。虽然大部分中药材需要加工炮制为中药饮片才能供临床使用，化学原料药没有规定其用于治疗疾病的用法、用量，且必须经过加工制成各种剂型后方可使用，但我国法律也将其纳入药品进行管理。

二、药品的分类

根据不同的分类标准，药品可以分为多种类别。从药品管理的角度，可以将药品做以下分类。

1. **根据药品的起源和指导理论，分为传统药与现代药** 传统药是指在传统医学理论指导下用于防治疾病的物质。在我国，传统药特指中药，广义的中药还包括民族药，如藏药、蒙药、苗药等，主要来源为动物药、植物药和矿物药。

现代药是指一般通过化学合成、生物发酵、分离提取以及生物或者基因工程等现代科学技术手段获得，并按照现代医学、药学理论防治疾病的物质。现代药在我国又被称为西药，主要包括化学药品、抗生素、生化药品、放射性药品、血清、疫苗、血液制品等。

2. 根据购买和使用是否须凭医生处方，分为处方药和非处方药 处方药是指凭执业医师或执业助理医师处方方可购买、调配和使用的药品。

非处方药是指由国务院药品监督管理部门公布的，不需要凭执业医师或执业助理医师处方，消费者可以自行判断、购买和使用的药品。根据药品的安全性，非处方药可分为甲类、乙类。

3. 根据药品在管理中的地位，分为基本药物、国家基本医疗保险目录药品和国家储备药品 基本药物是适应基本医疗卫生需求，剂型适宜，价格合理，能够保障供应，公众可公平获得的药品。国家基本药物目录是各级医疗卫生机构配备使用药品的依据。

国家基本医疗保险目录药品是指列入《国家基本医疗保险、工伤保险和生育保险药品目录》（以下简称《基本医疗保险药品目录》）的药品。该目录由国家医疗保障局组织制定并公布，包括凡例、西药、中成药、中药饮片四部分。其中，西药和中成药部分分为甲、乙两类，甲类一般是同类药品中可供临床首选、价格较低的药品，由国家统一制定，各地不得调整。乙类一般是同类药品中可供临床选择、价格相对较高的药品，由国家制定，各省、自治区、直辖市可适当（一般是 15%）调整。

国家储备药品是指在中央统一政策、统一规划、统一实施的原则下，为确保发生灾情、疫情及突发事件时，药品、医疗器械的供应，由承担储备任务的企业按照医药储备管理部门下达的计划进行储备的药品，一般由国家财政购买，免费提供给患者使用。

4. 根据药品的创新程度，分为新药和仿制药 新药是指未曾在中国境内外上市销售的药品。已上市药品改变剂型、改变给药途径、增加新适应证等，且具有明显临床优势的药品，属于改良型新药。

仿制药是指仿制与原研药品质量和疗效一致的药品。

5. 根据药品审批机关和使用范围，分为上市药品和医疗机构制剂 上市药品是指经国务院药品监督管理部门审查批准，并发给药品生产（或试生产）批准文号或者进口药品注册证书的药品，可在市场上销售。

医疗机构制剂是指医疗机构根据本单位临床需要，经省级药品监督管理部门批准而配制、自用的固定处方制剂。医疗机构配制的制剂，应当是市场上没有供应的品种。

6. 根据药品管制的严格程度，分为特殊管理药品和一般管理药品 特殊管理药品是指国家采取有别于其他药品管理而实行更加严格管理的药品。《药品管理法》规定，国家对麻醉药品、精神药品、医疗用毒性药品、放射性药品实行特殊管理。此外，国家还对易制毒化学品、兴奋剂、疫苗等采取一定的特殊管理。

一般管理药品是指除特殊管理药品以外，国家对其采取一般管理措施的药品。

三、药品的质量特性和商品特征

（一）药品的质量特性

药品质量特性是指药品与满足预防、治疗、诊断人的疾病，有目的地调节人的生理功能的要求有关的固有特性，包括有效性、安全性、稳定性和均一性等。

1. 有效性 药品的有效性是指在规定的适应证、用法和用量的条件下，能满足预防、治疗、诊断人的疾病，有目的地调节人的生理功能的要求。有效性是药品的固有特性，无法达到规定的适应证或功能主治的则不能成为药品。我国采用"痊愈""显效""有效"区分药品在人体达到所规定的效应程度,国际上有的则采用"完全缓解""部分缓解""稳定"来区别。

2. **安全性**　药品的安全性是指按规定的适应证和用法、用量使用药品后,人体产生毒副反应的程度。大多数药品均有不同程度的毒副反应,只有在衡量有效性大于毒副反应,或可解除、缓解毒副作用的情况下才能使用某种药品。如各国政府在新药的审批中均要求研制者提供毒副作用等安全性数据,就是为了保证药品安全性这一药品固有特性。临床上一般用安全指数来表示药品的安全性。

3. **稳定性**　药品的稳定性是指在规定的条件下保持其有效性和安全性的能力。这里所指的规定条件一般是指在规定的有效期内,以及生产、贮存、运输和使用的条件。如某些物质虽然具有预防、治疗、诊断疾病的有效性和安全性,但极易变质、不稳定、不便于运输和贮存,往往不能作为药品流入医药市场。

4. **均一性**　药品的均一性是指药物制剂的每一单位产品都符合有效性、安全性的规定要求。即确保应用到人体中的每一片(支、粒)药物之间质量的均一。由于人们在服用药品时是按每单位剂量服用的,若每单位药物含量不均一,就可能造成患者用量的不足而无法达到治疗的目的或因用量过大而中毒,甚至导致死亡。所以均一性是在制药过程中形成的固有特性。

(二) 药品的商品特征

药品作为特殊商品,具有不同于一般商品的特征,包括专属性、二重性、质量严格性、时限性等。

1. **专属性**　药品不同于一般商品,针对不同疾病的药品之间不可互相替代。医学和药学是紧密结合的,患者要在医生或药师指导下合理用药,才能达到防治疾病、保护健康的目的。

2. **二重性**　药品的二重性是指药品在防病治病的同时,也会产生药品不良反应,如毒性反应、继发性反应、后遗症反应、特异反应、耐受与成瘾性、致畸作用等。同时,就药品本身来说,使用、管理不当也会危害健康,甚至危及生命。

3. **质量严格性**　药品直接关系到人们的生命健康,必须确保药品的安全性、有效性、稳定性、均一性等质量指标符合规定的标准。药品不能像其他商品一样分为一级品、二级品、等外品和次品,低于规定质量标准的药品是质量不合格的药品,禁止进行降价处理或使用;某些高于规定质量标准的药品也绝不等于高质量的药品。

4. **时限性**　药品的时限性有两层含义:一是人们只有防病治病时才需要用药,但药品生产、经营部门平时应有适当数量的生产和储备药品,只能药等病,不能病等药;二是药品均有有效期,《药品管理法》规定,超过有效期的药品属于按劣药论处的情形,因此,过期药品只能报废销毁。

四、药品安全与风险管理

(一) 药品安全的概念

狭义的药品安全问题是指按规定的适应证和用法、用量使用药品后,人体产生不良反应的程度;广义的药品安全问题是指药品质量问题、不合理用药和药品不良反应等。

从社会管理的角度看,药品安全问题还包括药品质量对人生命健康安全的影响以及药品安全事件引发的一系列社会问题。

(二) 药品安全管理

药品安全管理就是药品安全的风险管理,其最核心的要求是将事前预防、事中控制、事后处置有机结合起来,坚持预防为先,发挥多元主体作用,落实好各方责任,形成全链条管理,切实把药品安全风险管控起来。

1. **药品安全风险的特点**　主要包括以下三个方面:① 复杂性。一方面,药品安全风险存在于药品生命周期的各个环节,受多种因素影响,任何一个环节中出现问题,都会破坏整个药品安全链;另一方面,药品安全风险主体多样化,即风险的承担主体不只是患者,还包括药品生产者、经营者、医务人员等。② 不可预见性。限于当代的认识水平与人体免疫系统的个体差异,以及有些药品存在蓄积毒性等特点,药品风险往往难以预计。③ 不可避免性。囿于人类对药品认识的局限性,药品不良反应往往会伴随着治疗作用不可避免地发生,这也是人们必须要承担的药品的负面作用。

2. **药品安全风险的分类**　分为以下两个方面:① 自然风险,又称"必然风险""固有风险",是药品的内在属性,属于药品设计风险。自然风险是客观存在的,由药品本身所决定的,来源于已知或者未知的药品不良反应。② 人为风险,又称"偶然风险",是指人为有意或无意违反法律法规而造成的药品安全风险,存在于药品研制、生产、经营、使用各个环节。属于药品的制造风险和使用风险,主要来源于不合理用药、用药差错、药品质量问题、政策制度设计及管理导致的风险,是我国药品安全风险的关键因素。

(三) 药品安全与风险管理的主要措施

药品风险管理的目的在于使药品风险最小化,从而保障公众用药安全。加强药品安全与风险管理可以从三个方面着手:一是健全药品安全监管的各项法律法规;二是完善药品安全监管的相关组织体系建设;三是加强药品研制、生产、经营、使用环节的管理。

第二节　药品标准

一、药品标准的概念

药品标准,是指国家对药品的质量要求和检验方法所做的技术规定,是药品研制、生产、经营、使用和监督管理等相关单位均应遵循的法定技术标准。药品标准内容包括药品的名称、成分或处方的组成,含量及其检查、检验方法,制剂的辅料,允许的杂质及其限量要求以及药品的作用、用途、用法、用量、注意事项、贮藏方法等。中药材、中成药、化学原料药及其制剂、生物制品等应根据各自的特点设置不同的项目。

二、药品标准的分类

1. **国家药品标准**　国家药品标准包括《中华人民共和国药典》(以下简称《中国药典》)、国务院药品监督管理部门颁布的药品标准和药品注册标准。其内容一般包括药品质量指标、生产工艺和检验方法相关的技术指导原则和规范。

(1)《中国药典》:《中国药典》由国家药典委员会编纂,经国务院药品监督管理部门批准并颁布。《中国药典》是国家药品标准的核心,是国家为保证药品质量、保护人民用药安全有效而制定的法典,拥有最高的权威性。《中国药典》于1953年编纂出版第一版以后,相继于1963年、1977年分别编纂出版。从1985年起每5年修订颁布新版药典。

2015年版《中国药典》是新中国成立以来第十版药典,分为一部、二部、三部和四部,收载品种总计5 608种。一部收载中药材及饮片、植物油脂和提取物、成方和单味制剂共2 598种;二部收载化学药品、抗生素、生化药品、放射性药品及药用辅料共2 603种;三部收载生物制品137种;四部收载通则共317个,包括制剂通则、检验方法、指导原则、标准物质和试液试药相关通则、药用辅料等。

《中国药典》收载范围包括:防治疾病必需、疗效肯定、不良反应少、优先推广使用,并有具体的标准,能控制或检定质量的品种;工艺成熟、质量稳定、可成批生产的品种;常用的医疗辅料、基质等。

(2) 局颁标准:局颁标准是指未列入《中国药典》,由国务院药品监督管理部门颁布的药品标准,以及与药品质量指标、生产工艺和检验方法相关的技术指导原则和规范。局颁标准收载范围包括:国务院药品监督管理部门批准的新药;疗效确定,但质量标准仍需进一步改进的药品;上版药典收载,而新版药典未收入,疗效确定,国内仍在生产使用,需要统一标准的药品。

(3) 药品注册标准:药品注册标准是指国务院药品监督管理部门批准给药品注册申请人的药品标准,生产该药品的生产企业必须执行该注册标准。药品注册标准不得低于《中国药典》的规定。

2. 中药饮片炮制规范　《药品管理法》规定,中药饮片必须按照国家药品标准炮制;国家药品标准没有规定的,必须按照省级药品监督管理部门制定的炮制规范炮制。省级药品监督管理部门制定的炮制规范应当报国务院药品监督管理部门备案。

第三节　药　师

一、药师概述

(一) 药师的概念

药师(pharmacist)有广义与狭义之分。广义的药师是指受过高等药学专业教育,经有关部门考核合格后取得资格,从事药学专业技术工作的个人。狭义的药师是指药学专业技术职称系列中的药师(或中药师),属于初级职称的概念。

根据药师资格取得的方式,广义的药师主要分为两类:一类是国务院卫生行政部门管理的医院药师体系,实行药学专业技术职务任职资格制度,即主任药师、副主任药师、主管药师、药师、药士;另一类是国务院药品监督管理部门管理的执业药师体系,实行职业资格准入制度。

(二) 药师法律制度

药师法律制度是国家立法机构按照立法程序制定、颁布的,是调整与药师执业活动相关的行为和社会关系的法律规范的总和,是伴随着医药分业以及药学职业化的发展过程而形成的。现代意义上的药师法首先产生于英、美等西方发达国家,随后一些英联邦国家以及工业化国家也相继建立药师管理的法律规范。目前国际上已普遍开展了药师立法活动,如美国的《标准州药房法》及各州的州药房法、英国的《药师与药房技术人员法》、新加坡的《药师注册法 2007》、日本的《药剂师法》、我国台湾地区的《药师法》等,通过药师立法进而严格药师的资格准入和注册管理,制定药师的执业行为规范,加强相关行业部门对药师队伍的监督管理等,从而在制度方面保障了药师队伍的健康发展。药师法律制度在世界各国的药学实践中都已证明,药师立法是保障民众身体健康的重要手段,建立药师管理的专门法律制度已成为国际广泛的共识。

(三)美国药师制度简介

1. **美国药师法律制度** 美国药师法律制度始于 1869 年,当时联邦各州颁布了各自的州药房法。由于各州药房法在药房许可、药师准入、药师流动管理等方面的规定不尽一致,致使州与州之间的药品流通、药师流动等方面存在一定的互认障碍。20 世纪 70 年代,美国国家药房联合会(National Association of Boards of Pharmacy,以下简称 NABP)制定了统一的《标准州药房法》(Model State Pharmacy Act),要求各州药房法的标准不得低于《标准州药房法》,从而实现全美药房及药师管理的一致性。《标准州药房法》由《标准州药房法》和《示范法规》(Model Rules)两部分组成。

2. **美国药师准入条件** 美国药师资格考试包括北美药师资格考试(North American Pharmacist Licensure Examination, NAPLEX)以及州药房法考试(Multistate Pharmacy Jurisprudence Examination, MPJE)。考试每年至少要举行两次。每位考生必须参加北美药师资格考试和各州药房法考试之后,才能申请注册成为药师。

美国药师资格的必备条件是:① 按照药房理事会要求的形式提交考试申请。② 达到法定年龄(各州规定不尽一致,如加州规定 18 岁,纽约规定 21 岁)。③ 具有良好的品德。④ 从国家药房联合会所认可的药学院校毕业,并获得相应的第一学位。⑤ 完成药房实践项目或者药房理事会规定的其他项目,或满足国家药房联合会规定的最低药房实践要求(不少于 1 740 个小时)。⑥ 已通过州和联邦的指纹犯罪测试。⑦ 已支付考试及相关材料,以及注册证的费用。

3. **美国药师注册** 各州政府主管部门和国家药房联合会负责执业药师的注册工作。每 3 年再注册一次。在美国,在已注册的药学院攻读药学专业,并完成 2 年学业的学生可申请成为见习药师,经药房理事会同意并颁发见习证书。见习药师应在执业药师指导下,在具有营业执照的药房进行见习。一般药师执照需每年认定一次,每隔一定周期,或某些情况下,可申请更换执照,更换执照前必须有接受足够继续教育的证明。

4. **美国药师职责** 《标准州药房法》以及各州的药房法,对药师的业务标准作了规定,主要包括:① 解释和配制处方。② 对处方和处方调配中所用药物的评价。③ 具备临时配制处方时所涉及的药品调配和用量计算技能。④ 回答患者和专业医务人员的咨询。⑤ 监护药物治疗。

此外,美国药师对药品拥有一定的自由选择权,对医师处方中开具的商品名药品,药师在调配时可以选择疗效等同的药品予以替换,只要该药品的厂商或经销商持有经审核的新药申请书或仿制药申请书。如果不是,则需要法律或 FDA 的批准;但医师口头或书面指定处方上的药品,药师不得替换。

5. **美国药师继续教育** 《标准州药房法》要求各州药房理事会应制定药学继续教育的具体要求,包括继续教育的课程内容及收费要求等。所有的继续教育的内容和机构都必须经过药学教育委员会的认可,并由各州药房理事会批准。此外,美国药师通过药师资格考试并注册之后,仅为普通的全科药师,还可以通过参加继续教育学习,并通过相关专业的认证考试,申请专科药师的认证。

二、执业药师

1994 年 3 月,人事部、国家医药管理局颁布了《执业药师资格制度暂行规定》。1995 年 7 月,人事部、国家中医药管理局颁布了《执业中药师资格制度暂行规定》,从此我国开始实施执业药师资格制度。1999 年 4 月,人事部、国家药品监督管理局下发了《人事部、国家药品监督管理局关于修订印发〈执业药师资格制度暂行规定〉和〈执业药师资格考试实施办法〉的通知》(人发〔1999〕34号),对原有考试管理办法进行了修订,明确执业药师、执业中药师统称为执业药师。为加强对药学技术人员的职业准入管理,进一步规范执业药师的管理权责,促进执业药师队伍建设和发展,2019 年 3 月 5 日,国家药品监督管理局、人力资源社会保障部颁布了《执业药师职业资格制度规定》和《执业药师职业资格考试实施办法》。

(一) 执业药师的概念

执业药师是指经全国统一考试合格,取得《中华人民共和国执业药师职业资格证书》(以下简称《执业药师职业资格证书》)并经注册,在药品生产、经营、使用和其他需要提供药学服务的单位中执业的药学技术人员。执业药师英文译为 licensed pharmacist。

(二) 执业药师资格考试

执业药师职业资格实行全国统一大纲、统一命题、统一组织的考试制度。国务院药品监督管理部门负责组织拟定考试科目和考试大纲、建立试题库、组织命审题工作,提出考试合格标准建议。国务院人力资源社会保障部门负责组织审定考试科目、考试大纲,会同国务院药品监督管理部门对考试工作进行监督、指导,并确定合格标准。

1. **考试科目及时间**   执业药师职业资格考试分为药学、中药学两个专业类别。药学类考试科目为: 药学专业知识(一)、药学专业知识(二)、药事管理与法规、药学综合知识与技能四个科目。中药学类考试科目为: 中药学专业知识(一)、中药学专业知识(二)、药事管理与法规、中药学综合知识与技能四个科目。执业药师职业资格考试日期原则上为每年 10 月。

2. **考试条件要求**   凡我国公民和获准在我国境内就业的外籍人员,具备以下条件之一者,均可申请参加执业药师职业资格考试: ① 取得药学类、中药学类专业大专学历,在药学或中药学岗位工作满 5 年。② 取得药学类、中药学类专业大学本科学历或学士学位,在药学或中药学岗位工作满 3 年。③ 取得药学类、中药学类专业第二学士学位、研究生班毕业或硕士学位,在药学或中药学岗位工作满 1 年。④ 取得药学类、中药学类专业博士学位。⑤ 取得药学类、中药学类相关专业相应学历或学位的人员,在药学或中药学岗位工作的年限相应增加 1 年。

符合《执业药师职业资格制度规定》报考条件,按照国家有关规定取得药学或医学专业高级职称并在药学岗位工作的,可免试药学专业知识(一)、药学专业知识(二),只参加药事管理与法规、药学综合知识与技能两个科目的考试;取得中药学或中医学专业高级职称并在中药学岗位工作的,可免试中药学专业知识(一)、中药学专业知识(二),只参加药事管理与法规、中药学综合知识与技能两个科目的考试。

考试以 4 年为一个周期,参加全部科目考试的人员须在连续 4 个考试年度内通过全部科目的考试。免试部分科目的人员须在连续 2 个考试年度内通过应试科目。

3. **资格证的颁发**　执业药师职业资格考试合格者,由各省级人力资源社会保障部门颁发《执业药师职业资格证书》。该证书由国务院人力资源社会保障部门统一印制,国务院药品监督管理部门与国务院人力资源社会保障部门用印,在全国范围内有效。

（三）执业药师注册管理

执业药师资格实行注册制度。国务院药品监督管理部门负责执业药师注册的政策制定和组织实施,指导全国执业药师注册管理工作。各省级药品监督管理部门负责本行政区域内的执业药师注册管理工作。取得《执业药师职业资格证书》者,应当通过全国执业药师注册管理信息系统向所在地注册管理机构申请注册。经注册后,方可从事相应的执业活动。未经注册者,不得以执业药师身份执业。

执业药师按照执业类别、执业范围、执业地区注册。执业类别为药学类、中药学类,执业范围为药品生产、药品经营、药品使用,执业地区为省、自治区、直辖市。执业药师只能在一个执业药师注册机构注册,在一个执业单位按照注册的执业类别、执业范围执业。

1. **申请注册的条件**　申请执业药师注册的人员,必须同时具备下列条件:① 取得《执业药师职业资格证书》。② 遵纪守法,遵守执业药师职业道德,无不良信息记录。③ 身体健康,能坚持在执业药师岗位工作。④ 经所在单位考核同意。

有下列情况之一者,不予注册:① 不具有完全民事行为能力的。② 因受刑事处罚,自刑罚执行完毕之日到申请注册之日不满 2 年的。③ 受过取消执业药师执业资格处分不满 2 年的。④ 国家规定不宜从事执业药师业务的其他情形的。

2. **注册证的颁发**　经批准注册者,由执业药师注册管理机构核发国家药品监督管理局统一样式的《执业药师注册证》。

3. **变更注册**　执业药师只能在一个省、自治区、直辖市注册,若需变更执业地区、执业范围,应及时办理变更注册手续。

4. **再注册**　执业药师注册有效期为 5 年。需要延续的,应当在有效期届满 30 日前,向所在地注册管理机构提出延续注册申请。

5. **注销注册**　执业药师有下列情形之一的,由所在单位向注册机构办理注销注册手续:① 死亡或被宣告失踪的。② 受刑事处罚的。③ 被吊销《执业药师资格证书》的。④ 受开除行政处分的。⑤ 健康或其他原因不能或不宜从事执业药师业务的。

（四）执业药师职责

根据《执业药师职业资格制度规定》,执业药师应履行以下职责:① 执业药师应当遵守执业标准和业务规范,以保障和促进公众用药安全有效为基本准则。② 执业药师必须严格遵守《药品管理法》及国家有关药品研制、生产、经营、使用的各项法规及政策。执业药师对违反《药品管理法》及有关法规、规章的行为或决定,有责任提出劝告、制止、拒绝执行,并向当地负责药品监督管理的部门报告。③ 执业药师在执业范围内负责对药品质量的监督和管理,参与制定和实施药品全面质量管理制度,参与单位对内部违反规定行为的处理工作。④ 执业药师负责处方的审核及调配,提供用药咨询与信息,指导合理用药,开展治疗药物监测及药品疗效评价等临床药学工作。⑤ 药品零售企业应当在醒目位置公示《执业药师注册证》,并对在岗执业的执业药师挂牌明示。执业药师不在岗时,应当以醒目方式公示,并停止销售处方药和甲类非处方药。执业药师执业时应当按照有关规定佩戴工作牌。⑥ 执业药师应当按照国家专业技术人员继续教育的有关规定接受继续教育,更新专业知识,提高业务水平。国家鼓励执业药师参加实训培养。

(五)执业药师继续教育

执业药师必须接受继续教育。中国药师协会主要负责组织面向全国执业药师的示范性网络培训,省级(执业)药师协会主要组织面向本辖区执业药师的培训。执业药师可选择参加中国药师协会或者省级(执业)药师协会组织的培训。

执业药师继续教育内容以药学服务为核心,以提升执业能力为目标。执业药师攻读药学专业的大专、本科、研究生、双学位课程者,在读期间可视同参加执业药师继续教育培训,由省级(执业)药师协会负责确认。

执业药师继续教育采取学分登记制。执业药师每年应当参加中国药师协会或省级(执业)药师协会组织的不少于 15 学分的继续教育学习;参加继续教育学习,经考核合格,按每 3 学时授予 1 学分;由中国药师协会备案的施教机构负责学分授予;参加中国药师协会或省级(执业)药师协会组织的继续教育学习获取的学分,在全国范围内有效。

(六)执业药师执业活动的监督管理

1. **监督检查的内容**　负责药品监督管理的部门按照有关法律、法规和规章的规定,对执业药师配备情况及其执业活动实施监督检查。监督检查时应当查验《执业药师注册证》、处方审核记录、执业药师挂牌明示、执业药师在岗服务等事项。执业单位和执业药师应当对负责药品监督管理的部门的监督检查予以协助、配合,不得拒绝、阻挠。

建立执业药师个人诚信记录,对其执业活动实行信用管理。执业药师的违法违规行为、接受表彰奖励及处分等,作为个人诚信信息由负责药品监督管理的部门及时记入全国执业药师注册管理信息系统;执业药师的继续教育学分,由继续教育管理机构及时记入全国执业药师注册管理信息系统。

2. **违法违规行为的处理**

(1)违法违规参加资格考试的处理:对以不正当手段取得《执业药师职业资格证书》的,按照国家专业技术人员资格考试违纪违规行为处理规定处理;构成犯罪的,依法追究刑事责任。

(2)不按规定配备的处理:对未按规定配备执业药师的单位,由所在地县级以上负责药品监督管理的部门责令限期配备,并按相关法律法规给予处罚。

(3)不按规定注册的处理:以欺骗、贿赂等不正当手段取得《执业药师注册证》的,由发证部门撤销《执业药师注册证》,3 年内不予执业药师注册;构成犯罪的,依法追究刑事责任。

(4)"挂证"行为的处理:严禁《执业药师注册证》挂靠,持证人注册单位与实际工作单位不符的,由发证部门撤销《执业药师注册证》,并作为个人不良信息由负责药品监督管理的部门记入全国执业药师注册管理信息系统。买卖、租借《执业药师注册证》的单位,按照相关法律法规给予处罚。

(七)执业药师职业道德准则

2006 年 10 月 18 日,中国执业药师协会发布了《中国执业药师职业道德准则》(以下简称《准则》),并经 2009 年 6 月 5 日修订。为便于贯彻实施《准则》,规范执业药师的执业行为,2007 年 3 月 13 日,中国执业药师协会发布了《中国执业药师职业道德准则适用指导》,并经 2009 年 6 月 5 日修订。《准则》包含五条职业道德准则,适用于我国境内的执业药师,包括依法暂时代为履行执业药师职责的其他药学技术人员。主要内容如下。

1. **救死扶伤，不辱使命** 执业药师应当将患者及公众的身体健康和生命安全放在首位，以我们的专业知识、技能和良知，尽心、尽职、尽责为患者及公众提供药品和药学服务。

2. **尊重患者，平等相待** 执业药师应当尊重患者或消费者的价值观、知情权、自主权、隐私权，对待患者或消费者应不分年龄、性别、民族、信仰、职业、地位、贫富，一视同仁。

3. **依法执业，质量第一** 执业药师应当遵守药品管理法律、法规，恪守职业道德，依法独立执业，确保药品质量和药学服务质量，科学指导用药，保证公众用药安全、有效、经济、适当。

4. **进德修业，珍视声誉** 执业药师应当不断学习新知识、新技术，加强道德修养，提高专业水平和执业能力；知荣明耻，正直清廉，自觉抵制不道德行为和违法行为，努力维护职业声誉。

5. **尊重同仁，密切协作** 执业药师应当与同仁和医护人员相互理解，相互信任，以诚相待，密切配合，建立和谐的工作关系，共同为药学事业的发展和人类的健康奉献力量。

（林津晶）

第四章 药事组织

导学

1. 掌握国家药品监督管理局职责,其他与药品监督管理相关的部门,药品监督管理技术部门。

2. 熟悉药事组织的概念、主要类型,药学教育科研组织和社会团体。

3. 了解美国、欧盟、日本和世界卫生组织的药事管理组织。

第一节 药事组织概述

一、药事组织的概念

药事组织是指为实现药学的社会任务,经由人为分工形成的各种形式的药事组织机构的总称,即以实现药学社会任务为共同目标的人们的集合体,是人们以特定形式的结构关系而共同工作的系统。该系统的运作会产出合格药品、药学服务、药学知识和药学人才等,并为医疗卫生系统所利用。药事组织系统是卫生大系统中的子系统,同时药事组织系统的组成部分,因具体目标(如研发、注册、生产、经营、使用、监管等)有所不同,并分成若干相互联系和协作的子系统。

二、药事组织的主要类型

以社会任务和目标为依据,药事组织可分为五种类型。

1. **药品监督管理部门** 可分为药品监督管理行政部门和药品监督管理技术部门。药品监督管理行政部门是指有权管理药品和其他所有药事组织的国家行政部门,其职责是代表国家对药品和其他所有药事组织进行监督管理,制定法律和宏观政策,以保证国家意志的执行和法制的落实。药品监督管理技术部门则从药学专业知识的角度,为药品监督管理行政机构提供技术支持。

2. **药品生产、经营组织** 药品生产、经营组织的典型结构,在我国是药品生产企业、药品经营企业(药品批发企业和零售企业)。由于药品作为一种特殊商品,其社会功能在于防治疾病、保障民众生命健康,药品生产、经营组织应将社会效益放在首位。药品生产、经营企业也可以从企业的性质、规模、组织形式、生产形态以及药品类型等角度进一步划分其子系统。

3. **医疗机构药事组织** 医疗机构药事组织是指医疗机构内以患者为中心,以临床药学为基础,促进临床合理用药的药学技术服务和相关药品管理工作的药学部门。医疗机构药事组织在药事组织中占有重要地位和比重,是我国药师人数最多的组织之一。

4. **药学教育和科研组织** 药学教育组织主要是指各类医药院校,其主要功能在于培养药师、药学家、药学工程师、药学企业家和药事管理人员等专门人才,为维持和发展药学事业提供人才保障。药学科研组织主要是指各类药物研究机构、企业或高等院校附设的药物研究机构,其主要功能是研究开发新药、改进现有药品以及围绕药品和药学的发展进行基础研究等。

5. **药学社团组织** 药学社团组织主要是指各类药学行业协会、学术组织和社会团体等,其功能主要是行业管理。在药事兴起和形成过程中,药学社团组织发挥了统一行业行为规范、监督管理、联系协调等方面的作用。

第二节 药品监督管理行政部门

我国药品监督管理行政体系由药品监督管理部门和其他与药品监督管理相关的行政部门组成。其中,药品行政监督管理组织体系主要是指国务院药品监督管理部门以及省级以下药品监督管理部门。

一、国务院药品监督管理部门

(一)国务院药品监督管理部门的历史沿革

新中国成立后,药品监督管理的职能隶属卫生部。1979 年,国家医药管理总局成立,统一管理原分属于不同部门的医药公司、药材公司、医药工业公司及医疗器械公司。1982 年,国家医药管理总局更名为国家医药管理局,归国家经贸委领导。

1998 年 4 月,国务院组建国家药品监督管理局(State Drug Administration, SDA),直属国务院领导,统一负责全国药品的研究、生产、流通、使用环节的行政监督和技术监督。

2003 年 3 月,国务院在国家药品监督管理局的基础上组建国家食品药品监督管理局(State Food and Drug Administration, SFDA),除继续行使国家对药品、生物制品、医疗器械的监督管理职能外,还负责食品、保健品、化妆品安全管理的综合监督和组织协调,依法组织开展对重大事故的查处。2008 年 3 月,国家食品药品监督管理局改制为由卫生部管理的国家局(副部级)。

2013 年 3 月,国务院组建国家食品药品监督管理总局(China Food and Drug Administration, CFDA),为国务院直属机构,其主要职责是对生产、流通、消费环节的食品安全和药品的安全性、有效性实施统一监督管理等。同时,将工商行政管理、质量技术监督部门相应的食品安全监督管理队伍和检验检测机构划转食品药品监督管理部门。

2018 年 3 月,根据《中共中央关于深化党和国家机构改革的决定》《第十三届全国人民代表大会第一次会议关于国务院机构改革方案的决定》,国务院组建市场监督管理总局,作为国务院直属机构。不再保留国家食品药品监督管理总局、国家工商行政管理总局、国家质量监督检验检疫总局。考虑到药品监管的特殊性,单独组建国家药品监督管理局(National Medical Products Administration, NMPA),由国家市场监督管理总局管理。市场监管实行分级管理,药品监管机构只设到省一级,药品经营销售等行为的监管,由市、县级市场监管部门统一负责。

(二)国家药品监督管理局职责

国家药品监督管理局主要职责包括以下几个方面:① 负责药品(含中药、民族药,下同)安全监督管理。拟订监督管理政策规划,组织起草法律法规草案,拟订部门规章,并监督实施。研究拟订鼓励药品新技术、新产品的管理与服务政策。② 负责药品标准管理。组织制定、公布国家药典等药品标准,组织制定分类管理制度,并监督实施。参与制定国家基本药物目录,配合实施国家基本药物制度。③ 负责药品注册管理。制定注册管理制度,严格上市审评审批,完善审评审批服务便利化措施,并组织实施。④ 负责药品质量管理。制定研制质量管理规范,并监督实施。制定生产质量管理规范,并依职责监督实施。制定经营、使用质量管理规范,并指导实施。⑤ 负责药品上市后风险管理。组织开展药品不良反应监测、评价和处置工作。依法承担药品安全应急管理工作。⑥ 负责执业药师资格准入管理。制定执业药师资格准入制度,指导监督执业药师注册工作。⑦ 负责组织指导药品监督检查。制定检查制度,依法查处药品注册环节的违法行为,依职责组织指导查处生产环节的违法行为。⑧ 负责药品监督管理领域对外交流与合作,参与相关国际监管规则和标准的制定。⑨ 负责指导省级药品监督管理部门工作。⑩ 完成党中央、国务院交办的其他任务。

二、省级以下药品监督管理部门

省级药品监督管理部门是省级人民政府的工作机构,在本辖区内履行法定的药品监督管理职能。市、县药品监督管理机构作为同级政府的工作机构,可根据需要设置,保证其相对独立地依法履行职责,保证其对药品研究、生产、流通、使用全过程的有效监管。

三、其他与药品监督管理相关的部门

除药品监督管理部门外,药品监督管理工作还涉及以下行政管理部门。

(一)卫生健康部门

国家卫生健康委员会负责:完善国家基本药物制度,组织拟订国家药物政策和基本药物目录。开展药品使用监测、临床综合评价和短缺药品预警。提出药品价格政策和国家基本药物目录内药品生产鼓励扶持政策的建议。与国家药品监督管理局有关职责分工方面,国家药品监督管理局会同国家卫生健康委组织国家药典委员会并制定国家药典,建立重大药品不良反应和医疗器械不良事件相互通报机制和联合处置机制。

(二)中医药管理部门

国家中医药管理局负责:拟订中医药和民族医药事业发展的战略、规划、政策和相关标准,起草有关法律法规和部门规章草案,参与国家重大中医药项目的规划和组织实施;负责指导民族医药的理论、医术、药物的发掘、整理、总结和提高工作,拟订民族医医疗机构管理规范和技术标准,并监督执行;组织开展中药资源普查,促进中药资源的保护、开发与合理利用,参与制定中药产业发展规划、产业政策和中医药的扶持政策,参与国家基本药物制度建设。承担保护濒临消亡的中医诊疗技术和中药生产加工技术的责任等。

(三)发展改革宏观调控部门

国家发展和改革委员会负责:监测和管理药品宏观经济,监督管理药品价格;依法制定和调整药品政府定价目录;拟定和调整纳入政府定价目录的药品价格。

（四）人力资源社会保障部门

人力资源和社会保障部负责:组织审定执业药师考试科目、考试大纲,会同国家药品监督管理局对考试工作进行监督、指导,并确定合格标准。

（五）市场监督管理部门

国家市场监督管理总局负责:药品生产、经营企业的工商登记、注册;查处无照生产、经营药品的行为;药品广告监督检查与处罚发布虚假违法药品广告的行为;监督管理药品市场交易行为和网络商品交易行为,包括城乡集贸市场的中药材经营。

（六）工业和信息化管理部门

工业和信息化部负责:拟定和实施生物医药产业的规划、政策和标准;承担医药行业管理工作;承担中药材生产扶持项目管理和国家药品储备管理工作。同时,配合药品监督管理部门加强对互联网药品广告的整治。

（七）商务管理部门

商务部负责:研究制定药品流通行业发展规划、行业标准和有关政策,配合实施国家基本药物制度,提高行业组织化程度和现代化水平,逐步建立药品流通行业统计制度,推进行业信用体系建设,指导行业协会实行行业自律,开展行业培训,加强国际合作与交流。

（八）医疗保障部门

国家医疗保障局负责:拟订医疗保险、生育保险、医疗救助等医疗保障制度的法律法规草案、政策、规划和标准,制定部门规章,并组织实施;组织制定城乡统一的药品、医用耗材、医疗服务项目、医疗服务设施等医保目录和支付标准,建立动态调整机制,制定医保目录准入谈判规则,并组织实施;组织制定药品、医用耗材价格和医疗服务项目、医疗服务设施收费等政策,建立医保支付医药服务价格合理确定和动态调整机制,推动建立市场主导的社会医药服务价格形成机制,建立价格信息监测和信息发布制度;制定药品、医用耗材的招标采购政策,并监督实施,指导药品、医用耗材招标采购平台建设等。

（九）海关

海关负责:药品进出口口岸的设置;药品进口与出口的监管、统计与分析等。

（十）公安部门

公安部负责:涉药刑事案件的受理和立案侦查;协同药监部门打击违法制售假、劣药品以及有关麻醉药品和精神药品生产、销售、使用中的违法犯罪行为等。

第三节 药品监督管理技术部门

药品监督管理技术部门是药品监督管理组织的重要组成部分,为药品行政监督管理提供技术支持与保障。我国的药品技术监督管理机构主要包括药品检验机构以及其他事业单位。

一、中国食品药品检定研究院以及地方药品检验机构

中国食品药品检定研究院负责：① 承担药品的注册审批检验及其技术复核工作,负责进口药品注册检验及其质量标准复核工作。② 承担药品的监督检验、委托检验、抽查检验以及安全性评价检验检测工作,负责药品进口口岸检验工作。③ 承担或组织药品检验检测的复验及技术检定工作。④ 承担生物制品批签发相关工作。⑤ 承担药品相关标准、技术规范及要求、检测方法制修订的技术复核与验证工作。⑥ 承担药用辅料、直接接触药品的包装材料及容器的注册检验、监督检验、委托检验、复验及技术检定工作,以及承担相关国家标准制修订的技术复核与验证工作。⑦ 承担药品国家标准物质的研究、制备、标定、分发和管理工作。⑧ 生产用菌毒种、细胞株的检定工作,承担医用标准菌毒种、细胞株的收集、鉴定、保存、分发和管理工作。⑨ 承担实验动物质量检测和实验动物保种、育种和供种工作。⑩ 承担有关药品广告以及互联网药品信息服务的技术监督工作。⑪ 承担全国药品监管系统检验检测机构的业务指导、规划和统计等相关工作,组织开展药品研究、生产、经营相关单位以及医疗机构中的药品检验检测机构及人员的业务指导工作。⑫ 组织开展药品相关标准研究以及安全监测和质量控制新方法、新技术研究。⑬ 承担国家药品监督管理局科技管理日常工作。⑭ 承担严重药品不良反应或事件的实验研究。⑮ 组织开展药品相关检验检测工作的国际交流与合作等。

地方各级药品检验机构为同级药品监督管理行政机构的直属事业单位。省级药品监督管理部门设置药品检验机构,市级一般也设有药品检验机构,县级药品检验机构根据工作需要设置。

二、国家药典委员会

国家药典委员会负责：① 组织编制与修订《中国药典》及其增补本。② 组织制定与修订国家药品标准以及药用辅料、直接接触药品的包装材料和容器的技术要求与质量标准。③ 组织开展药品标准化战略、药品标准管理政策和技术法规研究,承担药品医学临床信息的分析评估工作。④ 药品标准信息化建设等。

三、国家药品监督管理局药品审评中心

国家药品监督管理局药品审评中心负责：① 药物临床试验、药品上市许可申请的受理和技术审评。② 仿制药质量和疗效一致性评价的技术审评等。

四、国家药品监督管理局食品药品审核查验中心

国家药品监督管理局食品药品审核查验中心负责：参与制定、修订 GLP、GCP、GMP、GAP 及其相应的实施办法,对依法向国家药品监督管理局申请认证的机构实施现场检查等相关工作,并对有关取得认证证书的机构实施跟踪检查和监督抽查,承担进口药品 GMP 认证及国际药品认证互认的具体工作等。

五、国家药品监督管理局药品评价中心(国家药品不良反应监测中心)

国家药品监督管理局药品评价中心负责：① 组织制定修订药品不良反应监测与上市后安全性评价以及药物滥用监测的技术标准和规范。② 组织开展药品不良反应、药物滥用监测工作。

③ 开展药品上市后安全性评价工作。④ 指导地方相关监测与上市后安全性评价工作。⑤ 参与拟订、调整国家基本药物目录。⑥ 参与拟订、调整非处方药目录等。

六、国家中药品种保护审评委员会(国家药品监督管理局保健食品审评中心)

国家中药品种保护审评委员会负责：组织起草、修订国家中药品种保护审评委员会章程、中药品种保护技术审评标准及工作程序，负责企业申请中药品种保护、中药保护品种延长保护期的技术审查工作，负责中药保护品种同品种考核工作和按规定撤销或终止中药同品种药品批准文号的技术审查、国家中药品种撤销请求的技术审查及有关纠纷的协调工作，承办经国家药品监督管理部门批准的中药保护品种的批件、证书颁发及发布公告等项工作，负责中药出口品种向国外卫生当局出证前的技术审查工作。

七、国家药品监督管理局行政事项受理服务和投诉举报中心

国家药品监督管理局行政事项受理服务和投诉举报中心负责：① 药品行政事项的受理服务和审批结果相关文书的制作、送达工作。② 受理和转办药品涉嫌违法违规行为的投诉举报。③ 负责药品行政事项受理和投诉举报相关信息的汇总、分析、报送工作。④ 负责药品重大投诉举报办理工作的组织协调、跟踪督办，监督办理结果反馈等。

八、国家药品监督管理局执业药师资格认证中心

国家药品监督管理局执业药师资格认证中心负责：① 开展执业药师资格准入制度及执业药师队伍发展战略研究，参与拟订完善执业药师资格准入标准，并组织实施。② 承担执业药师资格考试相关工作。组织开展执业药师资格考试命审题工作，编写考试大纲和应试指南。负责执业药师资格考试命审题专家库、考试题库的建设和管理。③ 组织制订执业药师认证注册工作标准和规范，并监督实施。承担执业药师认证注册管理工作。④ 组织制订执业药师认证注册与继续教育衔接标准。指导拟订执业药师执业标准和业务规范，协助开展执业药师相关执业监督工作等。

第四节 药学教育科研组织和社会团体

一、药学教育组织

我国最早的高等药学教育是 1906 年由清政府陆军军医学堂创办的 3 年制药科。从 1955 年开始，我国统一调整高等药学教育资源分布，形成"两院三系"格局，即南京药学院(后为中国药科大学)、沈阳药学院(后为沈阳药科大学)、北京医学院药学系(后为北京大学药学院)、上海第一医学院药学系(后为复旦大学药学院)、四川医学院药学系(后为四川大学华西药学院)。中药专业院校尚有北京中医药大学、上海中医药大学、广州中医药大学、成都中医药大学、南京中医药大学。

目前，我国的药学教育主要由高等药学教育、中等药学教育和药学界继续教育三部分组成，已基本形成了多类型、多层次、多种办学形式的教育体系。据 2015 年底统计，我国现有 426 所本科院

校(含港澳台地区院校)、332所高职高专院校开办了高等药学教育。此外,根据教育部2012年版本科专业目录,药学类本科专业归属为15个学科,其中药学、药物制剂、临床药学、药事管理、海洋药学、药物分析、药物化学、中药学、中药资源与开发、中草药栽培与鉴定、中药制药、藏药学、蒙药学13个专业归属于医学门类,制药工程和生物制药2个专业归属于工学门类。

二、药学科研组织

我国的药学科研组织主要有两种形式,即独立的药物研究院所和附设在高等药学院校、大型制药企业、大型医疗机构中的药物研究所(室)。除企业设立的药物科研机构外,其他均为国家投资兴办的事业单位。独立设置的药物研究院所比较有代表性的包括中国科学院上海药物研究所、中国医学科学院药物研究院、中国中医研究院中药研究所、军事医学科学院药物毒理研究所等。自从国家开展科技体制改革以来,各类药物研究机构大多进行市场化运作,通过开辟科技市场,利用新药证书转让、专利或技术转让、国家各项自然科学基金支持、合同开发、委托开发(研发外包)、技术服务等方式推动新药的研发,同时也取得了经济效益。

三、药学社会团体

(一) 中国药学会

中国药学会(China Pharmaceutical Associations, CPA)成立于1907年,是我国近代成立最早的学术团体之一,是全国药学工作者自愿组成并依法登记成立、具有法人资格的全国性、学术性、非营利性社会组织。

中国药学会现有普通会员12万余人,高级会员3 700余人,单位会员71家,学会下设13个工作委员会,有中药和天然药物、药剂学、抗生素、药物分析、药物化学、生化药物、制药工程、医院药学、老年药学、药事管理等28个专业委员会,主办28种学术期刊,2个经济实体。现为中国科协团体会员,国际药学联合会、亚洲药物化学联合会成员。学会业务主管单位为中国科学技术协会,支撑单位为国家药品监督管理局。学会办事机构为秘书处,内设办公室(会员服务部)、学术部(科技评价部)、编辑出版部、科普部(继续教育部)、国际交流部、财务部等部门。

中国药学会主要任务是开展国内外药学科学技术的学术交流,促进学科发展;发展与世界各国和地区药学学术团体、药学工作者的友好交往与合作;编辑出版发行药学学术、技术、信息、科普等各类期刊,组织编写药学图书资料及电子音像制品;举荐优秀药学科技人才,依照有关规定经批准,表彰奖励优秀药学科技工作者;开展对会员和药学工作者的继续教育与培训工作;组织开展药学及相关学科的科学技术知识普及与宣传,提供医药技术服务与推广科研成果转化等;反映会员和药学工作者的意见和建议,维护其合法权益;建立和完善药学科学研究诚信监督机制,促进科学道德和学风建设;接受政府委托,承办药学发展、药品监管等有关事项,组织会员和药学工作者参与国家有关的科学论证、科技与经济咨询,开展医药科技评价等。

(二) 其他药学协会

1. 中国药师协会   中国药师协会(Chinese Pharmacists Association, CPA)成立于2014年5月,其前身是2003年2月成立的中国执业药师协会。中国药师协会是由具有药学专业技术职务或执业资格的药学技术人员及相关单位会员自愿结成的全国性、行业性、非营利性社会组织。其宗旨是自律、维权、协调、服务。致力于加强药师队伍建设与管理,维护药师的合法权益;增强药师的法律、道德和专业素质,提高药师的执业能力;保证药品质量和药学服务质量,促进公众合理用药,保障人民身体健康。

2. **中国中药协会**　中国中药协会(China Association of Traditional Chinese Medicines, CATCM)成立于 2000 年 12 月,是国家中医药管理局主管的、在国内代表中药行业的权威社团法人组织。协会主要宗旨是沟通政府、服务企业,全面履行"代表、自律、管理、协调、服务"等职能,弘扬中药文化,促进中药行业持续健康发展。

3. **中国非处方药物协会**　中国非处方药物协会(China Nonprescription Medicines Association, CNMA)成立于 1988 年 5 月,其前身为中国大众药物协会。中国非处方药物协会是由非处方药相关领域的生产经营企业、研究、教育机构及媒体等单位组成的行业组织。致力于中国非处方药行业的发展、宣传普及自我药疗的理念和知识,属专业性、非营利性、全国性社团。

4. **中国医药企业管理协会**　中国医药企业管理协会(China Pharmaceutical Enterprises Association, CPEA)成立于 1985 年 7 月,是全国性的、非营利性的社会团体法人组织。中国医药企业管理协会业务指导部门为国务院国有资产监督管理委员会。协会的宗旨和工作总目标是：面向医药企业、为医药企业和医药企业家(经营管理者)服务。推动企业管理现代化和生产技术现代化。为探索和建立现代企业制度及符合社会主义市场经济规律的中国医药企业管理体系,为不断提高医药企业、医药企业家(经营管理者)素质开展各项工作,在政府和企业之间发挥桥梁和纽带作用。

第五节　国外药事管理组织

一、美国药事管理组织

（一）美国食品药品管理局

1. **美国食品药品管理局概述**　美国食品药品管理局(Food and Drug Administration, FDA),为直属美国人类及健康服务部(Department of Health and Human Services, HHS)管辖的联邦政府机构,是专门从事食品与药品管理的最高执法机关,也是一个由医生、律师、微生物学家、化学家和统计学家等专业人士组成的致力于保护、促进和提高国民健康的政府卫生管制的监控机构。其主要职能为负责对美国国内生产及进口的食品、药品、化妆品等进行监督管理,同时也负责执行公共健康法案的第 361 号条款,包括公共卫生条件及州际旅行和运输的检查、对于诸多产品中可能存在的疾病的控制等。

2. **美国食品药品管理局区域分布及其特点**　FDA 是世界上规模最大的食品药品监督管理机构,分支机构遍布美国全国各地。FDA 将全国划分成 6 个大区,每大区设立一个大区所(Regional Office),即太平洋区(大区办公室设在旧金山)、西南区(大区办公室设在达拉斯)、中西区(大区办公室设在芝加哥)、中大西洋区(大区办公室设在费城)、东北区(大区办公室设在波士顿)、东南区(大区办公室设在亚特兰大)。每个大区所下又设若干个地区所(District Office)和检验所(Regional Laboratory)。地区所和检验所负责对本地区的食品、药品、化妆品、器械、血库等进行监督检查和检验工作。各地区所按工作需要又设立若干工作站,以保证工作面能覆盖本区范围。全美目前有超过 140 个工作站。

　　大区所、地区所及工作站均属 FDA 的各级直属机构,FDA 总部对其实行垂直领导,在全美形成完善、强大的监督系统。截至 2017 年,FDA 拥有超过 16 500 余名雇员,其中大多数在 FDA 总部工作。FDA 分支机构的规模视工作量而定,如全美药品 65% 以上在中大西洋区生产,故该区的力量最强。

　　FDA 还设立了国际计划管理办公室(Office of International Programs),其中已经设立的海外事务处包括中国办公室(中国,北京)、欧洲办公室(比利时,布鲁塞尔和英国,伦敦)、印度办公室(印度,新德里)、拉丁美洲办公室(哥斯达黎加,圣何塞)。

　　3. 美国食品药品管理局主要内设机构和产品管辖范围　　FDA 总部机构庞杂,其中和具体监管职能密切相关的主要包括 2 个办公室和 6 个中心。2 个办公室即局长办公室(Office of the Commissioner, OC)和监管事务办公室/执法办公室(Office of Regulatory Affairs, ORA)。6 个中心包括生物制品评价与研究中心(Center for Biologics Evaluation and Research, CBER)、医疗器械和放射健康中心(Center for Devices and Radiological Health, CDRH)、药品评价与研究中心(Center for Drug Evaluation and Research, CDER)、食品安全与应用营养中心(Center for Food Safety and Applied Nutrition, CFSAN)、兽药中心(Center for Veterinary Medicine, CVM)和全美毒理研究中心(National Center for Toxicological Research, NCTR)。

　　FDA 管辖的产品范围包括药品、疫苗、血液与人体细胞组织产品、生物制剂、医疗设备、放射性设备、食品、膳食补充剂、化妆品、兽医用品,此外,FDA 还负责审查和管理处方药的广告和促销活动。FDA 和联邦政府的一些其他机构在具体产品管辖上有着非常细致的分工与合作。如 FDA 的食品安全和应用营养中心(CFSAN)是负责规范美国境内几乎所有食品的安全和标签使用的分支机构,但来自已驯化动物的肉类制品不属其监管范围,如牛肉和鸡肉,该类产品由美国农业部食品安全监督服务局负责监管。而含有微量肉类的产品则归于 FDA 监管。两者之间的精确界定列于这两个部门之间签署的谅解备忘录中。其他不归 CFSAN 监管的食品类消费品包括酒精量高于 7% 的饮料(由美国联邦司法部烟酒枪械炸药局负责监管)和非瓶装饮用水(由美国国家环境保护局负责监管)。

(二) 美国药房、药师监督管理组织

　　全美药房理事会(National Association of Boards of Pharmacy, NABP)成立于 1904 年,为非营利性社团组织,是独立于 FDA 的国际的、公正的协会。代表美国各州及新西兰、加拿大、4 个澳大利亚州的州药房理事会。主要负责制定《标准州药房法》,建立全国统一的执照标准,提供各州间药师执照的转移服务,对各州药房理事会和有关组织提供信息服务,组织药师考试及注册等工作。在药师发证及药学服务方面,同州、联邦政府、国际相应政府机构及组织广泛合作。

　　州药房理事会(State Board of Pharmacy, SBP)隶属于州政府的卫生部门,是《州药房法》的执法机构。通常由 7～13 人(公众代表和经营药房的药师代表)组成,其具体职责是制定药房管理章程,依法管理药房工作,对所有药房进行监督检查,对申请药师执照、药房开业执照等行政事务进行审查,对于违反药房法和其他有关法规的行为进行调查,颁布有关法规和条例等。各州药房委员会与州卫生局之间的关系,由州法律决定,各州之间不完全相同。州药房委员会、州卫生局药品监督管理机构与联邦政府的 HHS、FDA 之间是协作关系,并无上下级关系。

(三) 美国药典会

　　美国药典会为独立机构,是非政府机构,负责制定药品的标准。根据美国有关药品管理法规

的规定,FDA 有权对药品质量标准、检验方法及载入药典的条文等进行评价、审核,必要时也会通知药典会修订。由美国药典会编纂出版的国家药品标准有《美国药典》(USP)、《国家药方集》(N.F.)、《美国药典》增补版(一般每年2次),另外还出版有《配制药剂信息》《用药指导》《美国药物索引》及期刊《药学讨论》等。

二、欧盟药事管理组织

欧盟的药事监管组织为欧洲药品局(The European Medicines Agency, EMA),其前身为欧洲药品评价局(European Medicines Evaluation Agency, EMEA)。EMEA 于 1995 年 1 月 1 日开始正式运作。包括 1 个董事会和 4 个评审委员会。2004 年,EMEA 更名为欧洲药品局(EMA)。主要负责欧盟市场药品的审查、批准上市,评估药品科学研究,监督药品在欧盟的安全性、有效性。同时,还负责协调、检查、监督各成员国的 GAP、GMP、GLP、GCP 等工作。

EMA 总部在伦敦,其组织包括了局长(Executive Director)、局长办公室的 5 个管理司和专家团。局长之下设有行政司(Administration)、信息公关司(Information and Communication Technology, ICT)、人类用药发展与检验司(Human Medicines Development and Evaluation, HMDE)、畜用药物数据管理司(Veterinary Medicines and Product Data Management, VMPDM)、药物安全司(Patient Health Protection, PHP),每个"司"下设 2~4 个"处","处"下再设"组"。局长和各司长则组成资深管理团。

HMDE 负责所有有关人类各种用药由开发到整个产品生命周期的各种活动,该司负责协助专家委员会孤儿药组、小儿用药组和人类药物组内工作团和科学顾问团的工作,参加欧洲和国际的公共卫生计划、提供相关新兴科学的顾问工作和协助中小企业的服务;PHP 主要任务是提供有关人类用药法规与法定程序给其他行政单位、专家委员会工作小组,包括负责审核提供给病患和医护人员的产品信息,协调各国药物警戒和风险管理工作,以及凭借该局的欧洲药物规范系统网管控瑕疵和伪造药品。

三、日本药事管理组织

日本的药事管理体制共分三级,即中央级、都道府县级和市町村级。中央政府厚生劳动省的药品与食品安全局(Pharmaceutical and Food Safety Bureau, PFSB)是权力机构,而地方政府则为政策的贯彻执行部门。PFSB 下设的审查管理课为药品的主要管理部门,负责药品、类药品、化妆品、医疗器械生产许可的批准、发放、生产的监督及技术检查,负责药品及医疗器械的再审查及再评价工作的管理。PFSB 及其所属的各课严格按药事法条文规定进行药品质量管理工作。

为了加强药品管理,厚生大臣任命专职和兼职的医药学专家组成中央药事委员会(Central Pharmaceutical Affairs Council, CPAC)。该委员会设有执行委员会,负责处理日常事务。中央药事委员会由 500 多名兼职或专职的医药学专家组成,下设药典委员会、药品委员会、兽药委员会、生物制品委员会、抗生素委员会、血液制品委员会、化妆品及准药品委员会、医疗器械委员会、药品安全委员会、有害物质及特殊化学物质委员会、非处方药委员会和药效再评价委员会。这 12 个委员会下面还设有 55 个专题小组委员会,作为 PFSB 的顾问。他们的作用是研究讨论药事方面的重要问题,并向厚生省提出建议。

在地方上,全日本 47 个都道府县都设立药政管理机构以及地方试验所。在业务上受厚生省药务局的指导,厚生省有关药政管理条令都通过地方药政部门去贯彻执行。都道府县设地方药事委员会,作为咨询机构,负责调查、讨论有关药品(包括医疗器械)的重要事项。

2004 年 4 月,日本药品和医疗器械审评中心(PMDEC)、日本医疗器械促进协会(JAAME)以及药品安全性和研究机构(OPSR)进行了合并。此次合并形成了一个统一管理药品、生物制品及医疗器械的机构,即药品与医疗器械综合管理局(Pharmaceuticals and Medical Devices Agency, PMDA)。PMDA 是一个独立的管理机构、独立行政法人。由于该局是几个机构合并而成的,因此具备审查、救济和监测三重职能,在日本药品的上市后监管中发挥着举足轻重的作用。

四、世界卫生组织药事管理组织

世界卫生组织(World Health Organization, WHO)是联合国的卫生机构。1948 年成立,总部设在日内瓦。下设有三个主要机构,即世界卫生大会、执行委员会和秘书处。

WHO 药品事宜由诊断、治疗和康复技术处管理。该处对药品管理的主要工作有:① 制定药物政策和药物管理规划,要求各国采取行动,选择、供应与合理使用基本药物约 200 种。② 药品质量控制:编辑和出版国际药典,主持药品的统一国际命名以避免药品商品名称的紊乱,出版《药物情报》刊物,通报有关药品功效和安全的情报。③ 生物制品:制定国际标准和控制质量,通过其合作中心向会员国提供抗生素、抗原、抗体、血液制剂、内分泌制剂的标准品,支持改进现有疫苗和研制新的疫苗。④ 药品质量管理:制定《药品生产质量管理规范》(即 WHO 的 GMP)、《国际贸易药品质量认证体制》(即 WHO 的认证体制),建议并邀请会员国实施和参加。

(王　怡)

第五章　国家药物政策与药品监督管理

导学

1. 掌握国家基本药物目录管理,处方药和非处方药的概念,药品分类管理具体规定,药品不良反应概述,药品不良反应报告、监测、控制具体要求。
2. 熟悉国家基本药物制度概述,药品不良反应监测管理机构及其职责。
3. 了解药品储备制度概述,国家药品储备管理。

第一节　国家基本药物制度

国家基本药物制度是国家药物政策(National Medicine Policy, NMP)的核心内容之一,是我国新一轮医药卫生体制改革四大体系之药品供应保障体系中的核心措施,也是世界卫生组织积极推进保障药品可获得性、可支付性,促进合理用药的基本制度。

一、国家基本药物制度概述

(一)基本药物的概念

基本药物的概念于 1957 年首次由 WHO 提出。基本药物被界定为最重要的、基本的、不可缺少的、满足人民所必需的药品。我国从 1979 年开始引入"基本药物"的概念。2009 年 8 月,卫生部等 9 部委局制定发布的《关于建立国家基本药物制度的实施意见》将基本药物界定为:基本药物是适应我国基本医疗卫生需求,剂型适宜,价格合理,能够保障供应,公众可公平获得的药品。政府举办的基层医疗卫生机构全部配备和使用基本药物,其他各类医疗机构也都必须按规定使用基本药物。国家将基本药物全部纳入基本医疗保障药品目录,报销比例明显高于非基本药物,降低个人自付比例,用经济手段引导公众首先使用基本药物。

(二)国家基本药物制度的概念及其主要内容

国家基本药物制度是对基本药物的遴选、生产、流通、使用、定价、报销、监测评价等环节实施有效管理的制度。国家基本药物制度首先在政府举办的基层医疗卫生机构实施,主要内容包括国家基本药物目录的遴选调整、生产供应保障、集中招标采购和统一配送、零差率销售、全部配备使用、医保报销、财政补偿、质量安全监管以及绩效评估等。

1. **完善国家基本药物目录管理** 围绕公共卫生和人民群众常见病、多发病和重点疾病,以及基本医疗卫生保健需求,积极组织开展以循证医学证据为基础的药品成本效益和药物经济学等分析评估,遴选国家基本药物,保证人民群众基本用药。

2. **建立基本药物生产供应保障机制** 加强政府宏观调控和指导,积极运用国家产业政策,引导科研机构及制药企业开发并生产疗效好、不良反应小、质量稳定、价格合理的基本药物,避免低水平重复生产和盲目生产。完善基本药物生产供应保障措施,采取各种措施,保证基本药物正常生产供应。

3. **建立基本药物集中生产配送机制** 鼓励药品生产企业按照规定采用简易包装和大包装,降低基本药物的生产成本;引导基本药物生产供应的公平有序竞争,不断提高医药产业的集中度;建立基本药物集中配送系统,减少基本药物流通环节。

4. **建立医疗机构基本药物配备和使用制度** 根据诊疗范围优先配备和使用基本药物,制定治疗指南和处方集,建立基本药物使用与合理用药监测评估制度,加强临床用药行为的监督管理,促进药品的合理使用。

5. **强化基本药物质量保障体系** 加强基本药物质量监管,强化医药企业质量安全意识,明确企业是药品质量第一责任人,督促企业完善质量管理体系,建立基本药物质量考核评估制度,严格生产经营管理,保证公众用药安全。

6. **完善基本药物支付报销机制** 政府卫生投入优先用于基本药物的支付,不断扩大医疗保障覆盖范围,逐步提高基本药物的支付报销比例,提高公众对基本药物的可及性。

7. **完善基本药物的价格管理机制** 完善基本药物价格形成机制,健全基本药物价格监测管理体系,降低群众负担。

(三)实施基本药物制度的目标

我国幅员辽阔,城乡、地区之间存在较大的发展差异,在全国范围内建立实施基本药物制度的目标主要包括:① 提高群众获得基本药物的可及性,保证群众基本用药需求。② 维护群众的基本医疗卫生权益,促进社会公平正义。③ 改变医疗机构"以药补医"的运行机制,体现基本医疗卫生的公益性。④ 规范药品生产流通使用行为,促进合理用药,减轻群众负担。

(四)基本药物管理部门及其职责

国家基本药物工作委员会负责协调解决制定和实施国家基本药物制度过程中各个环节的相关政策问题,确定国家基本药物制度框架,确定国家基本药物目录遴选和调整的原则、范围、程序和工作方案,审核国家基本药物目录。各有关部门在职责范围内做好国家基本药物遴选调整工作。

国家基本药物工作委员会由国家卫生健康委、国家发展改革委、工业和信息化部、监察部、财政部、人力资源和社会保障部、商务部、国家药品监督管理局、国家中医药管理局组成。办公室设在国家卫生健康委,承担国家基本药物工作委员会的日常工作。

二、国家基本药物目录管理

(一)我国基本药物目录发展

1979 年,我国政府响应 WHO 的倡导,积极参加 WHO 基本药物行动计划,组织有关医药工作者成立了国家基本药物遴选小组。1982 年 1 月,我国正式颁布了《国家基本药物目录》,只遴选了以原料药为主的 28 类 278 个品种的西药,未遴选中成药。1992 年 3 月,卫生部颁布了《制订国家基本药物工作方案》,决定自1992年起将基本药物制定工作与我国医疗制度改革相结合,在此基础上制订公费报销药物目录,并成立了国家基本药物领导小组。1996年3月,我国颁布了《国家基本药物目录》第二版。在原有入选原则上增加"中西药并重"内容,第一次加入了中药品种,中药的加入成为我国基本药物的一大特色。2009年8月18日,正式启动国家基本药物制度实施工作,并先后颁布了《关于建立国家基本药物制度的实施意见》《国家基本药物目录(基层医疗卫生机构配备使用部分)》《国家基本药物目录管理办法》等制度。

2018年9月30日,国家卫生健康委员会、国家中医药管理局发布了《国家基本药物目录(2018年版)》。目录中的药品包括化学药品和生物制品、中成药和中药饮片三部分。化学药品和生物制品主要依据临床药理学分类,共417个品种;中成药主要依据功能分类,共268个品种;中药饮片不列具体品种,用文字表述。我国历版《基本药物目录》药品收载情况,见表5-1。

表5-1 我国历版《基本药物目录》发布数量情况

发布(调整)时间	西药品种数量	中药品种数量	品种总数
1982年	278	未遴选	278
1996年	699	1 699	2 398
1998年	740	1 333	2 073
2000年	770	1 249	2 019
2002年	759	1 242	2 001
2004年	773	1 260	2 033
2009年	205	102	307
2012年	317	203	520
2015年	292	205	497
2018年	417	268	685

(二)国家基本药物目录的制定

1. 国家基本药物遴选原则 国家基本药物遴选应当按照防治必需、安全有效、价格合理、使用方便、中西药并重、基本保障、临床首选和基层能够配备的原则,结合我国用药特点,参照国际经验,合理确定品种(剂型)和数量。目录的制定应当与基本公共卫生服务体系、基本医疗服务体系、基本医疗保障体系相衔接。

2. 国家基本药物遴选范围 国家基本药物目录中的化学药品、生物制品、中成药,应当是《中国药典》收载的,国务院卫生行政部门、国务院药品监督管理部门颁布药品标准的品种。除急救、抢救用药外,独家生产品种纳入国家基本药物目录应当经过单独论证。化学药品和生物制品名称采用中文通用名称和英文国际非专利药名中表达的化学成分的部分,剂型单列;中成药采用药品通用名称。

下列药品不纳入国家基本药物目录遴选范围:① 含有国家濒危野生动植物药材的。② 主要用于滋补保健作用,易滥用的。③ 非临床治疗首选的。④ 因严重不良反应,国务院药品监督管理部门明确规定暂停生产、销售或使用的。⑤ 违背国家法律、法规,或不符合伦理要求的。⑥ 国家基本药物工作委员会规定的其他情况。

3. 国家基本药物目录制定程序　国务院卫生行政部门会同有关部门起草国家基本药物目录遴选工作方案和具体的遴选原则,经国家基本药物工作委员会审核后组织实施。

制定国家基本药物目录的程序:① 从国家基本药物专家库中,随机抽取专家成立目录咨询专家组和目录评审专家组,咨询专家不参加目录评审工作,评审专家不参加目录制订的咨询工作。② 咨询专家组根据循证医学、药物经济学对纳入遴选范围的药品进行技术评价,提出遴选意见,形成备选目录。③ 评审专家组对备选目录进行审核投票,形成目录初稿。④ 将目录初稿征求有关部门意见,修改完善后形成送审稿。⑤ 送审稿经国家基本药物工作委员会审核后,授权国务院卫生行政部门发布。

(三) 国家基本药物目录的调整

国家基本药物目录在保持数量相对稳定的基础上,实行动态管理,原则上3年调整一次。必要时,经国家基本药物工作委员会审核同意,可适时组织调整。

1. 目录品种和数量的调整依据　国家基本药物目录的品种和数量调整应当根据以下因素确定:① 我国基本医疗卫生需求和基本医疗保障水平变化。② 我国居民疾病谱变化。③ 药品不良反应监测评价。④ 国家基本药物应用情况监测和评估。⑤ 已上市药品循证医学、药物经济学评价。⑥ 国家基本药物工作委员会规定的其他情况。

2. 应当从国家基本药物目录中调出的品种　属于下列情形之一的品种,应当从国家基本药物目录中调出:① 药品标准被取消的。② 国家食品药品监督管理部门撤销其药品批准证明文件的。③ 发生严重不良反应的。④ 根据药物经济学评价,可被风险—效益比或成本—效益比更优的品种所替代的。⑤ 国家基本药物工作委员会认为应当调出的其他情形。

第二节　药品分类管理制度

20 世纪 50 年代至 60 年代,出于用药安全和对毒性、成瘾性药品销售及使用管理的需要,西方国家开始将药品分为处方药和非处方药,实行药品分类管理制度。目前,已有 100 多个国家和地区对药品实行了分类管理。我国自 1995 年起,开始探索药品分类管理制度。1997 年 1 月《中共中央、国务院关于卫生改革与发展的决定》提出,国家建立并完善处方药与非处方药分类管理制度。1999 年 6 月 18 日、1999 年 11 月 19 日和 1999 年 12 月 28 日,国家药品监督管理局先后颁布了《处方药与非处方药分类管理办法(试行)》《非处方药专有标识管理规定(暂行)》和《处方药与非处方药流通管理暂行规定》。2004 年 3 月 16 日,国家食品药品监督管理局颁布了《非处方药注册审批补充规定》。同年 4 月,又印发了《关于开展处方药与非处方药转换评价工作的通知》。我国药品分类管理制度逐步走向完善。

一、处方药和非处方药的概念

药品分类管理是国际通行的管理办法,它是根据药品的安全性,依据品种、规格、适应证、剂量及给药途径等的不同,将药品分为处方药和非处方药,并做出相应的生产、经营、使用、广告等方面管理规定。

（一）处方药的概念

处方药(prescription drugs)，是指凭执业医师或执业助理医师处方才可购买、调配和使用的药品。

处方药一般有如下特点：① 针对复杂、特殊或严重疾病的，疗效还不十分确切，患者难以正确掌握其使用剂量和使用方法。② 安全性风险较高，特殊条件存放，使用过程需要监护等。

因此，患者只有就诊后，由医生开具处方，并在医务人员的指导、监控或操作下使用，才能保证用药的安全和有效。新药和列入国家特殊管理的药品都是处方药。

（二）非处方药的概念

非处方药(over the counter drugs, OTC drugs)，是指由国务院药品监督管理部门公布的，不需要凭执业医师或执业助理医师处方，消费者可以自行判断、购买和使用的药品。

根据药品的安全性又分为甲、乙两类，乙类更安全。甲类非处方药必须在具有《药品经营许可证》的药品零售企业出售；乙类非处方药经审批后，可以在其他商店企业（商场、超市、宾馆等）经营。

非处方药的遴选原则是：① 应用安全，正常使用时无严重不良反应。② 疗效确切，一般指适应证或功能主治范围明确，用药效果可明显察觉。③ 质量稳定，在正常条件下储存质量稳定。④ 使用方便，使用时不需要医务人员的指导、监控和操作，可由患者自行选用。

需要说明的是，非处方药也是药品，具有药品的各种属性，虽然安全性较高，但并非绝对的"保险药"。

二、药品分类管理具体规定

（一）目录管理

在早期非处方药主要依靠在已上市药品中国家主管部门负责遴选的基础上，2004 年后增加了注册申请和转换申请两种形式，形成了非处方药目录调整的三种来源和动态调整机制。

（二）生产

处方药和非处方药生产企业均须具有《药品生产许可证》，生产品种应取得药品批准文号。生产企业必须将相应的警示语或忠告语醒目地印制在药品包装或药品说明书上，处方药和非处方药的警示语和忠告语分别为"凭医师处方销售、购买和使用"和"请仔细阅读说明书，并按说明使用或在药师指导下购买和使用"。

（三）经营

1. **药品批发环节**　药品批发企业必须具有《药品经营许可证》，具有与经营规模、经营范围相适应的一定数量的执业药师，质量管理负责人具有大学以上学历，且必须是执业药师；药品储存必须做到处方药与非处方药分开存放，并及时、准确记录、归档。

2. **药品零售环节**

（1）零售药店

1）零售药店必须从具有《药品生产许可证》《药品经营许可证》的药品生产、批发企业采购处方药和非处方药，并按有关规定保存采购记录备查。

2）处方药中不得零售的药品：麻醉药品、第一类精神药品、放射性药品、终止妊娠药品、蛋白同化制剂、肽类激素(胰岛素除外)、药品类易制毒化学品、疫苗，以及我国法律法规规定的其他零售企业不得经营的药品。

3）处方药、非处方药应当分柜摆放，不得采用有奖销售、附赠药品或礼品等方式销售。

处方药不得采用开架自选的销售方式，必须凭执业医师或执业助理医师的处方销售、购买和使用。执业药师或药师必须对医师处方进行审核、签字后，依据处方正确调配、销售药品。对处方不得擅自更改或代用。对有配伍禁忌或超剂量的处方，应拒绝调配、销售，必要时，经处方医师更正或重新签字，方可调配、销售。处方必须留存2年以上备查。

非处方药可不凭医师处方销售、购买和使用，但患者可以在执业药师或药师的指导下购买和使用。执业药师或药师应当为患者选购非处方药提供用药指导或提出寻求医师治疗的建议。

（2）普通商业企业

1）在药品零售网点不足的地区，普通商业企业可以销售乙类非处方药，但必须经过当地市级以上药品监督管理部门审查、批准、登记。符合条件的，颁发乙类非处方药准销标志。

2）销售乙类非处方药的普通商业企业应根据便民、利民的原则合理布局。销售乙类非处方药时，应设立专门货架或专柜，按规定摆放药品，不得销售处方药和甲类非处方药。

3）普通商业企业的乙类非处方药销售人员及相关管理人员必须经过专业培训，由省级药品监督管理部门或其授权的药品监督管理部门考核，合格后持证上岗。

4）普通商业企业必须从具有《药品经营许可证》《药品生产许可证》的药品批发、生产企业采购乙类非处方药，并按有关规定保存采购记录备查。

5）连锁超市销售的乙类非处方药必须由连锁总部统一从合法的供应渠道和供应商采购、配送，分店不得独自采购。总部必须具备与所经营药品和经营规模相适应的仓储条件，至少配备1名药师以上技术职称的药学技术人员，负责进货质量验收及日常质量管理工作。

（四）使用

（1）处方药必须凭执业医师或执业助理医师的处方方可调配、购买、使用。医师处方必须遵循科学、合理、经济的原则，医疗机构应据此建立相应的管理制度。

（2）非处方药不需要凭执业医师或执业助理医师的处方即可自行判断、购买，但要按非处方药标签和说明书所示内容使用。

（3）医疗机构根据医疗需要可以决定或推荐使用非处方药。

（五）标识物及广告

（1）非处方药除标签和说明书应符合规定外，用语还应科学、易懂，以便于消费者自行判断、选择和使用；非处方药的标签和说明书必须经国家药品监督管理部门批准。

（2）非处方药的包装必须印有国家指定的非处方药专有标识；必须符合质量要求，方便储存、运输和使用；每个销售基本单元包装须附有标签和说明书。

（3）处方药只允许在国务院卫生行政部门和国务院药品监督管理部门共同指定的医学、药学专业刊物上介绍，非处方药经审批后可以在大众传播媒介进行广告宣传。

综合比较，处方药与非处方药分类管理要点，见表5-2。

表 5-2　处方药与非处方药分类管理要点比较

具体类别	批发准入与规则	零售准入	零售规则	标识、广告
处方药	获取《药品经营许可证》,处方药与 OTC 分开储存	获取《药品经营许可证》,营业时必须有执业药师在岗,根据需要进行处方审核	不得开架自选,与 OTC 药分开,凭处方销售,处方保存 2 年	在国务院卫生行政部门和国务院药品监督管理部门共同指定的医学、药学专业刊物上介绍
甲类 OTC 药			与处方药分开,咨询药师购买	1. 包装必须印有国家指定的非处方药专有标识 2. 经审批后可以在大众传播媒介进行广告宣传
乙类 OTC 药		只需获得乙类 OTC 准销标志,只能销售乙类 OTC 药	1. 销售及管理人员由省级药监部门或其授权的药监部门考核,合格后持证上岗 2. 购进渠道合法并记录	

三、"双跨"药品的管理

1. **"双跨"药品的界定**　有些药品根据其适应证、剂量和疗程的不同,既可以作为处方药,又可以作为非处方药,这种具有双重身份的药品就是"双跨"药品。这类药品的部分适应证适合患者自我判断和自我药疗。于是,在限适应证、限剂量、限规格、限疗程的规定下,将此部分作为非处方药品,而患者难以判断的部分则仍作为处方药。

目前,我国公布的"双跨"药品有 2 300 多个品种,包括化学药物约 300 种,中药 2 000 多种。其中以消化系统和解热镇痛类药物居多。

2. **管理要求**

(1) 包装、标签和说明书:由于"双跨"药品既能按处方药管理又能按非处方药管理,因此必须分别使用处方药和非处方药两种标签和说明书,包装颜色也应有明显区别。国家规定为非处方药部分的,必须按照国家公布的非处方药品使用说明书、标签、包装、专有标识进行审核登记、生产上市;而原处方药部分仍按原批准使用的说明书、标签、包装生产和使用,仍作为处方药品。

(2) 商品名称:"双跨"药品不论是作为处方药还是非处方药,应当有相同的商品名,且商品名不得扩大或暗示作为处方药或非处方药的疗效。

(3) 销售与广告管理:"双跨"品种的销售和广告分别按照处方药与非处方药进行管理,在药品零售企业陈列药品时,对"双跨"品种应该按专有标识对药品进行分柜摆放。

四、处方药与非处方药转换评价

按照药品分类管理工作的整体部署和安排,国务院药品监督管理部门从国家药品标准中进行了非处方药的遴选,初步对上市药品进行分类,并发布了《国家非处方药(西药、中成药)目录》。2004 年国家发布《关于开展处方药与非处方药转换评价工作的通知》,决定从 2004 年开始开展处方药与非处方药转换评价工作,并对非处方药目录实行动态管理。

(一) 处方药转换评价为非处方药

1. **转换评价品种**　除以下规定情况外,申请单位均可对其生产或代理的品种提出处方药转换评价为非处方药的申请。

(1) 监测期内的药品。

(2) 用于急救和其他患者不宜自我治疗疾病的药品。

(3) 消费者不便自我使用的药物剂型。

(4) 用药期间需要专业人员进行医学监护或指导的药品。

(5) 需要在特殊条件下保存的药品。

(6) 作用于全身的抗菌药、激素(避孕药除外)。

(7) 含毒性中药材且不能证明其安全性的药品。

(8) 原料药、药用辅料、中药材及饮片。

(9) 国家规定的麻醉药品、精神药品、医疗用毒性药品和放射性药品,以及其他特殊管理的药品。

(10) 其他不符合非处方药要求的药品。

2. **工作程序** 经国务院药品监督管理部门批准上市的药品,符合申请范围的,其国内药品生产企业(或进口药品代理商)可以向所在地省级药品监督管理部门提出处方药转换评价为非处方药的申请,填报《处方药转换非处方药申请表》(以下简称《申请表》),并提供相关资料。

省级药品监督管理部门接到药品生产企业申请资料后,应对其申请资格、证明文件、申报资料的完整性和真实性进行初审,不符合申请条件或文件资料不真实、不完整应予以退审;初审通过的品种,在《申请表》上签署意见并加盖公章后,联同申请资料一式两份,集中并行文报至国务院药品监督管理部门。

国务院药品监督管理部门对省级药品监督管理部门报送的品种资料进行审查,符合条件的,组织有关单位和专家,按照"应用安全、疗效确切、质量稳定、使用方便"的原则,进行评价,并定期公布处方药转换为非处方药的品种名单及其说明书。

(二) 非处方药转换评价为处方药

国务院药品监督管理部门应当开展对已批准为非处方药品种的监测和评价工作,对存在安全隐患或不适宜按非处方药管理的品种,应及时转换为处方药,按处方药管理。省级药品监督管理部门要及时收集并汇总对非处方药品种的意见,特别是药品安全性的情况,及时向国务院药品监督管理部门反馈。药品生产、流通、使用单位以及药品监督管理部门认为其生产、流通、使用、管理的非处方药存在安全隐患或不适宜按非处方药管理的,可以填写《非处方药转换为处方药意见表》或向所在地省级药品监督管理部门提出转换的申请或意见。

第三节 | 药品不良反应监测管理

为加强药品的上市后监管,规范药品不良反应报告和监测,及时、有效控制药品风险,保障公众用药安全,2011年5月4日,卫生部颁布了《药品不良反应报告和监测管理办法》,自2011年7月1日起施行。2004年3月4日,国家食品药品监督管理局和卫生部公布的《药品不良反应报告和监测管理办法》同时废止。

一、药品不良反应概述

(一) 药品不良反应相关概念

1. **药品不良反应(adverse drug reaction,ADR)** 药品不良反应是指合格药品在正常用法用量下出现的与用药目的无关的有害反应,包括副作用、毒性作用、后遗效应、过敏反应、继发反应、特异性遗传素质反应等。

2. 药品不良事件(adverse drug event,ADE) 药品不良事件是指药物治疗过程中出现的任何有害的医学事件,该事件不一定与药品治疗有明确的因果关系。包括使用某药品期间出现的病情恶化、并发症及各种原因的死亡。

3. 新的药品不良反应 新的药品不良反应是指药品说明书中未载明的不良反应。说明书中已有描述,但不良反应发生的性质、程度、后果或者频率与说明书描述不一致或者更严重的,按照新的药品不良反应处理。

4. 严重的药品不良反应 严重的药品不良反应是指因使用药品引起以下损害情形之一的反应:① 导致死亡。② 危及生命。③ 致癌、致畸、致出生缺陷。④ 导致显著的或者永久的人体伤残或者器官功能的损伤。⑤ 导致住院或者住院时间延长。⑥ 导致其他重要医学事件,如不进行治疗可能出现上述所列情况的。

5. 药品群体不良事件 药品群体不良事件是指同一药品在使用过程中,在相对集中的时间、区域内,对一定数量人群的身体健康或者生命安全造成损害或者威胁,需要予以紧急处置的事件(同一药品是指同一生产企业生产的同一药品名称、同一剂型、同一规格的药品)。

(二)药品不良反应分类

1. A 型不良反应(量变型异常) A 型不良反应是由于药品本身的药理作用增强所致,常与剂量或合并用药有关。多数可以预测,发生率较高而死亡率低。临床上常见的副作用与毒性反应均属于此类。

2. B 型不良反应(质变型异常) B 型不良反应是与药品的正常药理作用完全无关的一种异常反应。一般很难预测,常规毒理学筛选不能发现,发生率低而死亡率高。临床上常见的变态反应属于此类。

3. C 型不良反应 又称迟现型不良反应,此类不良反应发生率高,用药史复杂,非特异性,没有明确的时间关系,潜伏期较长,难以预测,发生的机制大多不清,有待进一步研究。

(三)我国药品不良反应关联分析方法

药品不良反应报告中因果关系评价准则常包括以下五个方面:① 用药与不良反应的出现有无合理的时间关系。② 所出现的不良反应是否符合该药物已知的不良反应类型。③ 停药或减量后,反应是否消失或减轻。④ 再次使用可疑药品后是否再次出现同样反应。⑤ 所出现的不良反应能否用合并用药作用、患者病情的进展、其他治疗的影响来解释。

根据不良反应的评价准则,将关联性评价分为肯定、很可能、可能、可能无关、待评价、无法评价 6 个等级,具体见表 5-3。

表 5-3 药品不良反应识别评价表

因果关系	1	2	3	4	5
肯定	+	+	+	+	−
很可能	+	+	+	?	−
可能	+	±	±?	?	±?
可能无关	−	−	±?	?	±?

因果关系	1	2	3	4	5
待评价			需要补充资料才能评价		
无法评价			评价的必须资料无法获得		

注：表中 1~5 分别对应前述的 5 条应注意分析的内容。"＋"表示肯定，"－"表示否定，"±"表示难以肯定，"?"表示情况不明。

二、药品不良反应监测管理机构及其职责

（一）药品监督管理部门

国务院药品监督管理部门负责全国药品不良反应报告和监测的管理工作，省级药品不良反应监测部门负责本行政区域内的药品不良反应报告和监测的管理工作。国家和省级药品监督管理部门负责通报本行政区域内药品不良反应报告和监测情况；对已确认发生严重药品不良反应或者药品群体不良事件的药品依法采取紧急控制措施，做出行政处理决定，并向社会公布；与同级卫生行政部门联合组织开展本行政区域内发生的药品群体不良事件的调查和处理，并发布相关信息。

设区的市级、县级药品监督管理部门负责本行政区域内药品不良反应报告和监测的管理工作，与同级卫生行政部门联合组织开展本行政区域内发生的药品群体不良事件的调查，并采取必要控制措施；组织开展本行政区域内药品不良反应报告和监测的宣传、培训工作。

县级以上卫生行政部门加强对医疗机构临床用药的监督管理，在职责范围内依法对已确认的严重药品不良反应或药品群体不良事件采取相关的紧急控制措施。

（二）药品不良反应监测机构

国家药品不良反应监测中心负责全国药品不良反应报告和监测的技术工作，承担国家药品不良反应报告和监测资料的收集、评价、反馈和上报，以及全国药品不良反应监测信息网络的建设和维护；制定药品不良反应报告和监测的技术标准和规范，对地方各级药品不良反应监测机构进行技术指导；组织开展严重药品不良反应的调查和评价，协助有关部门开展药品群体不良事件的调查；发布药品不良反应警示信息等。地方各级药品监督管理部门应建立健全药品不良反应监测机构，负责本行政区域内药品不良反应报告和监测的技术工作。

三、药品不良反应报告、监测、控制具体要求

（一）报告主体

药品生产、经营企业和医疗机构获知或者发现可能与用药有关的不良反应，应当通过国家药品不良反应监测信息网络报告。

不具备在线报告条件的，应当通过纸质报表报所在地药品不良反应监测机构，由所在地药品不良反应监测机构代为在线报告。

根据《药品管理法》的有关规定，开展药品不良反应报告和监测工作是药品生产、经营企业和医疗机构的法定责任，各单位应切实履行相应的职责，建立合理的工作机制。

（二）个例不良反应报告范围

新药监测期内的国产药品应当报告该药品的所有不良反应；其他国产药品，报告新的和严重

的不良反应。

进口药品自首次获准进口之日起 5 年内,报告该进口药品的所有不良反应;满 5 年的,报告新的和严重的不良反应。

(三) 报告时限

药品生产、经营企业和医疗机构发现或者获知新的、严重的药品不良反应应当在 15 日内报告,其中死亡病例须立即报告;其他药品不良反应应当在 30 日内报告。有随访信息的,应当及时报告。

个人发现新的或者严重的药品不良反应,可以向经治医师报告,也可以向药品生产、经营企业或者当地的药品不良反应监测机构报告,必要时提供相关的病历资料。

(四) 定期安全性报告

设立新药监测期的国产药品,应当自取得批准证明文件之日起每满 1 年提交一次定期安全性更新报告,直至首次再注册,之后每 5 年报告一次;其他国产药品,每 5 年报告一次。

首次进口的药品,自取得进口药品批准证明文件之日起每满 1 年提交一次定期安全性更新报告,直至首次再注册,之后每 5 年报告一次。

定期安全性更新报告的汇总时间以取得药品批准证明文件的日期为起点计,上报日期应当在汇总数据截止日期后 60 日内。

(五) 药品群体不良事件报告要求

药品生产、经营企业和医疗机构获知或者发现药品群体不良事件后,应当立即通过电话或者传真等方式报所在地的县级药品监督管理部门、卫生行政部门和药品不良反应监测机构,必要时可以越级报告;同时填写《药品群体不良事件基本信息表》,对每一病例还应当及时填写《药品不良反应/事件报告表》,通过国家药品不良反应监测信息网络报告。

药品生产企业获知药品群体不良事件后应当立即开展调查,详细了解药品群体不良事件的发生、药品使用、患者诊治以及药品生产、储存、流通、既往类似不良事件等情况,在 7 日内完成调查报告,报所在地省级药品监督管理部门和药品不良反应监测机构;同时迅速开展自查,分析事件发生的原因,必要时应当暂停生产、销售、使用和召回相关药品,并报所在地省级药品监督管理部门。

药品经营企业发现药品群体不良事件应当立即告知药品生产企业,同时迅速开展自查,必要时应当暂停药品的销售,并协助药品生产企业采取相关控制措施。

医疗机构发现药品群体不良事件后应当积极救治患者,迅速开展临床调查,分析事件发生的原因,必要时可采取暂停药品的使用等紧急措施。

药品监督管理部门可以采取暂停生产、销售、使用或者召回药品等控制措施。卫生行政部门应当采取措施积极组织救治患者。

(六) 药品重点监测及评价控制

药品生产企业应当经常考察本企业生产药品的安全性,对新药监测期内的药品和首次进口 5 年内的药品,应当开展重点监测,并按要求对监测数据进行汇总、分析、评价和报告;对本企业生产的其他药品,应当根据安全性情况主动开展重点监测。

药品生产企业应当对收集到的药品不良反应报告和监测资料进行分析、评价,并主动开展药品安全性研究。

药品生产企业对已确认发生严重不良反应的药品,应当通过各种有效途径将药品不良反应、合理用药信息及时告知医务人员、患者和公众;采取修改标签和说明书,暂停生产、销售、使用和召回等措施,减少和防止药品不良反应的重复发生。对不良反应大的药品,应当主动申请注销其批准证明文件。

药品生产企业应当将药品安全性信息及采取的措施报所在地省级药品监督管理部门和国务院药品监督管理部门。

国务院药品监督管理部门根据药品分析评价结果,可以要求企业开展药品安全性、有效性相关研究。必要时,应当采取责令修改药品说明书,暂停生产、销售、使用和召回药品等措施,对不良反应大的药品,应当撤销药品批准证明文件,并将有关措施及时通报国务院卫生行政部门。

第四节 药品储备制度

一、药品储备制度概述

《药品管理法》规定,国家实行药品储备制度,国内发生重大灾情、疫情及其他突发事件时,国务院规定的部门可以紧急调用企业药品。

《中国人民解放军实施〈中华人民共和国药品管理法〉办法》第 7 条也明确规定,军队实行战备药品储备制度。军队药品供应机构和医疗机构负责战备药品储备及更新。遇有突发事件等紧急情况时,经总后勤部或者军兵种、军区批准,可以动用战备药品储备,必要时,总后勤部可以商请国务院有关部门紧急调用国家储备药品和企业药品。

(一) 国家储备药品的概念

国家储备药品(national reserved drugs)是指国家为了维护社会公众的身体健康,保证紧急需要而平时储备管理的,在国内发生重大灾情、疫情及其他突发事件时国务院规定的部门可以紧急调用的药品。按照药理作用 16 大类而言,消毒/皮肤/五官、抗感染类、局麻/中枢神经系统用药三大类占据了应急储备药物使用需求的一半左右。

(二) 建立国家药品储备制度的意义

药品储备是各种灾情、疫情及突发事件发生时,保护社会公众生命健康的重要物质基础,是政府的一项重要职能。其意义主要体现在两方面:一方面,防止突发性公共事件发生时,出现药品供应不足或不能及时供应的现象,现在药品储备已由单纯的战备作用,逐步扩大到外援、救灾、防疫和应对突发事故等方面;另一方面,药品储备也可以对调节国内药品供需关系,调控药品价格具有重要作用。

(三) 我国药品储备制度发展历程

20 世纪 70 年代初,我国开始建立药品储备制度,全国修建了 13 个药品储备库以主要满足战备需要。其特点是实行中央一级储备、静态管理(指品种和规模)的管理方式。当时的医药储备工作由原国家医药管理局负责。当时的医药储备体制在满足灾情、疫情及突发事故对药品的紧急需要方面,发挥了重要作用。

为适应经济发展需要,提高国家药品储备能力和管理工作水平,保证灾情、疫情及突发事故所需药品的及时供应,1997 年,中共中央、国务院做出了建立并完善中央与地方两级医药储备制度的决定,实物储备占 70%,资金储备占 30%。同年 7 月 3 日,国务院发布的《关于改革和加强医药储备管理工作的通知》,对各地区医药储备资金规模提出了建议。同年 12 月 23 日,国家经济贸易委员会等部门联合颁布了《国家药品医疗器械储备管理暂行办法》对国家药品储备的部门职责、药品储备计划、储备药品的调用等做了较为详细的规定。我国开始建立中央与地方两级储备、实行动态储备、有偿调用的医药储备体制。自此,国家药品储备的目的已由单一的战备发展到满足灾情、疫情、突发事故以及常见病、多发病等的需要。1998 年以后,医药储备工作主管部门改为国家经济贸易委员会,即现在的国家发展和改革委员会。1999 年 6 月 15 日,原国家经济贸易委员会印发的《国家医药储备管理办法》,对医药储备做了新规定。2005 年 10 月,国家发改委经济运行局在京召开国家医药储备工作座谈会,主要讨论修改《国家医药储备管理办法》和《中央医药储备资金管理办法》,以加强中央与地方两级储备、实行药品储备的动态管理。根据 2008 年 3 月 11 日公布的国务院机构改革方案,组建工业和信息化部,由其接任国家发改委负责的国家医药储备管理的工作。具体见表 5-4。

表 5-4 我国药品储备制度发展历程

时间起点	主管部门	管理内容概要
20 世纪 70 年代	国家医药管理局	全国建立 13 个储备库,实行中央一级储备、静态管理(指品种和规模)的管理方式
1997 年 12 月	国家经济贸易委员会	多部门联合颁布了《国家药品医疗器械储备管理暂行办法》,建立中央与地方两级储备、实行动态储备、有偿调用的医药储备体制
1999 年 6 月	国家经济贸易委员会	印发《国家医药储备管理办法》
2005 年 10 月	国家发展和改革委员会	加强中央与地方两级储备、实行药品储备的动态管理
2008 年 3 月	工业和信息化部	接任发改委负责国家医药储备管理工作

二、国家药品储备管理

我国现在的药品储备工作,执行中央与地方两级储备,实行统一领导、分级负责的管理体制,品种控制、总量平衡、动态管理、有偿调用,以保证储备资金的安全、保值和有效使用。中央储备主要负责储备重大灾情、疫情及重大突发事故和战略储备所需的特种药品、专项药品;地方储备负责储备地区性或一般灾情、疫情及突发事故和地方常见病防治所需的药品。

工业和信息化部负责协调全国的医药储备工作。主要承接原发改委职责内容。承担药品储备任务的企业,分别由国家和省级储备主管部门根据企业管理水平、仓储条件、企业规模及经营效益等情况与同级财政部门择优选定,这些企业必须是国有或国有控股的大中型医药企业,亏损企业不得承担医药储备任务。

药品储备实行严格的计划管理。中央和地方药品储备计划,分别由国家和省级药品储备主要管理部门下达。承担储备任务的企业要与相应的医药储备管理部门签订"医药储备责任书",认真执行储备计划,在储备资金到位后 1 个月内,保证储备计划的落实。计划的变动或调整,需报国家药品储备主管部门审核批准。企业调出药品后,应按储备计划及时补齐相应的品种及数量。

在保证储备药品的品种、质量、数量的前提下,任务企业要根据具体药品的有效期及质量要求对储备药品适时进行轮换,储备药品的库存总量不得低于计划总量的 70%。

各级药品储备主管部门之间的调用原则如下。

(1) 各省级人民政府可以指定申请使用中央医药储备的责任部门,并报国家药品储备主管部门备案。

(2) 地方需要动用中央储备时,可以由省级人民政府或其指定的职能部门向国家储备主管部门提出申请,国家储备主管部门协商有关部门后,下达调用药品品种、数量通知单,由有关承储单位组织调运相应的储备药品。

(3) 申请动用中央储备的省级人民政府或其指定的职能部门要及时将货款支付给调出企业。供需双方应在储备药品调出 10 日内补签购销合同。

(4) 本着有偿调用的原则,国家储备主管部门可以根据需要调用地方储备。

中央与地方两级药品储备所需资金分别由国务院和地方各级人民政府落实。中央和地方储备资金由国家和省级储备主管部门按照其储备计划会同同级财政部门下达。

当储备计划调整或企业承储任务调整或企业不能按计划完成储备调运任务时,以及出现不符合药品储备其他规定的情形时,国家和各省级储备主管部门应会同同级财政部门调整或收回储备资金。

(杨　勇　王玉伟)

第六章　特殊管理药品

导学

1. 掌握麻醉药品、精神药品、医疗用毒性药品、放射性药品、疫苗兴奋剂、药品类易制毒化学品的概念及其种类，麻醉药品和精神药品的监督管理。

2. 熟悉医疗用毒性药品、放射性药品、疫苗的监督管理。

3. 了解特殊管理药品的监督管理历程，兴奋剂、药品类易制毒化学品的监督管理。

第一节　特殊管理药品概述

一、特殊管理药品的概念

特殊管理药品，是指《药品管理法》第 35 条规定的药品，即国家对麻醉药品、精神药品、医疗用毒性药品、放射性药品，实行特殊管理。

特殊管理药品的特殊性，在于这类药品虽然与普通药品一样都具有医疗上的价值，但因其具有特殊的药理、生理作用，如果管理、使用不当将严重危害患者及公众的生命健康乃至社会的公共利益。我国《刑法》第 357 条和《禁毒法》第 2 条规定，毒品是指鸦片、海洛因、甲基苯丙胺(冰毒)、吗啡、大麻、可卡因以及国家规定管制的其他能够使人形成瘾癖的麻醉药品和精神药品。即当麻醉药品、精神药品等被滥用时即为毒品。因此，为保证特殊管理药品的合法、安全、合理使用，防止药物滥用，国家对这类药品实行严格的监管。

此外，国家对易制毒化学品、兴奋剂和疫苗等也采取了一系列严格的管制措施，在监督管理方面也有特殊的规定。

二、特殊管理药品的监督管理历程

1. 国际特殊管理药品的监管　鉴于麻醉药品和精神药品等特殊管理药品的特殊性，国际社会早已认识到对其进行严格管制的必要性并达成共识，采取协调一致的行动。联合国先后通过了《1961 年麻醉品单一公约》和《1971 年精神药物公约》，要求各缔约国对麻醉药品和精神药品实行严格管制，并保证合理用药需求。1985 年 6 月，我国加入上述两个公约。由于国际毒品犯罪十分猖獗,不仅数量呈上升趋势,且日益与恐怖主义等有组织的国际犯罪相结合,威胁国际社会的安定和人类的健康,1988年12月,在联合国与各国政府共同努力下,通过了《联合国禁止非法贩运麻醉药品和精神药品公约》。1989年9月,我国加入上述公约。

2. 我国特殊管理药品的监管　我国政府同样重视特殊管理药品的监管。1984年,《药品管理法》规定,"国家对麻醉药品、精神药品、毒性药品、放射性药品,实行特殊的管理办法。管理办法由国务院制定"。国务院先于1987年和1988年颁布《麻醉药品管理办法》和《精神药品管理办法》。

为加强麻醉药品和精神药品的管理,保证麻醉药品和精神药品的合法、安全、合理使用,防止流入非法渠道,2005年8月3日,国务院公布《麻醉药品和精神药品管理条例》,自2005年11月1日起施行。2013年12月7日、2016年2月6日,国务院对其中个别条款做了两次修订。此外,国务院药品监督管理部门颁布了《麻醉药品和精神药品邮寄管理办法》《麻醉药品和精神药品生产管理办法(试行)》《麻醉药品和精神药品经营管理办法(试行)》《麻醉药品和精神药品运输管理办法》等。国务院卫生行政部门也颁布了《麻醉药品、精神药品处方管理规定》《医疗机构麻醉药品、第一类精神药品管理规定》等。

对其他特殊管理的药品,我国政府也实行严格的管理。为加强毒性药品的管理,防止中毒或死亡事故的发生,1988年12月27日,国务院颁布了《医疗用毒性药品管理办法》。为了加强放射性药品的管理,1989年1月13日,国务院颁布了《放射性药品管理办法》,2011年、2017年国务院分别对《放射性药品管理办法》进行了修订。为了加强疫苗管理,保证疫苗质量和供应,规范预防接种,促进疫苗行业发展,保障公众健康,维护公共卫生安全,2019年6月29日,第十三届全国人大常委会第十一次会议审议通过了《疫苗管理法》,自2019年12月1日起施行。2005年3月24日,国务院发布了《疫苗流通和预防接种管理条例》,并于2016年4月23日进行了修订。为了加强易制毒化学品管理,规范易制毒化学品的生产、经营、购买、运输和进口、出口行为,防止易制毒化学品被用于制造毒品,维护经济和社会秩序,2005年8月26日,国务院发布了《易制毒化学品管理条例》。2014年7月29日、2016年2月6日、2018年9月18日,国务院分别对《易制毒化学品管理条例》进行了修订。

第二节　麻醉药品和精神药品管理

一、麻醉药品和精神药品的概念

麻醉药品是指连续使用后易产生身体依赖性,能成瘾癖的药品。精神药品是指直接作用于中枢神经系统,使之兴奋或抑制,连续使用能产生依赖性的药品。

《麻醉药品和精神药品管理条例》所称的麻醉药品与精神药品是指列入麻醉药品目录与精神药品目录的药品和其他物质。精神药品分为第一类精神药品和第二类精神药品。目录由国务院药品监督管理部门会同国务院公安部门、国务院卫生主管部门制定、调整并公布。

二、麻醉药品和精神药品的品种

2013年11月11日,国家食品药品监督管理总局、公安部和国家卫生计生委公布了《麻醉药品品种目录(2013 年版)》和《精神药品品种目录(2013 年版)》。

(一) 麻醉药品品种

麻醉药品包括阿片类、可卡因类、大麻类、合成麻醉药品类及国务院药品监督管理部门指定的其他易成瘾癖的药品、药用原植物及其制剂。《麻醉药品品种目录(2013 年版)》共 121 个品种,其中我国生产和使用的品种及包括的制剂、提取物、提取物粉共有 27 个品种,具体包括:可卡因、罂粟浓缩物(包括罂粟果提取物、罂粟果提取物粉)、二氢埃托啡、地芬诺酯、芬太尼、氢可酮、氢吗啡酮、美沙酮、吗啡(包括吗啡阿托品注射液)、阿片(包括复方樟脑酊、阿桔片)、羟考酮、哌替啶、瑞芬太尼、舒芬太尼、蒂巴因、可待因、右丙氧芬、双氢可待因、乙基吗啡、福尔可定、布桂嗪、罂粟壳。

(二) 精神药品品种

依据使人体产生依赖性和危害人体健康的程度,精神药品分为第一类精神药品和第二类精神药品,第一类精神药品比第二类精神药品更易产生依赖性,对人体健康的危害更大。《精神药品品种目录(2013 年版)》共 149 个品种,其中第一类精神药品有 68 个品种,第二类精神药品有 81 个品种。

我国生产和使用的第一类精神药品有 7 种,具体包括:哌醋甲酯、司可巴比妥、丁丙诺啡、γ-羟丁酸、氯胺酮、马吲哚、三唑仑。

我国生产和使用的第二类精神药品有 29 个品种,具体包括:异戊巴比妥、格鲁米特、喷他佐辛、戊巴比妥、阿普唑仑、巴比妥、氯氮䓬、氯硝西泮、地西泮、艾司唑仑、氟西泮、劳拉西泮、甲丙氨酯、咪达唑仑、硝西泮、奥沙西泮、匹莫林、苯巴比妥、唑吡坦、丁丙诺啡透皮贴剂、布托啡诺及其注射剂、咖啡因、安钠咖、地佐辛及其注射剂、麦角胺咖啡因片、氨酚氢可酮片、曲马多、扎来普隆、佐匹克隆。

2015 年 4 月 3 日,国家食品药品监督管理总局、公安部、国家卫生计生委决定将含可待因复方口服液体制剂(包括口服溶液剂、糖浆剂)列入第二类精神药品管理。

三、麻醉药品和精神药品的监督管理

(一) 麻醉药品和精神药品的监督管理部门

国务院药品监督管理局负责全国麻醉药品和精神药品的监督管理工作,并会同国务院农业主管部门对麻醉药品药用原植物实施监督管理;国务院公安部门负责对造成麻醉药品药用原植物、麻醉药品和精神药品流入非法渠道的行为进行查处;卫生行政部门负责医疗机构特殊管理药品的合理使用管理;国务院其他有关主管部门在各自的职责范围内负责与麻醉药品和精神药品有关的管理工作。

省级药品监督管理部门负责本行政区域内麻醉药品和精神药品的监督管理工作。县级以上地方公安机关负责对本行政区域内造成麻醉药品和精神药品流入非法渠道的行为进行查处。县级以上地方人民政府其他有关主管部门在各自的职责范围内负责与麻醉药品和精神药品有关的管理工作。

(二) 麻醉药品药用原植物的种植管理

1. 生产总量控制 国家根据麻醉药品和精神药品的医疗、国家储备和企业生产所需原料的需要确定需求总量,对麻醉药品药用原植物的种植以及麻醉药品、精神药品的生产实行总量控制。

2. 年度生产计划和种植计划　国务院药品监督管理部门根据麻醉药品和精神药品的需求总量制订年度生产计划;国务院药品监督管理部门和国务院农业主管部门根据麻醉药品年度生产计划,制订麻醉药品药用原植物年度种植计划。

3. 计划的实施与管理　麻醉药品药用原植物种植企业应当根据年度种植计划,种植麻醉药品药用原植物,并应当向国务院药品监督管理部门和国务院农业主管部门定期报告种植情况。麻醉药品药用原植物种植企业由国务院药品监督管理部门和国务院农业主管部门共同确定,其他单位和个人不得种植麻醉药品药用原植物。

(三) 麻醉药品和精神药品的实验研究管理

开展麻醉药品和精神药品实验研究活动应当具备下列条件,并经国务院药品监督管理部门批准：① 以医疗、科学研究或者教学为目的。② 有保证实验所需麻醉药品和精神药品安全的措施和管理制度。③ 单位及其工作人员 2 年内没有违反有关禁毒的法律、行政法规规定的行为。

药品研究单位在普通药品的实验研究过程中,产生《麻醉药品和精神药品管理条例》规定的管制品种的,应当立即停止实验研究活动,并向国务院药品监督管理部门报告。国务院药品监督管理部门应当根据情况,及时做出是否同意其继续实验研究的决定。

麻醉药品和第一类精神药品的临床试验,不得以健康人为受试对象。麻醉药品和精神药品的实验研究单位申请相关药品批准证明文件,应当依照《药品管理法》的规定办理;需要转让研究成果的,应当经国务院药品监督管理部门批准。

(四) 麻醉药品和精神药品的生产管理

1. 定点生产制度　国家对麻醉药品和精神药品实行定点生产制度。国务院药品监督管理部门根据麻醉药品和精神药品的需求总量,确定麻醉药品和精神药品定点生产企业的数量和布局,并根据年度需求总量对数量和布局进行调整、公布。

2. 定点生产企业应当具备的条件　麻醉药品和精神药品的定点生产企业应当具备下列条件：① 有《药品生产许可证》。② 有麻醉药品和精神药品实验研究批准文件。③ 有符合规定的麻醉药品和精神药品生产设施、储存条件和相应的安全管理设施。④ 有通过网络实施企业安全生产管理和向药品监督管理部门报告生产信息的能力。⑤ 有保证麻醉药品和精神药品安全生产的管理制度。⑥ 有与麻醉药品和精神药品安全生产要求相适应的管理水平和经营规模。⑦ 麻醉药品和精神药品生产管理、质量管理部门的人员应当熟悉麻醉药品和精神药品管理以及有关禁毒的法律、行政法规。⑧ 没有生产、销售假药、劣药或者违反有关禁毒的法律、行政法规规定的行为。⑨ 符合国务院药品监督管理部门公布的麻醉药品和精神药品定点生产企业数量和布局的要求。

3. 定点生产企业的审批　从事麻醉药品、精神药品生产的企业,应当经所在地省级药品监督管理部门批准。

4. 定点生产企业的生产管理　定点生产企业生产麻醉药品和精神药品,应当依照药品管理法的规定取得药品批准文号。对申请首次上市的麻醉药品和精神药品,由国务院药品监督管理部门组织医学、药学、社会学、伦理学和禁毒等方面专家成立专家组,对其社会危害性和被滥用的可能性进行评价,并提出是否批准的建议。定点生产企业应当严格按照麻醉药品和精神药品年度生产计划安排生产,并依照规定向所在地省级药品监督管理部门报告生产情况。

5. 定点生产企业的销售管理　定点生产企业应当依照《麻醉药品和精神药品管理条例》的规

定,将麻醉药品和精神药品销售给具有麻醉药品和精神药品经营资格的企业或者依照《麻醉药品和精神药品管理条例》规定批准的其他单位。麻醉药品和精神药品的标签应当印有国务院药品监督管理部门规定的标志。

(五) 麻醉药品和精神药品的经营管理

1. 定点经营制度　国家对麻醉药品和精神药品实行定点经营制度。国务院药品监督管理部门根据麻醉药品和第一类精神药品的需求总量,确定麻醉药品和第一类精神药品的定点批发企业布局,并根据年度需求总量对布局进行调整、公布。

2. 定点批发企业应当具备的条件　麻醉药品和精神药品定点批发企业除应当具备《药品管理法》第 15 条规定的药品经营企业的开办条件外,还应当具备下列条件:① 有符合本条例规定的麻醉药品和精神药品储存条件。② 有通过网络实施企业安全管理和向药品监督管理部门报告经营信息的能力。③ 单位及其工作人员 2 年内没有违反有关禁毒的法律、行政法规规定的行为。④ 符合国务院药品监督管理部门公布的定点批发企业布局。

麻醉药品和第一类精神药品的定点批发企业,还应当具有保证供应责任区域内医疗机构所需麻醉药品和第一类精神药品的能力,并具有保证麻醉药品和第一类精神药品安全经营的管理制度。

3. 定点经营企业的审批　具体包括:① 跨省、自治区、直辖市从事麻醉药品和第一类精神药品批发业务的企业(以下简称全国性批发企业),由国务院药品监督管理部门批准。② 在本省、自治区、直辖市行政区域内从事麻醉药品和第一类精神药品批发业务的企业(以下简称区域性批发企业),由所在地省级药品监督管理部门批准。③ 专门从事第二类精神药品批发业务的企业,由所在地省级药品监督管理部门批准。全国性批发企业和区域性批发企业可以从事第二类精神药品批发业务。

4. 定点经营企业的购销管理

(1) 销售范围:① 全国性批发企业可以向区域性批发企业,或者经批准可以向取得麻醉药品和第一类精神药品使用资格的医疗机构以及依照《麻醉药品和精神药品管理条例》规定批准的其他单位销售麻醉药品和第一类精神药品。全国性批发企业向取得麻醉药品和第一类精神药品使用资格的医疗机构销售麻醉药品和第一类精神药品,应当经医疗机构所在地省级药品监督管理部门批准。② 区域性批发企业可以向本省、自治区、直辖市行政区域内取得麻醉药品和第一类精神药品使用资格的医疗机构销售麻醉药品和第一类精神药品;由于特殊地理位置的原因,需要就近向其他省、自治区、直辖市行政区域内取得麻醉药品和第一类精神药品使用资格的医疗机构销售的,应当经企业所在地省级药品监督管理部门批准。

(2) 销售行为:药品经营企业不得经营麻醉药品的原料药和第一类精神药品的原料药。麻醉药品和第一类精神药品不得零售。禁止使用现金进行麻醉药品和精神药品交易,但是个人合法购买麻醉药品和精神药品的除外。经所在地设区的市级药品监督管理部门批准,实行统一进货、统一配送、统一管理的药品零售连锁企业可以从事第二类精神药品零售业务。第二类精神药品零售企业应当凭执业医师出具的处方,按规定剂量销售第二类精神药品,并将处方保存 2 年备查;禁止超剂量或者无处方销售第二类精神药品;不得向未成年人销售第二类精神药品。全国性批发企业和区域性批发企业向医疗机构销售麻醉药品和第一类精神药品,应当将药品送至医疗机构,医疗机构不得自行提货。

（六）麻醉药品和精神药品的使用管理

1. 麻醉药品和精神药品的购进使用管理

（1）以经营为目的的购进：全国性批发企业应当从定点生产企业购进麻醉药品和第一类精神药品；区域性批发企业可以从全国性批发企业购进麻醉药品和第一类精神药品，经所在地省级药品监督管理部门批准，也可以从定点生产企业购进麻醉药品和第一类精神药品。

（2）以生产为目的的购进：① 药品生产企业需要以麻醉药品和第一类精神药品为原料生产普通药品的，应当向所在地省级药品监督管理部门报送年度需求计划，由省级药品监督管理部门汇总报国务院药品监督管理部门批准后，向定点生产企业购买。② 药品生产企业需要以第二类精神药品为原料生产普通药品的，应当将年度需求计划报所在地省级药品监督管理部门，并向定点批发企业或者定点生产企业购买。③ 食品、食品添加剂、化妆品、油漆等非药品生产企业需要使用咖啡因作为原料的，应当经所在地省级药品监督管理部门批准，向定点批发企业或者定点生产企业购买。

（3）以实验、教学等活动为目的的购进：科学研究、教学单位需要使用麻醉药品和精神药品开展实验、教学活动的，应当经所在地省级药品监督管理部门批准，向定点批发企业或者定点生产企业购买。需要使用麻醉药品和精神药品的标准品、对照品的，应当经所在地省级药品监督管理部门批准，向国务院药品监督管理部门批准的单位购买。

2. 印鉴卡管理　医疗机构需要使用麻醉药品和第一类精神药品的，应当经所在地设区的市级卫生主管部门批准，取得《麻醉药品、第一类精神药品购用印鉴卡》（以下简称《印鉴卡》）。

医疗机构取得《印鉴卡》应当具备下列条件：① 有与使用麻醉药品和第一类精神药品相关的诊疗科目。② 具有经过麻醉药品和第一类精神药品培训的专职从事麻醉药品和第一类精神药品管理的药学专业技术人员。③ 有获得麻醉药品和第一类精神药品处方资格的执业医师。④ 有保证麻醉药品和第一类精神药品安全储存的设施和管理制度。

医疗机构应当凭《印鉴卡》向本省、自治区、直辖市行政区域内的定点批发企业购买麻醉药品和第一类精神药品。设区的市级人民政府卫生主管部门发给医疗机构《印鉴卡》时，应当将取得《印鉴卡》的医疗机构情况抄送所在地同级药品监督管理部门，并报省级卫生主管部门备案。省级卫生主管部门应当将取得《印鉴卡》的医疗机构名单向本行政区域内的定点批发企业通报。

3. 处方与调剂管理　执业医师取得麻醉药品和第一类精神药品的处方资格后，方可在本医疗机构开具麻醉药品和第一类精神药品处方，但不得为自己开具该种处方。药师取得麻醉药品和第一类精神药品调剂资格后，方可在本机构调剂麻醉药品和第一类精神药品。医务人员应当根据国务院卫生行政部门制定的临床应用指导原则，使用麻醉药品和精神药品。

门（急）诊癌症疼痛患者和中、重度慢性疼痛患者需长期使用麻醉药品和第一类精神药品的，首诊医师应当亲自诊查患者，建立相应的病历，要求其签署《知情同意书》。除需长期使用麻醉药品和第一类精神药品的门（急）诊癌症疼痛患者和中、重度慢性疼痛患者外，麻醉药品注射剂仅限于医疗机构内使用。

执业医师应当使用专用处方开具麻醉药品和精神药品，专用处方的格式以及单张处方的最大用量应当符合《处方管理办法》的规定。对麻醉药品和第一类精神药品处方，处方的调配人、核对人应当仔细核对，签署姓名，并予以登记；对不符合《麻醉药品和精神药品管理条例》规定的，处方的调配人、核对人应当拒绝发药。

麻醉药品和精神药品处方由调剂处方药品的医疗机构妥善保存。麻醉药品和第一类精神药品处方至少保存 3 年,第二类精神药品处方至少保存 2 年。医疗机构还应当根据麻醉药品和精神药品处方开具情况,按照麻醉药品和精神药品品种、规格对其消耗量进行专册登记,登记内容包括发药日期、患者姓名、用药数量。专册保存期限为 3 年。

4. **医疗机构制剂的配制管理**　对临床需要而市场无供应的麻醉药品和精神药品,持有《医疗机构制剂许可证》和《印鉴卡》的医疗机构需要配制制剂的,应当经所在地省级药品监督管理部门批准。医疗机构配制的麻醉药品和精神药品制剂只能在本医疗机构使用,不得对外销售。

(七) 麻醉药品和精神药品的储存和运输管理

1. **储存管理**　麻醉药品药用原植物种植企业、定点生产企业、全国性批发企业和区域性批发企业以及国家设立的麻醉药品储存单位,应当设置储存麻醉药品和第一类精神药品的专库。该专库应当符合下列要求:① 安装专用防盗门,实行双人双锁管理。② 具有相应的防火设施。③ 具有监控设施和报警装置,报警装置应当与公安机关报警系统联网。全国性批发企业经国务院药品监督管理部门批准设立的药品储存点也应当符合上述规定。麻醉药品定点生产企业应当将麻醉药品原料药和制剂分别存放。

麻醉药品和第一类精神药品的使用单位应当设立专库或者专柜储存麻醉药品和第一类精神药品。专库应当设有防盗设施,并安装报警装置;专柜应当使用保险柜。专库和专柜应当实行双人双锁管理。

麻醉药品药用原植物种植企业、定点生产企业、全国性批发企业和区域性批发企业、国家设立的麻醉药品储存单位以及麻醉药品和第一类精神药品的使用单位,应当配备专人负责管理工作,并建立储存麻醉药品和第一类精神药品的专用账册。药品入库双人验收,出库双人复核,做到账物相符。专用账册的保存期限应当自药品有效期期满之日起不少于 5 年。第二类精神药品经营企业应当在药品库房中设立独立的专库或者专柜储存第二类精神药品,并建立专用账册,实行专人管理。专用账册的保存期限应当自药品有效期期满之日起不少于 5 年。

2. **运输管理**　通过铁路运输麻醉药品和第一类精神药品的,应当使用集装箱或者铁路行李车运输。没有铁路需要通过公路或者水路运输麻醉药品和第一类精神药品的,应当由专人负责押运。托运或者自行运输麻醉药品和第一类精神药品的单位,应当向所在地设区的市级药品监督管理部门申请领取运输证明。运输证明有效期为 1 年。运输证明应当由专人保管,不得涂改、转让、转借。

托运人办理麻醉药品和第一类精神药品运输手续,应当将运输证明副本交付承运人。承运人应当查验、收存运输证明副本,并检查货物包装。没有运输证明或者货物包装不符合规定的,承运人不得承运。邮寄麻醉药品和精神药品,寄件人应当提交所在地设区的市级药品监督管理部门出具的准予邮寄证明。邮政营业机构应当查验、收存准予邮寄证明。没有准予邮寄证明的,邮政营业机构不得收寄。省级邮政主管部门指定符合安全保障条件的邮政营业机构负责收寄麻醉药品和精神药品。邮政营业机构收寄麻醉药品和精神药品,应当依法对收寄的麻醉药品和精神药品予以查验。

定点生产企业、全国性批发企业和区域性批发企业之间运输麻醉药品、第一类精神药品,发货人在发货前应当向所在地省级药品监督管理部门报送本次运输的相关信息。属于跨省、自治区、直辖市运输的,收到信息的药品监督管理部门应当向收货人所在地的同级药品监督管理部门通报;属于在本省、自治区、直辖市行政区域内运输的,收到信息的药品监督管理部门应当向收货人所在地设区的市级药品监督管理部门通报。

第三节 医疗用毒性药品和放射性药品管理

一、医疗用毒性药品管理

(一)医疗用毒性药品的概念

医疗用毒性药品(以下简称毒性药品),系指毒性剧烈、治疗剂量与中毒剂量相近,使用不当会致人中毒或死亡的药品。

(二)医疗用毒性药品的品种与分类

毒性药品的品种分为中药和西药两大类。

1. **毒性中药品种** 共27种:砒石(红砒、白砒)、砒霜、水银、生马钱子、生川乌、生草乌、生白附子、生附子、生半夏、生南星、生巴豆、斑蝥、青娘虫、红娘子、生甘遂、生狼毒、生藤黄、生千金子、生天仙子、闹羊花、雪上一枝蒿、白降丹、蟾酥、洋金花、红粉、轻粉、雄黄。

上述中药品种是指原药材和饮片,不含制剂。

2. **毒性西药品种** 共13种:去乙酰毛花苷丙、阿托品、洋地黄毒苷、氢溴酸后马托品、三氧化二砷、毛果芸香碱、升汞、水杨酸毒扁豆碱、氢溴酸东莨菪碱、亚砷酸钾、士的宁、亚砷酸注射液、A型肉毒毒素及其制剂。

上述西药品种除亚砷酸注射液、A型肉毒毒素制剂外,其余品种仅指原料药;士的宁、阿托品、毛果芸香碱等包括其盐类化合物。

(三)医疗用毒性药品的监督管理

1. **生产管理** 毒性药品年度生产、收购、供应和配制计划,由省级药品监督管理部门根据医疗需要制定后,下达给指定的毒性药品生产、收购、供应单位,并抄报国务院卫生行政部门、药品监督管理部门和中医药管理部门。

毒性药品生产企业(含医疗机构制剂室)必须由医药专业人员负责生产、配制和质量检验,并建立严格的管理制度。严防与其他药品混杂,每次配料必须经2人以上复核无误。所有工具、容器要处理干净,以防污染其他药品。标示量要准确无误,包装容器要有毒性药品标志。

生产毒性药品及其制剂,必须严格执行生产工艺操作规程,在本单位药品检验人员的监督下准确投料,并建立完整的生产记录,详细记录每次生产所用原料和成品数,经手人要签字备查,保存5年备查。凡加工炮制毒性中药,必须按照《中国药典》或者省级药品监督管理部门制定的炮制规范的规定进行。药材符合药用要求的,方可供应、配方和用于中成药生产。

在生产毒性药品过程中产生的废弃物,必须妥善处理,不得污染环境。

2. **经营管理** 毒性药品的收购和经营,由药品监督管理部门指定的药品经营企业承担;配方用药由有关药品零售企业、医疗机构负责供应。其他任何单位或者个人均不得从事毒性药品的收购、经营和配方业务。

药品经营企业(含医疗机构药房)要严格按照相关规定的要求,建立健全保管、验收、领发、核对等制度。毒性药品应划定专用仓间或仓位,专柜加锁并由专人保管,做到双人双锁,专账记录,严禁与其他药品混杂。在运输毒性药品的过程中,应当采取有效措施,防止发生事故。

3. **使用管理**　医疗机构供应和调配毒性药品,须凭医生签名的正式处方。具有毒性药品经营资格的零售药店,供应和调配毒性药品时,须凭盖有执业医师所在的医疗机构公章的处方。每次处方剂量不得超过 2 日极量。调配处方时,必须计量准确,按医嘱注明要求,并由配方人员及具有药师以上技术职称的复核人员签名盖章后方可发出。对处方未注明"生用"的毒性中药,应当付炮制品。如发现处方有疑问时,须经原处方医生重新审定后再行调配。处方一次有效,发药后处方保存 2 年备查。

4. **科研和教学使用要求**　科研和教学单位所需的毒性药品,必须持本单位的证明信,经单位所在地县级以上药品监督管理部门批准后,供应单位方能发售。

二、放射性药品管理

(一) 放射性药品的概念

放射性药品是指用于临床诊断或者治疗的放射性核素制剂或者其标记药物。包括裂变制品、堆照制品、加速器制品、放射性同位素发生器及其配套药盒、放射免疫分析药盒等。

(二) 放射性药品的分类

1. **按核素分类**　一类是放射性核素本身即是药物的主要组成部分,如碘 131、碘 125 等,是利用其本身的生理、生化或理化特性以达到诊断或治疗的目的;另一类是利用放射性核素标记的药物,如碘 131 -邻碘马尿酸钠,其示踪作用是通过被标记物本身的代谢过程来体现的。

2. **按医疗用途分类**　放射性药品主要用于诊断治疗,即利用放射性药品对人体各脏器进行功能、代谢的检查以及动态或静态的体外显像,如甲状腺吸碘 131 试验、碘 131 -邻碘马尿酸钠图及甲状腺、脑、肝、肾显像等;少量用于治疗,如碘 131 治疗甲亢,磷 32、锶 90 敷贴治疗皮肤病等。

(三) 放射性药品的监督管理

1. **放射性药品监督管理部门**　国务院药品监督管理部门负责全国放射性药品监督管理工作。国务院国防科技工业主管部门依据职责负责与放射性药品有关的管理工作。国务院环境保护主管部门负责与放射性药品有关的辐射安全与防护的监督管理工作。

2. **放射性新药的研制、临床研究和审批**　放射性新药的研制内容,包括工艺路线、质量标准、临床前药理及临床研究。研制单位在制订新药工艺路线的同时,必须研究该药的理化性能、纯度(包括核素纯度)及检验方法、药理、毒理、动物药代动力学、放射性比活度、剂量、剂型、稳定性等。研制单位对放射免疫分析药盒必须进行可测限度、范围、特异性、准确度、精密度、稳定性等方法学的研究。

研制单位研制的放射性新药,在进行临床试验或者验证前,应当向国务院药品监督管理部门提出申请,按规定报送资料及样品,经其审批同意后,在国务院药品监督管理部门指定的药物临床试验机构进行临床研究。临床研究结束后,研制单位向国务院药品监督管理部门提出申请,经其审核批准,发给新药证书。

3. **放射性药品的生产、经营**　开办放射性药品生产、经营企业,必须具备《药品管理法》规定的条件,符合国家有关放射性同位素安全和防护的规定与标准,并履行环境影响评价文件的审批手续。开办放射性药品生产企业,经国务院国防科技工业主管部门审查同意,国务院药品监督管理部门审核批准后,由所在省级药品监督管理部门发给《放射性药品生产企业许可证》。开办放射性药品经营企业,经国务院药品监督管理部门审核并征求国务院国防科技工业主管部门意见后批准的,由所在省级药品监督管理部门发给《放射性药品经营企业许可证》。无许可证的生产、经营企业,一律不准生产、销售放射性药品。

《放射性药品生产企业许可证》《放射性药品经营企业许可证》的有效期为5年,期满前6个月,放射性药品生产、经营企业应当分别向原发证的药品监督管理部门重新提出申请,按审批程序批准后,换发新证。

4. 放射性药品的包装和运输　放射性药品的包装必须安全实用,符合放射性药品质量要求,具有与放射性剂量相适应的防护装置。包装必须分内包装和外包装两部分,外包装必须贴有商标、标签、说明书和放射性药品标志,内包装必须贴有标签。标签必须注明药品品名、放射性比活度、装量。说明书除注明上述内容外,还须注明生产单位、批准文号、批号、主要成分、出厂日期、放射性核素半衰期、适应证、用法、用量、禁忌证、有效期和注意事项等。

放射性药品的运输,按国家运输、邮政等部门制订的有关规定执行。严禁任何单位和个人随身携带放射性药品乘坐公共交通运输工具。

5. 放射性药品的使用　医疗单位设置核医学科、室(同位素室),必须配备与其医疗任务相适应的并经核医学技术培训的技术人员。非核医学专业技术人员未经培训,不得从事放射性药品使用工作。

医疗单位使用放射性药品,必须符合国家有关放射性同位素安全和防护的规定。所在地的省级药品监督管理部门,应当根据医疗单位核医疗技术人员的水平、设备条件,核发相应等级的《放射性药品使用许可证》,无许可证的医疗单位不得临床使用放射性药品。《放射性药品使用许可证》有效期为5年,期满前6个月,医疗单位应当向原发证的行政部门重新提出申请,经审核批准后,换发新证。

持有《放射性药品使用许可证》的医疗单位,必须负责对使用的放射性药品进行临床质量检验,收集药品不良反应等项工作,并定期向所在地药品监督管理、卫生行政部门报告。由省级药品监督管理、卫生行政部门汇总后分别报国务院药品监督管理、卫生行政部门。

放射性药品使用后的废物(包括患者排出物),必须按国家有关规定妥善处置。

第四节　疫苗管理

一、疫苗管理概述

(一)疫苗的概念

《疫苗管理法》规定,疫苗是指为预防、控制疾病的发生、流行,用于人体免疫接种的预防性生物制品,包括免疫规划疫苗和非免疫规划疫苗。其中,免疫规划疫苗,是指居民应当按照政府的规定接种的疫苗,包括国家免疫规划确定的疫苗、省级人民政府在执行国家免疫规划时增加的疫苗,以及县级以上人民政府或者其卫生行政部门组织的应急接种或者群体性预防接种所使用的疫苗。非免疫规划疫苗,是指由居民自愿接种的其他疫苗。

（二）疫苗的监督管理部门

国务院药品监督管理部门负责全国疫苗监督管理工作。国务院卫生行政部门负责全国预防接种监督管理工作。国务院其他有关部门在各自职责范围内负责与疫苗有关的监督管理工作。

省级药品监督管理部门负责本行政区域疫苗监督管理工作。设区的市级、县级药品监督管理部门负责本行政区域疫苗监督管理工作。县级以上卫生行政部门负责本行政区域预防接种监督管理工作。县级以上地方其他有关部门在各自职责范围内负责与疫苗有关的监督管理工作。

二、疫苗研制和注册管理

（一）疫苗研制管理

国家根据疾病流行情况、人群免疫状况等因素,制定相关研制规划,安排必要资金,支持多联多价等新型疫苗的研制。国家组织疫苗上市许可持有人、科研单位、医疗卫生机构联合攻关,研制疾病预防、控制急需的疫苗。

（二）疫苗注册管理

1. **疫苗临床试验**　开展疫苗临床试验,应当经国务院药品监督管理部门依法批准。疫苗临床试验应当由符合国务院药品监督管理部门和国务院卫生行政部门规定条件的三级医疗机构或者省级以上疾病预防控制机构实施或者组织实施。

2. **疫苗优先审评审批**　在我国境内上市的疫苗应当经国务院药品监督管理部门批准,取得药品注册证书。对疾病预防、控制急需的疫苗和创新疫苗,国务院药品监督管理部门应当予以优先审评审批。

应对重大突发公共卫生事件急需的疫苗或者国务院卫生行政部门认定急需的其他疫苗,经评估获益大于风险的,国务院药品监督管理部门可以附条件批准疫苗注册申请。出现特别重大突发公共卫生事件或者其他严重威胁公众健康的紧急事件,国务院卫生行政部门根据传染病预防、控制需要提出紧急使用疫苗的建议,经国务院药品监督管理部门组织论证同意后可以在一定范围和期限内紧急使用。

三、疫苗生产和批签发管理

（一）疫苗生产管理

1. **从事疫苗生产活动的条件**　国家对疫苗生产实行严格准入制度。从事疫苗生产活动,应当经省级以上药品监督管理部门批准,取得药品生产许可证。从事疫苗生产活动,除符合《药品管理法》规定的从事药品生产活动的条件外,还应当具备下列条件:① 具备适度规模和足够的产能储备。② 具有保证生物安全的制度和设施、设备。③ 符合疾病预防、控制需要。

疫苗上市许可持有人,是指依法取得疫苗药品注册证书和药品生产许可证的企业。疫苗上市许可持有人应当具备疫苗生产能力;超出疫苗生产能力确需委托生产的,应当经国务院药品监督管理部门批准。

2. **疫苗生产的要求**　疫苗应当按照经核准的生产工艺和质量控制标准进行生产和检验,生产全过程应当符合 GMP 的要求。疫苗上市许可持有人应当按照规定对疫苗生产全过程和疫苗质量进行审核、检验。

(二) 疫苗批签发管理

国家实行疫苗批签发制度 每批疫苗销售前或者进口时,应当经国务院药品监督管理部门指定的批签发机构按照相关技术要求进行审核、检验。符合要求的,发给批签发证明;不符合要求的,发给不予批签发通知书。不予批签发的疫苗不得销售,并应当由省级药品监督管理部门监督销毁;不予批签发的进口疫苗应当由口岸所在地药品监督管理部门监督销毁或者依法进行其他处理。

四、疫苗流通

1. **免疫规划疫苗使用计划的制定** 省级疾病预防控制机构应当根据国家免疫规划和本行政区域疾病预防、控制需要,制定本行政区域免疫规划疫苗使用计划,并按照国家有关规定向组织采购疫苗的部门报告,同时报省级卫生健康主管部门备案。

2. **疫苗的供应** 疫苗上市许可持有人应当按照采购合同约定,向疾病预防控制机构供应疫苗。疾病预防控制机构应当按照规定向接种单位供应疫苗。疾病预防控制机构以外的单位和个人不得向接种单位供应疫苗,接种单位不得接收该疫苗。

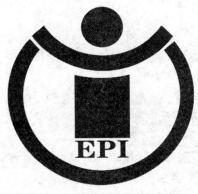

图 6-1 "免疫规划"专用标识

疫苗上市许可持有人应当在其供应的纳入国家免疫规划疫苗的最小外包装的显著位置,标明"免费"字样以及国务院卫生主管部门规定的"免疫规划"专用标识(见图 6-1)。

3. **疫苗的配送** 疫苗上市许可持有人应当按照采购合同约定,向疾病预防控制机构或者疾病预防控制机构指定的接种单位配送疫苗。疫苗上市许可持有人、疾病预防控制机构自行配送疫苗应当具备疫苗冷链储存、运输条件,也可以委托符合条件的疫苗配送单位配送疫苗。疾病预防控制机构配送非免疫规划疫苗可以收取储存、运输费用。

4. **疫苗储存、运输管理要求** 疾病预防控制机构、接种单位、疫苗上市许可持有人、疫苗配送单位应当遵守疫苗储存、运输管理规范,保证疫苗质量。疫苗在储存、运输全过程中应当处于规定的温度环境,冷链储存、运输应当符合要求,并定时监测、记录温度。

5. **疫苗流通的记录要求** 疫苗上市许可持有人在销售疫苗时,应当提供加盖其印章的批签发证明复印件或者电子文件;销售进口疫苗的,还应当提供加盖其印章的进口药品通关单复印件或者电子文件。疾病预防控制机构、接种单位在接收或者购进疫苗时,应当索取前款规定的证明文件,并保存至疫苗有效期满后不少于 5 年备查。

疫苗上市许可持有人应当按照规定,建立真实、准确、完整的销售记录,并保存至疫苗有效期满后不少于 5 年备查。疾病预防控制机构、接种单位、疫苗配送单位应当按照规定,建立真实、准确、完整的接收、购进、储存、配送、供应记录,并保存至疫苗有效期满后不少于 5 年备查。疾病预防控制机构、接种单位接收或者购进疫苗时,应当索取本次运输、储存全过程温度监测记录,并保存至疫苗有效期满后不少于 5 年备查;对不能提供本次运输、储存全过程温度监测记录或者温度控制不符合要求的,不得接收或者购进,并应当立即向县级以上地方药品监督管理部门、卫生行政部门报告。

疾病预防控制机构、接种单位应当建立疫苗定期检查制度,对存在包装无法识别、储存温度不符合要求、超过有效期等问题的疫苗,采取隔离存放、设置警示标志等措施,并按照国务院药品监督管理部门、卫生行政部门、生态环境主管部门的规定处置。疾病预防控制机构、接种单位应当如实记录处置情况,处置记录应当保存至疫苗有效期满后不少于 5 年备查。

五、预防接种

(一) 国家免疫规划的制定

国务院卫生行政部门制定国家免疫规划;国家免疫规划疫苗种类由国务院卫生行政部门会同国务院财政部门拟订,报国务院批准后公布。国务院卫生行政部门建立国家免疫规划专家咨询委员会,并会同国务院财政部门建立国家免疫规划疫苗种类动态调整机制。省级人民政府在执行国家免疫规划时,可以根据本行政区域疾病预防、控制需要,增加免疫规划疫苗种类,报国务院卫生行政部门备案并公布。

(二) 接种单位的条件

接种单位应当具备下列条件: ① 取得医疗机构执业许可证。② 具有经过县级人民政府卫生行政部门组织的预防接种专业培训并考核合格的医师、护士或者乡村医生。③ 具有符合疫苗储存、运输管理规范的冷藏设施、设备和冷藏保管制度。

(三) 医疗卫生人员接种的要求

医疗卫生人员实施接种,应当告知受种者或者其监护人所接种疫苗的品种、作用、禁忌、不良反应以及现场留观等注意事项,询问受种者的健康状况以及是否有接种禁忌等情况,并如实记录告知和询问情况。受种者或者其监护人应当如实提供受种者的健康状况和接种禁忌等情况。有接种禁忌不能接种的,医疗卫生人员应当向受种者或者其监护人提出医学建议,并如实记录提出医学建议情况。

医疗卫生人员在实施接种前,应当按照预防接种工作规范的要求,检查受种者健康状况、核查接种禁忌,查对预防接种证,检查疫苗、注射器的外观、批号、有效期,核对受种者的姓名、年龄和疫苗的品名、规格、剂量、接种部位、接种途径,做到受种者、预防接种证和疫苗信息相一致,确认无误后方可实施接种。医疗卫生人员应当对符合接种条件的受种者实施接种。受种者在现场留观期间出现不良反应的,医疗卫生人员应当按照预防接种工作规范的要求,及时采取救治等措施。

医疗卫生人员应当按照国务院卫生行政部门的规定,真实、准确、完整记录疫苗的品种、上市许可持有人、最小包装单位的识别信息、有效期、接种时间、实施接种的医疗卫生人员、受种者等接种信息,确保接种信息可追溯、可查询。接种记录应当保存至疫苗有效期满后不少于 5 年备查。

(四) 儿童预防接种证制度

1. 儿童预防接种证制度　国家对儿童实行预防接种证制度。在儿童出生后 1 个月内,其监护人应当到儿童居住地承担预防接种工作的接种单位或者出生医院为其办理预防接种证。接种单位或者出生医院不得拒绝办理。预防接种实行居住地管理,儿童离开原居住地期间,由现居住地承担预防接种工作的接种单位负责对其实施接种。

2. 预防接种证的查验　儿童入托、入学时,托幼机构、学校应当查验预防接种证,发现未按照规定接种免疫规划疫苗的,应当向儿童居住地或者托幼机构、学校所在地承担预防接种工作的接种单位报告,并配合接种单位督促其监护人按照规定补种。疾病预防控制机构应当为托幼机构、学校查验预防接种证等提供技术指导。

3. 疫苗接种费用的收取 接种单位接种免疫规划疫苗不得收取任何费用。接种单位接种非免疫规划疫苗,除收取疫苗费用外,还可以收取接种服务费。

4. 群体性预防接种 县级以上地方人民政府卫生行政部门根据传染病监测和预警信息,为预防、控制传染病暴发、流行,报经本级人民政府决定,并报省级以上人民政府卫生行政部门备案,可以在本行政区域进行群体性预防接种。需要在全国范围或者跨省、自治区、直辖市范围内进行群体性预防接种的,应当由国务院卫生行政部门决定。任何单位和个人不得擅自进行群体性预防接种。

六、异常反应监测和处理

(一)预防接种异常反应的概念

预防接种异常反应,是指合格的疫苗在实施规范接种过程中或者实施规范接种后造成受种者机体组织器官、功能损害,相关各方均无过错的药品不良反应。

(二)不属于预防接种异常反应的情形

下列情形不属于预防接种异常反应:① 因疫苗本身特性引起的接种后一般反应。② 因疫苗质量问题给受种者造成的损害。③ 因接种单位违反预防接种工作规范、免疫程序、疫苗使用指导原则、接种方案给受种者造成的损害。④ 受种者在接种时正处于某种疾病的潜伏期或者前驱期,接种后偶合发病。⑤ 受种者有疫苗说明书规定的接种禁忌,在接种前受种者或者其监护人未如实提供受种者的健康状况和接种禁忌等情况,接种后受种者原有疾病急性复发或者病情加重。⑥ 因心理因素发生的个体或者群体的心因性反应。

(三)预防接种异常反应监测

接种单位、医疗机构等发现疑似预防接种异常反应的,应当按照规定向疾病预防控制机构报告。疫苗上市许可持有人应当设立专门机构,配备专职人员,主动收集、跟踪分析疑似预防接种异常反应,及时采取风险控制措施,将疑似预防接种异常反应向疾病预防控制机构报告,将质量分析报告提交省级药品监督管理部门。对疑似预防接种异常反应,疾病预防控制机构应当按照规定及时报告,组织调查、诊断,并将调查、诊断结论告知受种者或者其监护人。对调查、诊断结论有争议的,可以依法申请鉴定。因预防接种导致受种者死亡、严重残疾,或者群体性疑似预防接种异常反应等对社会有重大影响的疑似预防接种异常反应,由设区的市级以上卫生行政部门、药品监督管理部门按照各自职责组织调查、处理。

(四)预防接种异常反应补偿

国家实行预防接种异常反应补偿制度。实施接种过程中或者实施接种后出现受种者死亡、严重残疾、器官组织损伤等损害,属于预防接种异常反应或者不能排除的,应当给予补偿。补偿范围实行目录管理,并根据实际情况进行动态调整。接种免疫规划疫苗所需的补偿费用,由省级财政部门在预防接种经费中安排;接种非免疫规划疫苗所需的补偿费用,由相关疫苗上市许可持有人承担。国家鼓励通过商业保险等多种形式对预防接种异常反应受种者予以补偿。

七、疫苗上市后管理

(一) 疫苗上市许可持有人的要求

疫苗上市许可持有人应当建立健全疫苗全生命周期质量管理体系,制定并实施疫苗上市后风险管理计划,开展疫苗上市后研究,对疫苗的安全性、有效性和质量可控性进行进一步确证。对批准疫苗注册申请时提出进一步研究要求的疫苗,疫苗上市许可持有人应当在规定期限内完成研究;逾期未完成研究或者不能证明其获益大于风险的,国务院药品监督管理部门应当依法处理,直至注销该疫苗的药品注册证书。

疫苗上市许可持有人应当对疫苗进行质量跟踪分析,持续提升质量控制标准,改进生产工艺,提高生产工艺稳定性。生产工艺、生产场地、关键设备等发生变更的,应当进行评估、验证,按照国务院药品监督管理部门有关变更管理的规定备案或者报告;变更可能影响疫苗安全性、有效性和质量可控性的,应当经国务院药品监督管理部门批准。

疫苗上市许可持有人应当根据疫苗上市后研究、预防接种异常反应等情况持续更新说明书、标签,并按照规定申请核准或者备案。国务院药品监督管理部门应当在其网站上及时公布更新后的疫苗说明书、标签内容。

疫苗上市许可持有人应当建立疫苗质量回顾分析和风险报告制度,每年将疫苗生产流通、上市后研究、风险管理等情况按照规定如实向国务院药品监督管理部门报告。

(二) 国务院药品监督管理部门的要求

国务院药品监督管理部门可以根据实际情况,责令疫苗上市许可持有人开展上市后评价或者直接组织开展上市后评价。对预防接种异常反应严重或者其他原因危害人体健康的疫苗,国务院药品监督管理部门应当注销该疫苗的药品注册证书。

国务院药品监督管理部门可以根据疾病预防、控制需要和疫苗行业发展情况,组织对疫苗品种开展上市后评价,发现该疫苗品种的产品设计、生产工艺、安全性、有效性或者质量可控性明显劣于预防、控制同种疾病的其他疫苗品种的,应当注销该品种所有疫苗的药品注册证书并废止相应的国家药品标准。

第五节　其他特殊管理药品

一、兴奋剂管理

(一) 兴奋剂的概念

《反兴奋剂条例》所称兴奋剂,是指兴奋剂目录所列的禁用物质等。兴奋剂不再是单指那些起兴奋作用的药物,而实际上是对禁用药物和技术的统称。

(二) 兴奋剂的目录

兴奋剂目录由国务院体育主管部门会同国务院药品监督管理部门、国务院卫生主管部门、国务院商务主管部门和海关总署制定、调整并公布。《2017年兴奋剂目录》将兴奋剂品种分为七大类，共286个品种。具体如下：① 蛋白同化制剂品种80个。② 肽类激素品种44个。③ 麻醉药品品种14个。④ 刺激剂（含精神药品）品种71个。⑤ 药品类易制毒化学品品种3个。⑥ 医疗用毒性药品品种1个。⑦ 其他品种（β-阻滞剂、利尿剂等）73个。

（三）兴奋剂的监督管理

1. **含兴奋剂的药品标签和说明书管理** 药品中含有兴奋剂目录所列禁用物质的，生产企业应当在包装标识或者产品说明书上注明"运动员慎用"字样。药品经营企业在验收含兴奋剂药品时，应检查药品标签或说明书上是否按规定标注"运动员慎用"字样。

2. **蛋白同化制剂、肽类激素的经营管理** 经营蛋白同化制剂、肽类激素时，应严格审核蛋白同化制剂、肽类激素供货单位和购货单位的合法资质证明材料，建立客户档案。

对进口的蛋白同化制剂、肽类激素品种的审核，除查验《进口药品注册证》（或者《医药产品注册证》）复印件外，还应当查验药品《进口准许证》复印件和《进口药品检验报告书》复印件。上述复印件应盖有供货单位公章。

蛋白同化制剂、肽类激素的验收、检查、保管、销售和出入库登记记录应当保存至超过蛋白同化制剂、肽类激素有效期2年。蛋白同化制剂、肽类激素应储存在专库或专储药柜中，应有专人负责管理。

除胰岛素外，药品零售企业不得经营蛋白同化制剂或者其他肽类激素。

3. **蛋白同化制剂、肽类激素的销售及使用管理** 蛋白同化制剂、肽类激素的生产企业只能向医疗机构，具有同类资质的生产企业，具有蛋白同化制剂、肽类激素经营资质的药品批发企业销售蛋白同化制剂、肽类激素。蛋白同化制剂、肽类激素的批发企业只能向医疗机构，蛋白同化制剂、肽类激素的生产企业和其他具有经营资质的药品批发企业销售蛋白同化制剂、肽类激素。蛋白同化制剂、肽类激素的生产企业或批发企业除按上述规定销售外，还可以向药品零售企业销售肽类激素中的胰岛素。

医疗机构只能凭依法享有处方权的执业医师开具的处方向患者提供蛋白同化制剂、肽类激素。处方应当保存2年。

严禁药品零售企业销售胰岛素以外的蛋白同化制剂或其他肽类激素。药品零售企业必须凭处方销售胰岛素以及其他按规定可以销售的含兴奋剂药品。零售药店的执业药师应对购买含兴奋剂药品的患者或消费者提供用药指导。

二、药品类易制毒化学品管理

（一）药品类易制毒化学品的概念

易制毒化学品是指国家规定管制的可用于制造麻醉药品和精神药品的前体、原料和化学配剂等物质，流入非法渠道又可用于制造毒品。药品类易制毒化学品是指《易制毒化学品管理条例》中所确定的麦角酸、麻黄素等物质。

（二）药品类易制毒化学品的品种

根据《易制毒化学品管理条例》，易制毒化学品分为三类，第一类是可以用于制毒的主要原料，第二类、第三类是可以用于制毒的化学配剂。其中，第一类易制毒化学品中药品类易制毒化学品包括麦角酸、麦角胺、麦角新碱和麻黄素类物质（包括麻黄素、伪麻黄素、消旋麻黄素、去甲麻黄素、甲基麻黄素、麻黄浸膏、麻黄浸膏粉等)以及可能存在的相应盐类。

(三) 药品类易制毒化学品的监督管理

1. **药品类易制毒化学品的监督管理部门**　国务院药品监督管理部门主管全国药品类易制毒化学品生产、经营、购买等方面的监督管理工作;县级以上地方药品监督管理部门负责本行政区域内的药品类易制毒化学品生产、经营、购买等方面的监督管理工作。

2. **药品类易制毒化学品的生产、经营许可**　申请生产、经营第一类中的药品类易制毒化学品的,由省级药品监督管理部门审批;申请生产、经营第一类中的非药品类易制毒化学品的,由省级安全生产监督管理部门审批。

生产第二类、第三类易制毒化学品的,应当自生产之日起 30 日内,将生产的品种、数量等情况,向所在地的设区的市级人民政府安全生产监督管理部门备案。经营第二类易制毒化学品的,应当自经营之日起 30 日内,将经营的品种、数量、主要流向等情况,向所在地的设区的市级人民政府安全生产监督管理部门备案。

经营第三类易制毒化学品的,应当自经营之日起 30 日内,将经营的品种、数量、主要流向等情况,向所在地的县级人民政府安全生产监督管理部门备案。

3. **药品类易制毒化学品的购销管理**　药品类易制毒化学品生产企业应当将药品类易制毒化学品原料药销售给取得购用证明的药品生产企业、药品经营企业和外贸出口企业。

药品类易制毒化学品经营企业应当将药品类易制毒化学品原料药销售给本省、自治区、直辖市行政区域内取得购用证明的单位。药品类易制毒化学品经营企业之间不得购销药品类易制毒化学品原料药。

教学科研单位只能凭购用证明从麻醉药品全国性批发企业、区域性批发企业和药品类易制毒化学品经营企业购买药品类易制毒化学品。

以上购销过程禁止使用现金或者实物进行交易,生产企业、经营企业销售药品类易制毒化学品,应当逐一建立购买方档案。除药品类易制毒化学品经营企业外,购用单位应当按照购用证明载明的用途使用药品类易制毒化学品,不得转售;外贸出口企业购买的药品类易制毒化学品不得内销。

(段晓鹏)

第七章 中药管理

导学

1. 掌握中药的概念分类，野生药材资源保护，中药品种保护，医疗机构中药制剂管理，古代经典名方中药复方制剂的管理。

2. 熟悉中药材的生产、经营和使用管理，《中药材生产质量管理规范》和认证，中药饮片管理生产、经营管理，毒性中药饮片定点生产经营管理。

3. 了解中药材专业市场管理，中药配方颗粒管理，中成药通用名称命名，中药注射剂管理。

第一节 中药管理概述

中医药是中华民族在与疾病长期斗争的过程中积累的宝贵财富，其有效的实践和丰富的知识中蕴含着深厚的科学内涵，是中华民族优秀文化的重要组成部分，为中华民族的繁衍昌盛和人类健康做出了不可磨灭的贡献。中医药作为我国独特的卫生资源、潜力巨大的经济资源、具有原创优势的科技资源、优秀的文化资源和重要的生态资源，在经济社会发展中发挥着日益重要的作用。

为了继承和弘扬中医药，保障和促进中医药事业发展，保护人民健康，2016年12月25日，第十二届全国人大常委会第二十五次会议审议通过了《中医药法》，自2017年7月1日起施行。《中医药法》从法律层面明确了中医药的重要地位、发展方针和扶持措施，为中医药事业发展提供了法律保障。

一、中药的概念

中药是指在中医药（包括汉族和少数民族医药）理论指导下用以防病治病的药物。中药过去称为"本草"或"官药"，自近代西药传入我国后，为以示区别，人们将我国的传统药称为中药。

（一）中药必须以"中医药理论"为指导

中医药学理论体系的基本内容是：以阴阳、五行学说为基础；用脏腑、经络、卫气营血、三焦等表示机体的功能部位;以八纲——阴、阳、表、里、寒、热、虚、实来表示机体的功能状态;以望、闻、问、切四诊为了解机体表现状况的手段;按照辨证施治的原则,确定机体的状况,而采取相应的治疗和预防措施。也就是中医理、法、方、药学术体系的统一及理论与实践的统一。

(二)中药的理论内涵和实际基础

中药作为中医药理论体系中的重要组成部分,除遵循中医药理论外,还有着独特的理论内涵和实践基础。

1. 药物本身特殊性能的表述 有性味归经、升降沉浮:① 四气:寒、热、温、凉。② 五味:酸、甘、辛、苦、咸。③ 归经:药物作用的定位概念,包括脏腑、经络、三焦、卫气营血。④ 升降沉浮,反映药物作用的趋向性,说明药物作用性质,以指导临床用药。

2. 药物的功效以中医药学术语言表达 如解表、清热凉血、补益、安神、理气、化痰、平肝息风、活血化瘀等。

3. 药物配伍应用的特有规律 君、臣、佐、使,各味药在组方中共同组成一个功能整体,与功能状态——“证”相对应而发挥作用。在配伍应用组方中要考虑药物配伍理论的基本内容与炮制对药性构成的主要影响因素。

二、中药的分类

中药包括中药材、中药饮片、中成药三大部分。

(一)中药材

中药材是指药用植物、动物、矿物的药用部分采收后经产地初加工形成的原料药材。中药材是中药的原料来源,大部分中药材来源于植物,药用部位包括根、茎、叶、花、果实、种子、皮等;动物药来源于动物的骨骼、角、胆、内脏、结石、肉、皮等;矿物药包括可供药用的天然矿物、矿物加工品和动物化石等,如朱砂、石膏、轻粉、芒硝、白降丹、红粉、自然铜、密陀僧、雄黄、龙骨等。

(二)中药饮片

中药饮片是指在中医药理论指导下,按照传统加工方法对中药材进行炮制,加工成一定规格的可供中医临床配方或者中成药生产使用的原料药。炮制,又称炮炙,是指中药材在应用或制成制剂前,进行必要加工处理的过程。中药炮制方法分为修制、水制、火制、水火共制和其他制法五类,如将中药材清洗、切制、粉碎、浸泡、翻炒、蒸煮等。炮制的目的是加强药物效用、减除毒性或副作用,便于贮藏和服用。

(三)中成药

中成药是指按照中医辨证施治的治疗原则,将疗效确切、应用广泛的处方、验方,经药品监督管理部门批准,严格按照规定的处方、生产工艺和质量标准生产而成的中药成方制剂。中药传统剂型包括丸、散、膏、丹、露、酒、锭、糖浆剂等,现代剂型包括片剂、颗粒剂、酊剂、糖浆剂、滴丸剂、膜剂、硬胶囊剂、软胶囊剂、气雾剂、注射剂等。

第二节 中药材管理

一、中药材的生产、经营和使用管理

《中医药法》规定,国务院药品监督管理部门应当组织并加强对中药材质量的监测,定期向社会公布监测结果。国务院有关部门应协助做好中药材质量监测有关工作。国家制定中药材种植养殖、采集、贮存和初加工的技术规范、标准,加强对中药材生产流通全过程的质量监督管理,保障中药材质量安全。中药材经营者应当建立进货查验和购销记录制度,并标明中药材产地。国家鼓励发展中药材现代流通体系,提高中药材包装、仓储等技术水平,建立中药材流通追溯体系。药品生产企业购进中药材应当建立进货查验记录制度。

（一）中药材种植、养殖管理

1. 道地中药材管理　道地中药材是我国传统的优质中药材的代名词,素有“非道地药材不处方,非道地药材不经营”的说法。国家建立道地中药材评价体系,支持道地中药材品种选育,扶持道地中药材生产基地建设,加强道地中药材生产基地生态环境保护,鼓励采取地理标志产品保护等措施保护道地中药材。道地中药材,是指经过中医临床长期应用优选出来的,产在特定地域,与其他地区所产同种中药材相比,品质和疗效更好,且质量稳定,具有较高知名度的中药材。如内蒙古的黄芪、甘肃的当归、青海的大黄、四川的黄连等。

2. 中药材资源管理

(1) 国家重视中药材资源的保护、利用和可持续发展,加强中药材野生资源的采集和抚育管理,采集使用国家保护品种,要严格按规定履行审批手续。严禁非法贩卖野生动物和非法采挖野生中药材资源。国家保护野生中药材资源,扶持濒危动植物中药材人工代用品的研究和开发利用。

(2) 国家鼓励培育中药材,对集中规模化栽培养殖,质量可以控制并符合国家药品监督管理部门规定条件的中药材品种,实行批准文号管理。

(3) 国家鼓励发展中药材规范化种植养殖,严格管理农药、肥料等农业投入品的使用,禁止在中药材种植过程中使用剧毒、高毒农药,支持中药材良种繁育,提高中药材质量。

(4) 药用植物病虫害的防治应采取综合防治策略,如必须施用农药时,应按照《农药管理条例》的规定,采用最小有效剂量并选用高效、低毒、低残留农药,以降低农药残留和重金属污染。禁止将中毒、感染疫病的药用动物加工成中药材。

（二）中药材产地初加工管理

1. 产地初加工的概念　产地初加工是指在中药材产地,对地产中药材进行洁净、除去非药用部位、干燥等处理,是防止霉变虫蛀、便于储存运输、保障中药材质量的重要手段。

2. 中药材产地初加工管理　要对地产中药材品种制定产地初加工规范,统一质量控制标准,改进加工工艺,提高中药材产地初加工水平,避免粗制滥造导致中药材有效成分流失、质量下降。严禁滥用硫黄熏蒸等方法,二氧化硫等物质残留必须符合国家规定。严厉打击产地初加工过程中掺杂使假、染色增重、污染霉变、非法提取等违法违规行为。

3. 最大持续产量 采集应坚持"最大持续产量"原则,野生或半野生药用动植物的采集应坚持"最大持续产量"原则,"最大持续产量"即不危害生态环境,可持续生产(采收)的最大产量。

4. 采收和保鲜要求 确定适宜的采收时间和方法,有计划地进行野生抚育、轮采与封育,以利生物的繁衍与资源的更新。根据产品质量及植物单位面积产量或动物养殖数量,并参考传统采收经验等因素确定适宜的采收时间,包括采收期、采收年限以及采收方法。

药用部分采收后,经过拣选、清洗、切制或修整等适宜的加工,需干燥的应采用适宜的方法和技术迅速干燥,并控制温度和湿度,使中药材不受污染,有效成分不被破坏。

鲜用药材可采用冷藏、砂藏、罐贮、生物保鲜等适宜的保鲜方法,尽可能不使用保鲜剂和防腐剂。如必须使用时,应符合国家对食品添加剂的有关规定。采收及初加工过程中应尽可能排除非药用部分及异物,特别是杂草及有毒物质,剔除破损、腐烂变质的部分。道地中药材加工时,应按传统方法进行加工。如有改动,应提供充分试验数据,不得影响药材质量。

(三)中药材自种、自采、自用的管理

《中医药法》规定,在村医疗机构执业的中医医师、具备中药材知识和识别能力的乡村医生,按照国家有关规定可以自种、自采地产中药材并在其执业活动中使用。为了加强乡村中医药技术人员自种、自采、自用中草药的管理,规范其服务行为,切实减轻农民医药负担,保障农民用药安全有效,2006年7月31日,卫生部、国家中医药管理局发布《关于加强乡村中医药技术人员自种自采自用中草药管理的通知》。

1. 自种、自采、自用中药的概念 自种、自采、自用中药是指乡村中医药技术人员自己种植、采收、使用,不需特殊加工炮制的植物中草药。

2. 自种、自采、自用中草药的人员条件 自种、自采、自用中草药的人员应同时具备以下条件:① 熟悉中草药知识和栽培技术、具有中草药辨识能力。② 熟练掌握中医基本理论、技能和自种、自采中草药的性味功用、临床疗效、用法用量、配伍禁忌、毒副反应、注意事项等。

3. 不得自种、自采、自用中草药 包括:① 国家规定需特殊管理的医疗用毒性中草药。② 国家规定需特殊管理的麻醉药品原植物。③ 国家规定需特殊管理的濒稀野生植物药材。

4. 自种、自采、自用中草药的使用管理 根据当地实际工作需要,乡村中医药技术人员自种、自采、自用的中草药,只限于其所在的村医疗机构内使用,不得上市流通,不得加工成中药制剂。自种、自采、自用的中草药应当保证药材质量,不得使用变质、被污染等影响人体安全、药效的药材。对有毒副反应的中草药,乡村中医药技术人员应严格掌握其用法用量,并熟悉其有关的毒副反应,应按规定及时向当地主管部门报告。

二、《中药材生产质量管理规范》和认证

(一)中药材生产质量管理规范概述

为规范中药材生产,保证中药材质量,促进中药标准化、现代化,2002年4月17日,国家药品监督管理局颁布了《中药材生产质量管理规范(试行)》(Good Agricultural Practice, GAP),自2002年6月1日起施行。

GAP是中药材生产和质量管理的基本准则,适用于中药材生产企业生产中药材(含植物、动物药)的全过程。中药材生产企业应运用规范化管理和质量监控手段,保护野生药材资源和生态环

境,坚持"最大持续产量"原则,实现资源的可持续利用。

(二)《中药材生产质量管理规范(试行)》的主要内容

1. 产地生态环境　中药材产地的环境应符合国家相应标准,空气应符合大气环境质量二级标准,土壤应符合土壤质量二级标准,灌溉水应符合农田灌溉水质量标准,药用动物饮用水应符合生活饮用水质量标准。

2. 种质和繁殖材料　对养殖、栽培或野生采集的药用动植物,应准确鉴定其物种,包括亚种、变种或品种,记录其中文名及学名。种子、菌种和繁殖材料在生产、储运过程中应实行检验和检疫制度。应按动物习性进行药用动物的引种及驯化。加强中药材良种选育、配种工作,建立良种繁育基地,保护药用动植物种质资源。

3. 药用植物栽培　根据药用植物生长发育要求,确定栽培适宜区域,并制定相应的种植规程。根据营养特点及土壤的供肥能力,确定施肥种类、时间和数量,施用肥料的种类以有机肥为主,并有限度地使用化学肥料。允许施用经充分腐熟达到无害化卫生标准的农家肥,禁止施用城市生活垃圾、工业垃圾及医院垃圾和粪便。根据药用植物不同生长发育时期的需水规律及气候条件、土壤水分状况,适时、合理灌溉和排水。根据药用植物生长发育特性和不同的药用部位,加强田间管理。

4. 药用动物养殖　根据生存环境、食性、行为特点及对环境的适应能力等,确定养殖方式和方法。科学配制饲料,定时定量投喂。适时适量地补充精料、维生素、矿物质及其他必要的添加剂,不得添加激素、类激素等添加剂。合理确定给水的时间及次数。养殖环境应保持清洁卫生,建立消毒制度。药用动物的疫病防治,应以预防为主,定期接种疫苗。禁止将中毒、感染疫病的药用动物加工成中药材。

5. 采收与初加工　采集、贮存中药材以及对中药材进行初加工,应当符合国家有关技术规范、标准和管理规定。

6. 包装、运输与贮藏　包装前应检查并清除劣质品及异物;包装应按标准操作规程操作,并有批包装记录,其内容应包括品名、规格、产地、批号、重量、包装工号、包装日期等;在每件药材包装上,应注明品名、规格、产地、批号、包装日期、生产单位,并附有质量合格的标志;易破碎的药材应使用坚固的箱盒包装;毒性、麻醉性、贵细药材应使用特殊包装,并应贴上相应的标记;药材批量运输时,不应与其他有毒、有害、易串味物质混装;在应用传统贮藏方法的同时,应注意选用现代贮藏保管新技术、新设备。

7. 质量管理　生产企业应设质量管理部门,负责中药材生产全过程的监督管理和质量监控。药材包装前,质量检验部门应对每批药材,按中药材国家标准或经审核批准的中药材标准进行检验。检验项目应至少包括药材性状与鉴别、杂质、水分、灰分与酸不溶性灰分、浸出物、指标性成分或有效成分含量。农药残留量、重金属及微生物限度均应符合国家标准和有关规定。

8. 人员和设备　生产企业的技术负责人、质量管理部门负责人应有药学或农学、畜牧学等相关专业的大专以上学历,并有药材生产实践经验或药材质量管理经验;生产企业生产和检验用的仪器、仪表、量具、衡器等其适用范围和精密度应符合生产和检验的要求,有明显的状态标志,并定期校验。

9. 文件管理　生产企业应有生产管理、质量管理等标准操作规程。对每种中药材的生产全过程均应详细记录,必要时可附图片、图像。要求原始记录、生产计划及执行情况、合同及协议书均应存档,至少保存 5 年。

(三) 中药材生产质量管理规范的认证

为贯彻和落实中药材 GAP,2003 年 9 月 19 日,国家食品药品监督管理局印发了《中药材生产质量管理规范认证管理办法(试行)》及《中药材 GAP 认证检查评定标准(试行)》。自 2003 年 11 月 1 日起,国家食品药品监督管理局正式受理中药材 GAP 的认证申请,并组织认证试点工作。

2016 年 2 月 3 日,国务院印发《关于取消 13 项国务院部门行政许可事项的决定》,决定取消 GAP 认证。根据国家食品药品监督管理总局发布的《关于取消中药材生产质量管理规范认证有关事宜的公告》,自 2016 年 3 月 17 日发布公告之日起,国务院药品监督管理部门不再开展中药材 GAP 认证工作,不再受理相关申请,继续做好取消认证后中药材 GAP 的监督实施工作,对中药材 GAP 实施备案管理。已经通过认证的中药材生产企业继续按照中药材 GAP 规定,切实加强全过程质量管理,保证持续合规。

三、中药材专业市场管理

我国现有 17 个中药材专业市场,1996 年经国家中医药管理局、医药管理局、卫生部、国家工商行政管理局审核批准设立,从设立之初就要求由地方政府直接领导的市场管理委员会进行管理,近 20 年国家并未审批新的中药材专业市场。17 个中药材专业市场所在地是:河北保定市,黑龙江哈尔滨市,安徽亳州市,江西宜春市,山东菏泽市,河南许昌市,湖北黄冈市,湖南长沙市、邵阳市,广东广州市、揭阳市,广西玉林市,重庆渝中区,四川成都市,云南昆明市,陕西西安市,甘肃兰州市。

1. 进入中药材专业市场经营中药材者应具备的条件

(1) 具有专业人员:具有与所经营中药材规模相适应的药学技术人员,或经县级以上主管部门认定的,熟悉并能鉴别所经营中药材药性的人员。要求了解国家有关法规、中药材商品规格标准和质量标准。

(2) 取得证照:进入中药材专业市场经营中药材的企业和个体工商户必须依照法定程序取得《药品经营许可证》和《营业执照》。证照齐全者准予进入中药材专业市场固定门店从事中药材批发业务。

租用摊位经营自产中药材:申请在中药材专业市场租用摊位从事自产中药材业务的经营者,必须经所在中药材专业市场管理机构审查批准后,方可经营中药材。

2. 中药材专业市场管理的措施

(1)《药品管理法》及其《实施条例》规定,城乡集市贸易市场不得出售中药材以外的药品。

(2) 中药材发运管理:药品经营企业销售中药材,必须标明产地。发运中药材必须有包装。在每件包装上,必须注明品名、产地、日期、调出单位,并附有质量合格的标志。

(3) 经营禁止性行为:严禁销售假劣中药材,严禁未经批准以任何名义或方式经营中药饮片、中成药和其他药品,严禁销售国家规定的 27 种毒性药材,严禁非法销售国家规定的 42 种濒危药材。

(4) 中药材市场经营者管理:应完善购进记录、验收、储存、运输、调剂、临方炮制等过程的管理制度和措施。严禁从事饮片分包装、改换标签等活动,严禁从中药材市场或其他不具备饮片生产经营资质的单位或个人采购中药饮片。

四、进口药材管理

为加强进口药材监督管理,保证进口药材质量,2019 年 5 月 16 日,国家市场监督管理总局公布了《进口药材管理办法》,自 2020 年 1 月 1 日起施行。国家食品药品监督管理局 2005 年 11 月 24 日公布的《进口药材管理办法(试行)》同时废止。

1. **进口药材的监督管理**　国务院药品监督管理部门主管全国进口药材监督管理工作。国务院药品监督管理部门委托省级药品监督管理部门实施首次进口药材审批,并对委托实施首次进口药材审批的行为进行监督指导。省级药品监督管理部门依法对进口药材进行监督管理,并在委托范围内以国务院药品监督管理部门的名义实施首次进口药材审批。允许药品进口的口岸或者允许药材进口的边境口岸所在地负责药品监督管理的部门负责进口药材的备案,组织口岸检验并进行监督管理。

2. **首次进口药材的要求**　首次进口药材当按照《进口药材管理办法》规定取得进口药材批件后,向口岸药品监督管理部门办理备案。首次进口药材,是指非同一国家(地区)、非同一申请人、非同一药材基原的进口药材。

3. **非首次进口药材的要求**　非首次进口药材,应当按照《进口药材管理办法》规定直接向口岸药品监督管理部门办理备案。非首次进口药材实行目录管理,具体目录由国务院药品监督管理部门制定并调整。尚未列入目录,但申请人、药材基原以及国家(地区)均未发生变更的,按照非首次进口药材管理。

4. **进口药材的标准**　进口药材应当符合国家药品标准。中国药典现行版未收载的品种,应当执行进口药材标准;中国药典现行版、进口药材标准均未收载的品种,应当执行其他的国家药品标准。少数民族地区进口当地习用的少数民族药药材,尚无国家药品标准的,应当符合相应的省、自治区药材标准。

5. **进口药材批件编号格式**　(省、自治区、直辖市简称)药材进字＋4 位年号＋4 位顺序号。

五、野生药材资源保护

为保护与合理利用野生药材资源,适应人民医疗保健事业的需要,1987 年 10 月 30 日,国务院制定了《野生药材资源保护管理条例》,自 1987 年 12 月 1 日起施行。在我国境内采猎、经营野生药材的任何单位或个人,除国家另有规定外,都必须遵守《野生药材资源保护管理条例》的规定。另外,《中医药法》规定,国家保护药用野生动植物资源,对药用野生动植物资源实行动态监测和定期普查,建立药用野生动植物资源种质基因库,鼓励发展人工种植养殖,支持依法开展珍贵、濒危药用野生动植物的保护、繁育及其相关研究。

(一) 国家重点保护的野生药材物种的分级及品种名录

1. **国家重点保护的野生药材物种的分级**　重点保护的野生药材物种分为三级管理。一级保护野生药材物种,是指濒临灭绝状态的稀有珍贵野生药材物种。二级保护野生药材物种,是指分布区域缩小、资源处于衰竭状态的重要野生药材物种。三级保护野生药材物种,是指资源严重减少的主要常用野生药材物种。

2. **国家重点保护的野生药材名录**　《国家重点保护野生药材物种名录》共收载野生药材物种 76 种,包含中药材 42 种。

一级保护野生药材物种共 4 种,即虎骨(已禁用)、豹骨、羚羊角、梅花鹿茸。

二级保护野生药材共 17 种,包括马鹿茸、麝香(3 个品种)、熊胆(2 个品种)、穿山甲、蟾酥(2 个品种)、蛤蟆油、金钱白花蛇、乌梢蛇、蕲蛇、蛤蚧、甘草(3 个品种)、黄连(3 个品种)、人参、杜仲、厚朴(2 个品种)、黄柏(2 个品种)、血竭。

三级保护野生物种药材共 22 种,包括川贝母(4 个品种)、伊贝母(2 个品种)、刺五加、黄芩、天冬、猪苓、龙胆(4 个品种)、防风、远志(2 个品种)、胡黄连、肉苁蓉、秦艽(4 个品种)、细辛(3 个品种)、紫草、五味子(2 个品种)、蔓荆子(2 个品种)、诃子(2 个品种)、山茱萸、石斛(5 个品种)、阿魏(2 个品种)、连翘、羌活(2 个品种)。

(二)一级保护野生药材物种的管理

禁止采猎一级保护野生药材物种。一级保护野生药材物种属于自然淘汰的,其药用部分由药材公司负责经营管理,但不得出口。根据国家规定,自 2006 年 1 月 1 日起,我国已全面禁止从野外猎捕豹类和收购豹骨。对非内服中成药处方中含豹骨的品种,一律除去豹骨,不用代用品。

(三)二、三级保护野生药材物种的管理

采猎、收购二、三级保护野生药材物种的,必须按照批准的计划执行。采猎二、三级保护野生药材物种的,不得在禁止采猎区、禁止采猎期进行采猎,不得使用禁用工具进行采猎。采猎二、三级保护野生药材物种的,必须持有采药证。取得采药证后,需要进行采伐或狩猎的,必须分别向有关部门申请采伐证或狩猎证。

二、三级保护野生药材物种属于国家计划管理的品种,由中国药材公司统一经营管理;其余品种由产地县药材公司或其委托单位按照计划收购。二、三级保护野生药材物种的药用部分,除国家另有规定外,实行限量出口。实行限量出口和出口许可证制度的品种,由国家医药管理部门会同国务院有关部门确定。

第三节 | 中药饮片管理

一、生产、经营管理

(一)中药饮片生产经营监管

中药饮片生产是我国特有的以中医理论为指导的制药技术。中药饮片既可根据中药处方直接调配煎汤(剂)服用,又可作为中成药生产的原料供制药厂使用,其质量好坏,直接影响中医临床疗效。

1. 中药饮片生产监管

(1)中药饮片炮制:《药品管理法》规定,中药饮片的炮制必须按照国家药品标准炮制,国家药品标准没有规定的,必须按照省级药品监督管理部门制定的炮制规范炮制。

(2)批准文号管理:生产新药或者已有国家标准的药品,须经国务院药品监督管理部门批准,并发给批准文号;但是,生产没有实施批准文号管理的中药材和中药饮片除外。实行批准文号管

理的中药材、中药饮片品种目录由国务院药品监督管理部门会同国务院中医药管理部门制定。

　　(3) 包装标签：生产中药饮片，应当选用与药品质量相适应的包装材料和容器；包装不符合规定的中药饮片，不得销售。中药饮片包装必须印有或贴有标签。中药饮片的标签必须注明品名、规格、产地、生产企业、产品批号、生产日期、实施批准文号管理的中药饮片还必须注明批准文号。

　　(4) 生产管理：生产中药饮片必须持有《药品生产许可证》《药品 GMP 证书》；必须以中药材为起始原料，使用符合药用标准的中药材，并应尽量固定药材产地；必须严格执行国家药品标准和地方中药饮片炮制规范、工艺规程；必须在符合药品 GMP 条件下组织生产，出厂的中药饮片应检验合格，并随货附纸质或电子版的检验报告书。严禁生产企业外购中药饮片半成品或成品进行分包装或改换包装标签等行为。

　　(5) 经营管理：批发零售中药饮片必须持有《药品经营许可证》《药品 GSP 证书》，必须从持有《药品 GMP 证书》的生产企业或持有《药品 GSP 证书》的经营企业采购。批发企业销售给医疗机构、药品零售企业和使用单位的中药饮片，应随货附加盖单位公章的生产、经营企业资质证书及检验报告书(复印件)。严禁经营企业从事饮片分包装、改换标签等活动，严禁从中药材市场或其他不具备饮片生产经营资质的单位或个人采购中药饮片。

　　2. 中药饮片批发企业经营监管

　　(1) 药品批发企业：经营中药材、中药饮片的，应当有专用的库房和养护工作场所，直接收购地产中药材的应当设置中药样品室(柜)。采购中药材、中药饮片的，还应当标明产地。

　　中药材的验收记录应当包括品名、产地、供货单位、到货数量、验收合格数量等内容。中药饮片验收记录应当包括品名、规格、批号产地、生产日期、生产厂商、供货单位、到货数量、验收合格数量等内容，实施批准文号管理的中药饮片还应当记录批准文号。

　　(2) 药品零售企业：储存中药饮片应当设立专用库房。中药饮片柜斗谱的书写应当正名正字；装斗前应当复核，防止错斗、串斗；应当定期清斗，防止饮片生虫、发霉、变质；不同批号的饮片装斗前应当清斗并记录；企业应当定期对陈列、存放的药品进行检查，重点检查拆零药品和易变质、近效期、摆放时间较长的药品以及中药饮片。发现有质量疑问的药品应当及时撤柜，停止销售，由质量管理人员确认和处理，并保留相关记录。毒性中药品种和罂粟壳不得陈列。销售中药饮片做到计量准确，并告知煎服方法及注意事项；提供中药饮片代煎服务，应当符合国家有关规定。

　　(二) 毒性中药饮片定点生产经营管理

　　(1) 国家药品监督管理部门对毒性中药材的饮片，实行统一规划，合理布局，定点生产。毒性中药材的饮片定点生产原则如下：① 对于市场需求量大，毒性药材生产较多的地区定点要合理布局，相对集中，按省区确定 2～3 个定点企业。② 对于一些产地集中的毒性中药材品种，如朱砂、雄黄、附子等，要全国集中统一定点生产，供全国使用。逐步实现以毒性中药材主产区为中心择优定点。③ 毒性中药材的饮片定点生产企业，要符合《医疗用毒性药品管理办法》等规范要求。

　　(2) 加强对定点生产毒性中药材的饮片企业的管理，建立健全毒性中药材的饮片的各项生产管理制度，包括生产管理、质量管理、仓储管理、营销管理等。强化和规范毒性中药材的饮片生产工艺技术管理，制定切实可行的工艺操作规程，建立批生产记录，保证生产过程的严肃性、规范性。

　　加强毒性中药材的饮片包装管理，毒性中药材的饮片严格执行《中药饮片包装管理办法》，包装要有突出、鲜明的毒药标志。

　　建立毒性中药材的饮片生产、技术经济指标统计报告制度。定点生产的毒性中药饮片，应销往具有经营毒性中药饮片资格的经营单位或直销到医疗单位。

（3）毒性中药饮片的经营管理。具有经营毒性中药资格的企业采购毒性中药饮片，必须从持有毒性中药材的饮片定点生产证的中药饮片生产企业和具有经营毒性中药资格的批发企业购进，严禁从非法渠道购进毒性中药饮片。

毒性中药饮片必须按照国家有关规定，实行专人、专库（柜）、专账、专用衡器，双人双锁保管。做到账、货、卡相符。

（三）中药配方颗粒管理

中药配方颗粒是由单味中药饮片经提取浓缩制成的、供中医临床配方用的颗粒。中药配方颗粒实行单味定量包装，供药剂人员遵临床医嘱随证处方，按规定剂量调配给患者直接服用。中药配方颗粒是中药汤剂改革的一种尝试，提倡者大多强调其再生产、使用、调配上的优越性，认为免去了中药煎煮、浓缩、醇沉等工序，缩短了制备时间，不受煎煮时间的限制，且提取工艺科学、先进，其推广应用不但可以节省中药材资源，而且能够推动中药饮片现代化以及有关标准的完善。但中药配方颗粒在疗效、价格及包装规格方面还存在争议。如单味中药浓缩颗粒的简单混合使用与中药饮片合煎可能存在一定的差别，从而影响疗效，且价格远远高于中药饮片。

2013年6月26日，国家食品药品监督管理总局办公厅发布《关于严格中药饮片炮制规范及中药配方颗粒试点研究管理等有关事宜的通知》。针对出现的将尚处在科研阶段的科研产品或按制剂管理的产品列入炮制规范等问题，进行严格管理。此外，为推进中药饮片实施批准文号管理，规范中药配方颗粒的试点研究，中药配方颗粒从2001年12月1日起纳入中药饮片管理范畴，实行批准文号管理。

二、医疗机构中药饮片管理

为加强医院中药饮片管理，保障人体用药安全、有效，2007年3月12日，国家中医药管理局、卫生部发布了《医院中药饮片管理规范》。该规范适用于各级各类医院中药饮片的采购、验收、保存、调剂、临方炮制、煎煮等管理。按照麻醉药品管理的中药饮片和毒性中药饮片的采购、存放、保管、调剂等，必须符合《麻醉药品和精神药品管理条例》《医疗用毒性药品管理办法》《处方管理办法》等的有关规定。

1. **人员要求**　医院应配备与医院级别相适应的中药学技术人员。直接从事中药饮片技术工作的，应当是中药学专业技术人员。三级医院应当至少配备一名副主任中药师以上专业技术人员，二级医院应当至少配备一名主管中药师以上专业技术人员，一级医院应当至少配备一名中药师或相当于中药师以上专业技术水平的人员。

负责中药饮片验收的，在二级以上医院应当是具有中级以上专业技术职称和饮片鉴别经验的人员；在一级医院应当是具有初级以上专业技术职称和饮片鉴别经验的人员。

负责中药饮片临方炮制工作的，应当是具有3年以上炮制经验的中药学专业技术人员。

中药饮片煎煮工作应当由中药学专业技术人员负责，具体操作人员应当经过相应的专业技术培训。

2. **采购**　医院采购中药饮片，由仓库管理人员依据本单位临床用药情况提出计划，经本单位主管中药饮片工作的负责人审批签字后，依照药品监督管理部门有关规定从合法的供应单位购进中药饮片。应当验证生产经营企业的《药品生产许可证》或《药品经营许可证》《企业法人营业执照》

和销售人员的授权委托书、资格证明、身份证,并将复印件存档备查。购进国家实行批准文号管理的中药饮片,还应当验证注册证书并将复印件存档备查。医院与中药饮片供应单位应当签订《质量保证协议书》。医院应当定期对供应单位供应的中药饮片质量进行评估,并根据评估结果及时调整供应单位和供应方案。严禁擅自提高饮片等级、以次充好,为个人或单位谋取不正当利益。

3. **验收**　医院对所购的中药饮片,应当按国家药品标准和省级药品监督管理部门制定的标准和规范进行验收,验收不合格的不得入库。对购入的中药饮片质量有疑义需要鉴定的,应当委托国家认定的药检部门进行鉴定。有条件的医院,可以设置中药饮片检验室、标本室,并能掌握《中国药典》收载的中药饮片常规检验方法。购进中药饮片时,验收人员应当对品名、产地、生产企业、产品批号、生产日期、合格标识、质量检验报告书、数量、验收结果及验收日期逐一登记并签字。购进国家实行批准文号管理的中药饮片,还应当检查核对批准文号。发现假冒劣质中药饮片,应当及时封存并报告当地药品监督管理部门。

4. **保管**　医院对中药饮片的保管应符合要求。中药饮片仓库应当有与使用量相适应的面积,具备通风、调温、调湿、防潮、防虫、防鼠等条件及设施。中药饮片出入库应当有完整记录。中药饮片出库前,应当严格进行检查核对,不合格的不得出库使用。应当定期进行中药饮片养护检查,并记录检查结果。养护中发现质量问题,应当及时上报并采取相应措施。

5. **调剂与临方炮制**

(1) 调剂室:中药饮片调剂室应当有与调剂量相适应的面积,配备通风、调温、调湿、防潮、防虫、防鼠、除尘设施,工作场地、操作台面应当保持清洁卫生。

(2) 装斗:中药饮片调剂室的药斗等储存中药饮片的容器应当排列合理,有品名标签。药品名称应当符合《中国药典》或省级药品监督管理部门制定的规范名称。标签和药品要相符。中药饮片装斗时要清斗,认真核对,装量适当,不得错斗、串斗。医院调剂用计量器具应当按照质量技术监督部门的规定定期校验,不合格的不得使用。

(3) 调剂要求:中药饮片调剂人员在调配处方时,应当按照《处方管理办法》和中药饮片调剂规程的有关规定进行审方和调剂。对存在"十八反""十九畏"、妊娠禁忌、超过常用剂量等可能引起用药安全问题的处方,应当由处方医生确认("双签字")或重新开具处方后方可调配。

中药饮片调配后,必须经复核后方可发出。二级以上医院应当由主管中药师以上专业技术人员负责调剂复核工作,复核率应当达到100%。医院应当定期对中药饮片调剂质量进行抽查,并记录检查结果。中药饮片调配每剂重量误差应当在±5%以内。

罂粟壳不得单方发药,必须凭有麻醉药处方权的执业医师签名的淡红色处方方可调配,每张处方不得超过3日用量,连续使用不得超过7日,成人一次的常用量为每日3~6克。处方保存3年备查。

(4) 临方炮制:对市场上没有供应的中药饮片,医疗机构可以根据本医疗机构医师处方的需要,在本医疗机构内炮制、使用。医疗机构应当遵守中药饮片炮制的有关规定,对其炮制的中药饮片的质量负责,保证药品安全。医疗机构炮制中药饮片,应当向所在地设区的市级药品监督管理部门备案。根据临床用药需要,医疗机构可以凭本医疗机构医师的处方对中药饮片进行再加工。

6. **煎煮**　医院开展中药饮片煎煮服务,应当有与之相适应的场地及设备、卫生状况良好,具有通风、调温、冷藏等设施。医院应当建立健全中药饮片煎煮的工作制度、操作规程和质量控制措施,并严格执行。中药饮片煎煮液的包装材料和容器应当无毒、卫生、不易破损,并符合有关规定。

第四节　中成药与医疗机构中药制剂管理

一、中成药通用名称命名

中成药目前没有商品名,只有通用名。为规范中成药命名,体现中医药特色,2017 年 11 月 20 日,国家食品药品监督管理总局制定了《中成药通用名称命名技术指导原则》,中药新药应根据技术指导原则的要求进行命名。

(一)中成药通用名称命名基本原则

1. 单制剂命名

(1) 一般应采用中药材、中药饮片、中药有效成分、中药有效部位加剂型命名,如花蕊石散、丹参口服液、巴戟天寡糖胶囊等。

(2) 可采用中药有效成分、中药有效部位与功能结合剂型命名。

(3) 中药材人工制成品的名称应与天然品的名称有所区别,一般不应以"人工××"加剂型命名。

2. 复方制剂命名　中成药复方制剂根据处方组成的不同情况可酌情采用下列方法命名。

(1) 采用处方主要药材名称的缩写加剂型命名,但其缩写不能组合成违反其他命名要求的含义,如香连丸、桂附地黄丸等。

(2) 采用主要功能加剂型命名,如补中益气合剂;也可采用比喻、双关、借代、对偶等各种修辞手法来表示方剂功能,如交泰丸、玉屏风散等。

(3) 采用药物味数加剂型命名,如四物汤等。

(4) 采用剂量加剂型命名,如七厘散、六一散等。

(5) 以药物颜色加剂型命名,如桃花汤等。

(6) 以服用时间加剂型命名,如鸡鸣散等。

(7) 可采用君药或主要药材名称加功能及剂型命名,如龙胆泻肝丸、当归补血汤等。

(8) 可采用药味数与主要药材名称,或者药味数与功能或用法加剂型命名,如五苓散、三生饮等。

(9) 可采用处方来源(不包括朝代)与功能或药名加剂型命名,如指迷茯苓丸等。

(10) 可采用功能与药物作用的病位(中医术语)加剂型命名,如养阴清肺丸等。

(11) 可采用主要药材和药引结合并加剂型命名,如川芎茶调散等。

(12) 可加该药临床所用的科名,如儿科用药小儿消食片等。

(13) 可在命名中加该药的用法,如小儿敷脐止泻散、含化上清片、外用紫金锭等。

(14) 在遵照命名原则条件下,命名可体现阴阳五行、古代学术派别思想、古代物品的名称等,以突出中国传统文化特色,如左金丸、玉泉丸等。

(二)已上市中成药通用名称命名规范

对于已上市中成药,如存在明显夸大疗效,误导医生和患者的;名称不正确、不科学,有低俗用语和迷信色彩的;处方相同而药品名称不同,药品名称相同或相似而处方不同的;三种情形,必须更名。对于药品名称有地名、人名、姓氏,药品名称中有"宝""精""灵"等,但品种有一定的使用历史,已经形成品牌,公众普遍接受的,可不更名。来源于古代经典名方的各种中成药制剂也不予更名。

中成药通用名称更名工作由国家药典委员会负责。国家药典委员会将组织专家提出需更名的已上市中成药名单。新的通用名称批准后,给予2年过渡期,过渡期内采取新名称后括注老名称的方式,让患者和医生逐步适应。

二、中药品种保护

为了提高中药品种的质量,保护中药生产企业的合法权益,促进中药事业的发展,1992年10月14日,国务院颁布《中药品种保护条例》,自1993年1月1日起施行。《中药品种保护条例》规定,国家鼓励研制开发临床有效的中药品种,对质量稳定、疗效确切的中药品种实行分级保护制度。为加强中药品种保护管理工作,突出中医药特色,鼓励创新,促进提高,保护先进,保证中药品种保护工作的科学性、公正性和规范性,2009年2月3日,国家食品药品监督管理局颁布了《中药品种保护指导原则》。另外,《中医药法》规定,国家建立中医药传统知识保护数据库、保护名录和保护制度。中医药传统知识持有人对其持有的中医药传统知识享有传承使用的权利,对他人获取、利用其持有的中医药传统知识享有知情同意和利益分享等权利。国家对经依法认定属于国家秘密的传统中药处方组成和生产工艺实行特殊保护。

(一)《中药品种保护条例》的适用范围及管理部门

1. 适用范围 《中药品种保护条例》适用于中国境内生产制造的中药品种,包括中成药、天然药物的提取物及其制剂和中药人工制品。申请专利的中药品种,依照专利法的规定办理,不适用本条例。

2. 监督管理部门 国务院药品监督管理部门负责全国中药品种保护的监督管理工作。国家中医药管理部门协同管理全国中药品种的保护工作。国务院药品监督管理部门组建国家中药品种保护审评委员会办公室,该办公室是审批中药保护品种的专业技术审查和咨询机构。

(二)中药保护品种的范围和等级划分

1. 中药保护品种的范围 受保护的中药品种,必须是列入国家药品标准的品种。

2. 中药保护品种的等级划分 对受保护的中药品种划分为一级和二级进行管理。中药一级保护品种的保护期限分别为30年、20年、10年,中药二级保护品种的保护期限为7年。

(1)申请中药一级保护品种的条件:符合下列条件之一的中药品种,可以申请一级保护:① 对特定疾病有特殊疗效的。② 相当于国家一级保护野生药材物种的人工制成品。③ 用于预防和治疗特殊疾病的。

对特定疾病有特殊疗效,是指对某一疾病在治疗效果上能取得重大突破性进展。例如,对常见病、多发病等疾病有特殊疗效,对既往无有效治疗方法的疾病能取得明显疗效,或者对改善重大疑难疾病、危急重症或罕见疾病的终点结局(病死率、致残率等)取得重大进展。

相当于国家一级保护野生药材物种的人工制成品,是指列为国家一级保护物种药材的人工制成品;或目前虽属于二级保护物种,但其野生资源已处于濒危状态物种药材的人工制成品。

用于预防和治疗特殊疾病中的特殊疾病,是指严重危害人民群众身体健康和正常社会生活经济秩序的重大疑难疾病、危急重症、烈性传染病和罕见病,如恶性肿瘤、终末期肾病、脑卒中、急性心肌梗死、艾滋病、传染性非典型肺炎、人禽流感、苯丙酮尿症、地中海贫血等疾病。

用于预防和治疗重大疑难疾病、危急重症、烈性传染病的中药品种,其疗效应明显优于现有治疗方法。

(2)申请中药二级保护品种的条件:符合下列条件之一的中药品种,可以申请二级保护:① 符合上述一级保护的品种或者已经解除一级保护的品种。② 对特定疾病有显著疗效的。③ 从天然药物中提取的有效物质及特殊制剂。

对特定疾病有显著疗效,是指能突出中医辨证用药理法特色,具有显著临床应用优势,或对主治的疾病、证候或症状的疗效优于同类品种。

从天然药物中提取的有效物质及特殊制剂,是指从中药、天然药物中提取的有效成分、有效部位制成的制剂,且具有临床应用优势。

(三)中药保护品种的申请类别

1. **初次保护申请** 初次保护申请是指首次提出的中药品种保护申请;其他同一品种生产企业在该品种保护公告前提出的保护申请,按初次保护申请管理。申报品种由多家企业生产的,应由原研企业提出首次申报。

2. **同品种保护申请** 同品种保护申请是指药品名称、剂型、处方都相同的品种,在首家初次保护申请品种被批准保护(公告)之后,其他同品种生产企业按照规定提出的保护申请。

3. **延长保护期申请** 延长保护期申请是指中药保护品种生产企业在该品种保护期届满前按规定提出延长保护期的申请。

4. **补充申请** 中药保护品种审批件及证书中有关事项发生变更时,该保护品种生产企业应提出补充申请。

(四)中药保护品种的受理与审批

1. **申请与受理** 中药生产企业对其生产符合《中药品种保护条例》规定的中药品种,可以向所在地省级药品监督管理部门提出申请,由省级药品监督管理部门初审签署意见后,报国务院药品监督管理部门。特殊情况下,中药生产企业也可以直接向国务院药品监督管理部门提出申请。

2. **核查和初审** 国务院药品监督管理部门委托国家中药品种保护审评委员会负责对申请保护的中药品种进行审评。各省级药品监管部门在收到企业的申报资料及受理中心受理通知书后,应在 20 日内完成申报资料的真实性核查和初审工作,并将核查报告、初审意见和企业申报资料一并寄至国家中药品种保护审评委员会。国家中药品种保护审评委员会应当自接到申请报告书之日起 6 个月内做出审评结论。

3. **批准** 根据国家中药品种保护审评委员会的审评结论,由国务院药品监督管理部门决定是否给予保护。批准保护的中药品种,由国务院药品监督管理部门发给《中药保护品种证书》。申请企业对审批结论有异议的,可以在收到审批意见之日起 60 日内向国务院药品监督管理部门提出复审申请,并说明复审理由。

(五)中药保护品种的保护措施

1. **中药一级保护品种的保护措施**

(1)该品种的处方组成、工艺制法在保护期内由获得《中药保护品种证书》的生产企业和有关的药品监督管理部门、单位和个人负责保密,不得公开。负有保密责任的有关部门、企业和单位应按照国家有关规定,建立必要的保密制度。

(2) 向国外转让中药一级保护品种的处方组成、工艺制法,应当按照国家有关保密的规定办理。

(3) 因特殊情况需要延长保护期的,由生产企业在该品种保护期满前 6 个月,依照《中药品种保护条例》的规定程序申报。由国务院药品监督管理部门确定延长的保护期限,不得超过第一次批准的保护期限。

2. 中药二级保护品种的保护措施　中药二级保护品种在保护期满后可以延长保护期限,时间为 7 年,由生产企业在该品种保护期满前 6 个月依据规定的程序申报。

3. 其他保护措施

(1) 除临床用药紧张的中药保护品种另有规定外,被批准保护的中药品种在保护期内仅限于已获得《中药保护品种证书》的企业生产。

(2) 对已批准保护的中药品种,如果在批准前是由多家企业生产的,其中未申请《中药保护品种证书》的企业应当自公告发布之日起 6 个月内向国务院药品监督管理部门申报,按规定提交完整的资料,经指定的药品检验机构对申报品种进行质量检验,达到国家药品标准的,经国务院药品监督管理部门审批后,补发批准文件和《中药保护品种证书》;对未达到国家药品标准的,依照药品管理的法律、行政法规的规定,撤销该中药品种的批准文号。

(3) 生产中药保护品种的企业及有关主管部门应当重视生产条件的改进,提高品种的质量。

(4) 中药保护品种在保护期内向国外申请注册时,必须经过国家药品监督管理部门批准同意,否则不得办理。

(六) 保护终止

在保护期内的品种,有下列情形之一的,国务院药品监督管理部门将提前终止保护,收回其保护审批件及证书: ① 保护品种生产企业的《药品生产许可证》被撤销、吊销或注销的。② 保护品种的药品批准文号被撤销或注销的。③ 申请企业提供虚假的证明文件、资料、样品或者采取其他欺骗手段取得保护审批件及证书的。④ 保护品种生产企业主动提出终止保护的。⑤ 累计 2 年不缴纳保护品种年费的。⑥ 未按照规定完成改进提高工作的。⑦ 其他不符合法律法规规定的。已被终止保护的品种的生产企业,不得再次申请该品种的中药品种保护。

三、医疗机构中药制剂管理

《中医药法》规定,国家鼓励医疗机构根据本医疗机构临床用药需要配制和使用中药制剂,支持应用传统工艺配制中药制剂,支持以中药制剂为基础研制中药新药。

(1) 医疗机构配制中药制剂,应当依照《药品管理法》的规定取得医疗机构制剂许可证,或者委托取得药品生产许可证的药品生产企业、取得医疗机构制剂许可证的其他医疗机构配制中药制剂。委托配制中药制剂,应当向委托方所在地省级药品监督管理部门备案。医疗机构对其配制的中药制剂的质量负责;委托配制中药制剂的,委托方和受托方对所配制的中药制剂的质量分别承担相应责任。

(2) 医疗机构配制的中药制剂品种,应当依法取得制剂批准文号。但是,仅应用传统工艺配制的中药制剂品种,向医疗机构所在地省级药品监督管理部门备案后即可配制,不需要取得制剂批准文号。

2018 年 2 月 9 日,国家食品药品监督管理总局发布的《关于对医疗机构应用传统工艺配制中药制剂实施备案管理的公告》,对传统中药制剂的备案管理事项进一步明确。备案管理的传统中药制剂包括:① 由中药饮片经粉碎或仅经水或油提取制成的固体(丸剂、散剂、丹剂、锭剂等)、半固体(膏滋、膏药等)和液体(汤剂等)传统剂型。② 由中药饮片经水提取制成的颗粒以及由中药饮片经粉碎后制成的胶囊剂。③ 由中药饮片用传统方法提取制成的酒剂、酊剂。

医疗机构所备案的传统中药制剂应与其《医疗机构执业许可证》所载明的诊疗范围一致。属于下列情形之一的,不得备案:①《医疗机构制剂注册管理办法(试行)》中规定的不得作为医疗机构制剂申报的情形。② 与市场上已有供应品种相同处方的不同剂型品种。③ 中药配方颗粒。④ 其他不符合国家有关规定的制剂。

传统中药制剂备案号格式为:×药制备字 Z+4 位年号+4 位顺序号+3 位变更顺序号(首次备案 3 位变更为 000)。×为省份简称。

(3)医疗机构应严格论证中药制剂立题依据的科学性、合理性和必要性,并对其配制的中药制剂实施全过程的质量管理,对制剂安全、有效负总责。医疗机构应当进一步积累临床使用中的有效性数据,严格履行不良反应报告责任,建立不良反应监测及风险控制体系。

四、古代经典名方中药复方制剂管理

《中医药法》规定,生产符合国家规定条件的来源于古代经典名方的中药复方制剂,在申请药品批准文号时,可以仅提供非临床安全性研究资料。上述所称古代经典名方,是指至今仍广泛应用、疗效确切、具有明显特色与优势的古代中医典籍所记载的方剂。

(一)古代经典名方目录

为贯彻落实《中医药法》,推动来源于古代经典名方的中药复方制剂稳步发展,为人民群众健康提供更好保障,2018 年 4 月 13 日,国家中医药管理局会同国家药品监督管理局制定了《古代经典名方目录(第一批)》。

第一批目录共 100 首,分列方名、出处、处方、制法及用法、剂型。以桃核承气汤为例,出处:《伤寒论》(汉·张仲景)"太阳病不解,热结膀胱,其人如狂,血自下,下者愈。其外不解者,尚未可攻,当先解其外;外解已,但少腹急结者,乃可攻之,宜桃核承气汤。"处方:桃仁五十个(去皮尖),大黄四两,桂枝二两(去皮),甘草二两(炙),芒硝二两。制法及用法:上五味,以水七升,煮取二升半,去滓,内芒硝,更上火,微沸下火,先食温服五合,日三服。剂型:汤剂。

(二)古代经典名方中药复方制剂的管理要求

为传承发展中医药事业,加强古代经典名方中药复方制剂(以下简称经典名方制剂)的质量管理,2018 年 5 月 29 日,国家药品监督管理局会同国家中医药管理局组织制定了《古代经典名方中药复方制剂简化注册审批管理规定》。经典名方制剂申请上市,可仅提供药学及非临床安全性研究资料,免报药效学研究及临床试验资料。申请人应当确保申报资料的数据真实、完整、可追溯。

1. **简化审批的条件** 简化注册审批的经典名方制剂应当符合以下条件:① 处方中不含配伍禁忌或药品标准中标识有"剧毒""大毒"及经现代毒理学证明有毒性的药味。② 处方中药味及所涉及的药材均有国家药品标准。③ 制备方法与古代医籍记载基本一致。④ 除汤剂可制成颗粒剂外,剂型应当与古代医籍记载一致。⑤ 给药途径与古代医籍记载一致,日用饮片量与古代医籍记载相当。⑥ 功能主治应当采用中医术语表述,与古代医籍记载基本一致。⑦ 适用范围不包括传染病,不涉及孕妇、婴幼儿等特殊用药人群。

2. **申请人资质**　经典名方制剂的注册申请人应当为在中国境内依法设立,能够独立承担药品质量安全等责任的药品生产企业,并应当符合国家产业政策有关要求。生产企业应当具有中药饮片炮制、提取、浓缩、干燥、制剂等完整的生产能力,符合药品生产质量管理规范的要求。

3. **物质基准的申报与发布**　经典名方制剂的研制分"经典名方物质基准"研制与制剂研制两个阶段。申请人应当按照古代经典名方目录公布的处方、制法研制"经典名方物质基准",并根据"经典名方物质基准"开展经典名方制剂的研究,证明经典名方制剂的关键质量属性与"经典名方物质基准"确定的关键质量属性一致。

"经典名方物质基准",是指以古代医籍中记载的古代经典名方制备方法为依据制备而得的中药药用物质的标准,除成型工艺外,其余制备方法应当与古代医籍记载基本一致。

4. **经典名方制剂的注册程序及管理要求**　申请人按申请经典名方制剂上市的程序提交注册申请。国家药品监督管理局药品审评机构收到经典名方制剂申请上市的申报资料后,应当组织药学、医学及毒理学技术人员对申报资料进行审评,必要时可以要求申请人补充资料,并说明理由。

五、中药注射剂管理

(一)中药注射剂概述

1. **中药注射剂的概念**　中药注射剂是指从药材中提取的有效物质制成的可供注入人体内,包括肌内、穴位、静脉注射和静脉滴注使用的灭菌溶液或乳状液、混悬液,以及供临用前配成溶液的无菌粉末或浓溶液等注入人体的制剂。

2. **中药注射剂的特征**

(1)中药注射剂的理论基础是中医理论。由于注射剂直接注入体内,质量要求很高,组成药味越多越难研制,故其组成药味数宜少,最好不超过3味。纳入国家标准的109种中药注射剂涉及原料药143种,其中在药物组成中只出现1次的100种,出现2次及超过2次的43种。这43种原料药,共计在单方和复方中重复出现160次。以上重复出现的原料药,其功能较多地集中在清热(15种),其中清热解毒药(10种)、补益药(5种)和活血化瘀药(4种)。显然,供制备中药注射剂的常用原料药,只是常用中药的一小部分,远不如制备汤剂或中成药所用的原料药品种类多。

(2)中药注射剂的处方组成除植物药材以外,还包括珍珠母、水牛角、山羊角、麝香、鹿茸、水蛭、没药、地龙、明矾、斑蝥等动物及矿物材料。

(3)由于中药中所含的成分过于复杂,单味中药材中化学成分从几十种到几百种不等,难以分离、提纯,仅依靠目前所拥有的技术手段还不能完全弄清其中的有效和有害成分。而且中药原材料受产地、气候、种植方式、储存方式等影响,其有效或有害成分相差很大。

(二)中药注射剂临床使用基本原则

近年来,"鱼腥草注射液""刺五加注射液""炎毒清注射液""复方蒲公英注射液""鱼金注射液"等多个品种的中药注射剂因发生严重不良事件或存在严重不良反应被暂停销售使用。针对中药注射剂在临床使用中出现的问题,2008年12月24日,卫生部、国家食品药品监督管理局、国家中医药管理局发布了《进一步加强中药注射剂生产和临床使用管理的通知》,提出中药注射剂临床使用基本原则。

(1) 选用中药注射剂应严格掌握适应证,合理选择给药途径。能口服给药的,不选用注射给药;能肌内注射给药的,不选用静脉注射或滴注给药;必须选用静脉注射或滴注给药的应加强监测。

(2) 辨证施药,严格掌握功能主治。临床使用应辨证用药,严格按照药品说明书规定的功能主治使用,禁止超功能主治用药。

(3) 严格掌握用法用量及疗程。按照药品说明书推荐剂量、调配要求、给药速度、疗程使用药品。不超剂量、过快滴注和长期连续用药。

(4) 严禁混合配伍,谨慎联合用药。中药注射剂应单独使用,禁忌与其他药品混合配伍使用。谨慎联合用药,如确需联合使用其他药品时,应谨慎考虑与中药注射剂的间隔时间以及药物相互作用等问题。

(5) 用药前应仔细询问过敏史,对过敏体质者应慎用。

(6) 对老人、儿童、肝肾功能异常患者等特殊人群和初次使用中药注射剂的患者应慎重使用,加强监测。对长期使用的在每疗程间要有一定的时间间隔。

(7) 加强用药监护。用药过程中,应密切观察用药反应,特别是开始 30 分钟。发现异常,立即停药,采用积极救治措施,救治患者。

（王柳萍　王　丽）

第八章 药品信息管理

第一节 药品信息管理概述

一、药品信息的概念和分类

(一)药品信息的概念

药品信息是指所有与药品有关的信息。药品信息包括两方面:一是有关药品特征、特性和变化方面的信息,如药品的理化性质,药品的安全性、有效性等信息;二是有关药品活动方面的信息,如药品的研制、生产、经营、使用、监督管理和药学教育等信息。

(二)药品信息的分类

依照不同的标准,可以将药品信息划分为不同的类型。

按照药品信息内容划分,可分为药品经济信息、药品科技信息、药品政策法规信息和药品教育信息等。

按照药品信息阶段划分,可分为上市前药品信息、注册中药品信息和上市后药品信息等。

按照药品信息的来源划分,可分为内部信息和外部信息(如药品生产企业内部、外部)等。

按照药品信息的载体形式划分,可分为语音信息、图像信息、数字信息和计算机信息等。

二、药品信息管理

(一)药品信息管理的概念和目的

药品信息管理包括对药品信息活动的管理和国家对药品信息的监督管理。药品信息活动是指对药品信息的收集、保存、整理、评价、传递、提供和利用的过程。药品信息活动管理的基本目标是以最少的人、财、物和时间的投入,充分开发和利用药品信息,保证药品信息的客观、及时和准确,以促使该药事组织目标的实现。国家对药品信息监督管理的基本目标,是保证药品信息的真实性、准确性、全面性,以完成保障人们用药安全有效、维护人们健康的基本任务。

(二) 国家对药品信息的监督管理

由于药物治疗直接影响人们的生命健康,药品信息备受社会各方的关注。自有文字以来,人们以各种形式的载体记载、传播药品信息。但是由于提供药品信息的目的、动机不同,使人们难以辨识药品的真伪优劣,甚至发生严重的药害事件。因此,许多国家采取各种方式加强药品信息的监督管理,以保证药品质量和人们的用药安全。

主要措施方法包括以下几个方面:① 组织制定颁布药品标准。② 通过立法程序制定发布有关药品信息管理的法规,并通过国家强制力保障实施,对违反者给予相应的惩罚。③ 通过药学行业组织制定药师职业道德规范,要求药师提供真实、准确、全面的药品信息,绝不从事任何可能败坏职业道德的活动。④ 通过药学教育改革,培养药师,从专业上提高药品信息的水平。⑤ 建立健全药品监督计算机信息系统。

第二节 药品说明书和标签管理

为规范药品说明书和标签的管理,2006 年 3 月 15 日,国家食品药品监督管理局颁布了《药品说明书和标签管理规定》,自 2006 年 6 月 1 日起施行。为了进一步加强《药品说明书和标签管理规定》的实施及监督管理,2006 年 11 月 30 日、2007 年 1 月 24 日和 2007 年 5 月 31 日,国家食品药品监督管理局分别发布了《关于进一步加强非处方药说明书和标签管理的通知》《关于〈药品说明书和标签管理规定〉有关问题解释的通知》《关于加强〈药品说明书和标签管理规定〉实施工作的通知》。

一、药品说明书和标签管理概述

(一) 药品说明书和标签的概念

药品说明书,是指药品生产企业印制并提供的,包含药理学、毒理学、药效学、医学等药品安全性、有效性的重要科学数据和结论,用以指导临床正确使用药品的技术性资料。

药品标签,是指药品包装上印有或者贴有的内容。

(二) 药品说明书和标签管理的基本要求

1. **审批制度** 在我国境内上市销售的药品,其说明书和标签由国务院药品监督管理部门予以核准。

2. **内容书写原则**

(1) 药品说明书内容应当以国务院药品监督管理部门核准或获准修改的药品说明书为准,不得擅自增加和删改原批准的内容。

药品生产企业生产供上市销售的最小包装必须附有说明书。

(2) 药品标签应当以说明书为依据,其内容不得超出说明书的范围,不得印有暗示疗效、误导使用和不适当宣传产品的文字和标识。药品包装必须按照规定印有或贴有标签,不得夹带其他任何介绍或宣传产品、企业的文字、音像及其他资料。

药品标签不得印制"××省专销""原装正品""进口原料""驰名商标""专利药品""××监制""××总经销""××总代理"等字样。但"企业防伪标识""企业识别码""企业形象标志"等文字图案可以印制。"印刷企业""印刷批次"等与药品使用无关的,不得在药品标签中标注。以企业名称等作为标签底纹的,不得以突出显示某一名称来弱化药品通用名称。

3. **文字和用语要求**   药品说明书和标签应当使用国家语言文字工作委员会公布的规范化汉字,增加其他文字对照的,应当以汉字表述为准。

4. **明晰标识**   药品说明书和标签中的文字应当清晰易辨,标识应当清楚醒目,不得有印字脱落或粘贴不牢等现象,不得以粘贴、剪切、涂改等方式进行修改或补充。

5. **加注警示**   出于保护公众健康和指导正确合理用药的目的,药品生产企业可以主动提出在药品说明书或者标签上加注警示语。国务院药品监督管理部门也可以要求药品生产企业在说明书或者标签上加注。

二、药品说明书管理的主要规定

(一) 药品说明书内容的规定

1. **编写原则**   药品说明书应当包含药品安全性、有效性的重要科学数据、结论和信息,用以指导安全、合理使用药品。药品说明书对疾病名称、药学专业名词、药品名称、临床检验名称和结果的表述,应当采用国家统一颁布或规范的专用词汇,度量衡单位应当符合国家标准的规定。

2. **列出全部活性成分、中药药味、辅料**   药品说明书应当列出全部活性成分或者组方中的全部中药药味。注射剂和非处方药还应当列出所用的全部辅料名称。药品处方中含有可能引起严重不良反应的成分或者辅料的,应当予以说明。

3. **药品说明书修订注意事项**   药品生产企业应当主动跟踪药品上市后的安全性、有效性情况,需要对药品说明书进行修改的,应当及时提出申请。根据药品不良反应监测、药品再评价结果等信息,国务院药品监督管理部门也可以要求药品生产企业修改药品说明书。药品说明书获准修改后,药品生产企业应当将修改的内容立即通知相关药品经营企业、使用单位及其他部门,并按要求及时使用修改后的说明书和标签。

4. **详细注明药品不良反应**   药品说明书应当充分包含药品不良反应信息,详细注明药品不良反应。药品生产企业未根据药品上市后的安全性、有效性情况及时修改说明书或者未将药品不良反应在说明书中充分说明的,由此引起的不良后果由该生产企业承担。

5. **药品名称和商标的使用**   药品说明书和标签中标注的药品名称必须符合国务院药品监督管理部门公布的药品通用名称和商品名称的命名原则,并与药品批准证明文件的相应内容一致。药品说明书和标签中禁止使用未经注册的商标以及其他未经国务院药品监督管理部门批准的药品名称。

根据《关于进一步规范药品名称管理的通知》,自 2006 年 6 月 1 日起,属于下列情形的药品可以申请使用商品名称:① 新化学结构、新活性成分且在保护期、过渡期或者监测期内的药品。② 在我国具有化合物专利,且该专利在有效期内的药品。

6. 专有标识　麻醉药品、精神药品、医疗用毒性药品、放射性药品、外用药品和非处方药品等国家规定有专用标识的,其说明书和标签必须印有规定的标识,具体标识如图8-1。

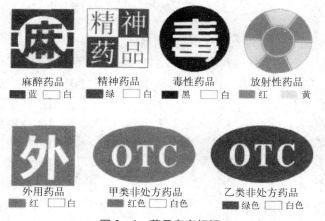

图8-1　药品专有标识

（二）药品说明书的格式

为规范药品说明书的格式和内容,依据《药品说明书和标签管理规定》,国家食品药品监督管理局先后制定了《关于印发化学药品和生物制品说明书规范细则的通知》《关于印发中药、天然药物处方药说明书格式内容书写要求及撰写指导原则的通知》《放射性药品说明书规范细则》《关于印发非处方药说明书规范细则的通知》,对各类药品说明书的格式进行了统一规定。

1. 化学药品和治疗用生物制品说明书格式

核准和修改日期

特殊药品、外用药品标识位置

×××(通用名)说明书

请仔细阅读说明书并在医师指导下使用

警示语位置

【药品名称】	【药物相互作用】
【成分】	【药物过量】
【性状】	【临床试验】
【适应证】	【药理毒理】
【规格】	【药代动力学】
【用法用量】	【贮藏】
【不良反应】	【包装】
【注意事项】	【有效期】
【孕妇及哺乳期妇女用药】	【执行标准】
【儿童用药】	【批准文号】
【老年用药】	【生产企业】

2. 中药、天然药物处方药说明书格式

核准和修改日期

特殊药品、外用药品标识位置

×××(通用名)说明书
请仔细阅读说明书并在医师指导下使用
警示语位置

【药品名称】   【儿童用药】

通用名称: 【老年用药】

汉语拼音: 【药物相互作用】

【成分】   【临床试验】

【性状】   【药理毒理】

【功能主治】/【适应证】   【药代动力学】

【规格】   【贮藏】

【用法用量】   【包装】

【不良反应】   【有效期】

【禁忌】   【执行标准】

【注意事项】   【批准文号】

【孕妇及哺乳期妇女用药】   【生产企业】

(三) 药品说明书主要项目的书写要求

为规范药品说明书,保证公众合理使用药品,国务院药品监督管理部门分别对化学药品和治疗用生物制品、预防用生物制品、放射性药品、中药和天然药物处方药、化学药品和中成药非处方药说明书各项内容书写要求进行明确规定。以中药、天然药物处方药说明书主要项目为例,书写要求如下。

1. **核准日期和修改日期** 核准日期和修改日期应当印制在说明书首页左上角。修改日期位于核准日期下方,进行过多次修改的,仅列最后一次的修改日期;未进行修改的,可不列修改日期。核准日期指国务院药品监督管理部门批准该药品注册的日期。修改日期指该药品说明书的修改被国务院药品监督管理部门或省级食品药品监督管理局核准的日期。

2. **说明书标题** "×××说明书"中的"×××"是指该药品的通用名称。如果是处方药,则必须标注"请仔细阅读说明书并在医师指导下使用",并印制在说明书标题下方。如果是非处方药,则必须标注"请仔细阅读说明书并按说明使用或在药师指导下购买和使用",并印制在说明书标题下方,该忠告语采用加粗字体印刷。

3. **药品名称** 药品名称应与国家批准的该品种药品标准中的药品名称一致。

4. **成分** 中药、天然药物处方药说明书应列出处方中所有的药味或有效部位、有效成分等。注射剂还应列出所用的全部辅料名称;处方中含有可能引起严重不良反应的辅料的,在该项下也应列出该辅料名称。成分排序应与国家批准的该品种药品标准一致,辅料列于成分之后。对于处方已列入国家秘密技术项目的品种,以及获得中药一级保护的品种,可不列此项。

5. **功能主治** 应与国家批准的该品种药品标准中的功能主治或适应证一致。

6. **规格**　中药、天然药物处方药应与国家批准的该品种药品标准中的规格一致。同一药品生产企业生产的同一品种,如规格或包装规格不同,应使用不同的说明书。

7. **用法用量**　中药、天然药物处方药应与国家批准的该品种药品标准中的用法用量一致。

8. **不良反应**　处方药应当实事求是地详细列出该药品的不良反应。并按不良反应的严重程度、发生的频率或症状的系统性列出;尚不清楚有无不良反应的,可在该项下以"尚不明确"来表述。

非处方药在本项目下应当实事求是地详细列出该药品已知的或者可能发生的不良反应。并按不良反应的严重程度、发生的频率或症状的系统性列出。国务院药品监督管理部门公布的该药品不良反应内容不得删减。同时,标注"不良反应"的定义。

9. **禁忌**　处方药应当列出该药品不能应用的各种情况,如禁止应用该药品的人群、疾病等情况。尚不清楚有无禁忌的,可在该项下以"尚不明确"来表述。非处方药应列出该药品不能应用的各种情况,如禁止应用该药品的人群或疾病等情况。国务院药品监督管理部门公布的该药品禁忌内容不得删减。禁忌内容应采用加重字体印刷。

10. **注意事项**　处方药应当列出使用时必须注意的问题,包括需要慎用的情况(如肝、肾功能的问题),影响药物疗效的因素(如食物、烟、酒),用药过程中需观察的情况(如过敏反应,定期检查血象、肝功能、肾功能)及用药对于临床检验的影响等。如有药物滥用或者药物依赖性内容,应在该项下列出;如有与中医理论有关的证候、配伍、妊娠、饮食等注意事项,应在该项下列出;处方中如含有可能引起严重不良反应的成分或辅料,应在该项下列出;注射剂如需进行皮内敏感试验的,应在该项下列出;中药和化学药品组成的复方制剂,必须列出成分中化学药品的相关内容及注意事项。尚不清楚有无注意事项的,可在该项下以"尚不明确"来表述。

非处方药应列出使用该药必须注意的问题,包括需要慎用的情况(如肝、肾功能的问题),影响药物疗效的因素(如食物、烟、酒等),孕妇、哺乳期妇女、儿童、老人等特殊人群用药,用药对于临床检验的影响,滥用或药物依赖情况,以及其他保障用药人自我药疗安全用药的有关内容。必须注明"对本品过敏者禁用,过敏体质者慎用""本品性状发生改变时禁止使用""如正在使用其他药品,使用本品前请咨询医师或药师""请将本品放在儿童不能接触的地方"。对于可用于儿童的药品必须注明"儿童必须在成人监护下使用"。处方中含兴奋剂的品种应注明"运动员应在医师指导下使用"。对于是否适用于孕妇、哺乳期妇女、儿童、老人等特殊人群尚不明确的,必须注明相应人群应在医师指导下使用。如有与中医理论有关的证候、配伍、饮食等注意事项,应在该项下列出。中药和化学药品组成的复方制剂,应注明本品含××(化学药品通用名称),并列出成分中化学药品的相关内容及注意事项。国务院药品监督管理部门公布的该药品注意事项内容不得删减。注意事项内容应采用加重字体印刷。

11. **药物相互作用**　中成药处方药如进行过该项相关研究,应详细说明哪些或哪类药物与本药品产生相互作用,并说明相互作用的结果。如未进行该项相关研究,可不列此项,但注射剂除外,注射剂必须以"尚无本品与其他药物相互作用的信息"来表述。

12. **批准文号**　批准文号是指国家批准该药品的药品批准文号、进口药品注册证号或者医药产品注册证号。

三、药品标签管理的主要规定

(一) 药品标签的内容

药品标签分为内标签和外标签。药品内标签是指直接接触药品的包装的标签。外标签是指内标签以外的其他包装的标签。

1. **药品内标签**　应当包含药品通用名称、适应证或者功能主治、规格、用法用量、生产日期、产品批号、有效期、生产企业等内容。包装尺寸过小无法全部标明上述内容的,至少应当标注药品通用名称、规格、产品批号、有效期等内容。

2. **药品外标签**　应当注明药品通用名称、成分、性状、适应证或者功能主治、规格、用法用量、不良反应、禁忌、注意事项、贮藏、生产日期、产品批号、有效期、批准文号、生产企业等内容。适应证或者功能主治、用法用量、不良反应、禁忌、注意事项不能全部注明的,应当标出主要内容并注明"详见说明书"字样。

3. **运输、贮藏标签**　用于运输、贮藏的包装标签,至少应当注明药品通用名称、规格、贮藏、生产日期、产品批号、有效期、批准文号、生产企业,也可以根据需要注明包装数量、运输注意事项或者其他标记等必要内容。

4. **原料药标签**　应当注明药品名称、贮藏、生产日期、产品批号、有效期、执行标准、批准文号、生产企业,同时还需注明包装数量以及运输注意事项等必要内容。

(二) 药品名称和注册商标的印制要求

1. **药品通用名称**　应当显著、突出,其字体、字号和颜色必须一致,并符合以下要求：① 对于横版标签,必须在上 1/3 范围内显著位置标出;对于竖版标签,必须在右 1/3 范围内显著位置标出。② 不得选用草书、篆书等不易识别的字体,不得使用斜体、中空、阴影等形式对字体进行修饰。③ 字体颜色应当使用黑色或者白色,与相应的浅色或者深色背景形成强烈反差。④ 除因包装尺寸的限制而无法同行书写的,不得分行书写。

2. **药品商品名称**　不得与通用名称同行书写,其字体和颜色不得比通用名称更突出和显著,其字体以单字面积计不得大于通用名称所用字体的 1/2。

3. **注册商标**　应当印刷在药品标签的边角,含文字的,其字体以单字面积计不得大于通用名称所用字体的 1/4。

(三) 对同一药品生产企业生产的同一药品标签的规定

同一药品生产企业生产的同一药品,药品规格和包装规格均相同的,其标签的内容、格式及颜色必须一致;药品规格或者包装规格不同的,其标签应当明显区别或者规格项明显标注。

同一药品生产企业生产的同一药品,分别按处方药与非处方药管理的,两者的包装颜色应当明显区别。

(四) 贮藏

对贮藏有特殊要求的药品,应当在标签的醒目位置注明。

(五) 有效期

药品标签中的有效期应当按照年、月、日的顺序标注,年份用 4 位数字表示,月、日用 2 位数表示。其具体标注格式为"有效期至××××年××月"或者"有效期至××××年××月××日",也可以用数字和其他符号表示为"有效期至××××.××."或者"有效期至××××/××/××"等。有效期若标注到日,应当为起算日期对应年月日的前一天;若标注到月,应当为起算月份对应年月的前一月。如果由于包装尺寸或者技术设备等原因有效期确难以标注为"有效期至某年某月"的,可以标注有效期实际期限,如"有效期 24 个月"。

预防用生物制品有效期的标注按照国务院药品监督管理部门批准的注册标准执行,治疗用生物制品有效期的标注自分装日期计算,其他药品有效期的标注自生产日期计算。

第三节　药品广告管理

一、药品广告管理概述

药品广告,是指凡利用各种媒介或者形式发布的含有药品名称、药品适应证(功能主治)或者与药品有关的其他内容的广告。

随着医药产业的快速增长,药品广告成为促进制药企业药品销售的有效手段,但虚假药品广告、未经批准擅自发布药品广告、在大众媒体上发布处方药广告等问题也日益突出。为加强药品广告管理,保证药品广告的真实性与合法性,2007年3月3日、2007年3月13日,国家食品药品监督管理局和国家工商行政管理局颁布了《药品广告审查发布标准》《药品广告审查办法》。

二、药品广告的发布标准

(一)药品广告范围的限制性规定

1. 不得发布广告的药品　包括:① 麻醉药品、精神药品、医疗用毒性药品、放射性药品。② 医疗机构配制的制剂。③ 军队特需药品。④ 国务院药品监督管理部门依法明令停止或者禁止生产、销售和使用的药品。⑤ 批准试生产的药品。

2. 处方药发布广告的限制性规定　处方药可以在国务院卫生行政部门和国务院药品监督管理部门共同指定的医学、药学专业刊物上发布广告,但不得在大众传播媒介发布广告或者以其他方式进行以公众为对象的广告宣传。不得以赠送医学、药学专业刊物等形式向公众发布处方药广告。

处方药名称与该药品的商标、生产企业字号相同的,不得使用该商标、企业字号在医学、药学专业刊物以外的媒介变相发布广告。不得以处方药名称或者以处方药名称注册的商标以及企业字号为各种活动冠名。

3. 非处方药广告的限制性规定　非处方药广告不得利用公众对于医药学知识的缺乏,使用公众难以理解和容易引起混淆的医学、药学术语,造成公众对药品功效与安全性的误解。

4. 药品广告媒介和受众的限制　药品广告不得在针对未成年人的出版物和广播电视频道、节目、栏目等大众传播媒介上发布。药品广告不得以儿童为诉求对象,不得以儿童名义介绍药品。

(二)药品广告的原则性规定

(1) 药品广告内容涉及药品适应证或者功能主治、药理作用等内容的宣传,应当以国务院食品药品监督管理部门批准的说明书为准,不得进行扩大或者恶意隐瞒的宣传,不得含有说明书以外的理论、观点等内容。

(2) 药品广告中必须标明药品的通用名称、忠告语、药品广告批准文号、药品生产批准文号;以非处方药商品名称为各种活动冠名的,可以只发布药品商品名称。药品广告必须标明药品生产企业或者药品经营企业名称,不得单独出现"咨询热线""咨询电话"等内容。非处方药广告必须同时标明非处方药专用标识(OTC)。药品广告中不得以产品注册商标代替药品名称进行宣传,但经批准作为药品商品名称使用的文字型注册商标除外。已经审查批准的药品广告在广播电台发布时,可不播出药品广告批准文号。

(3) 处方药广告的忠告语是"本广告仅供医学药学专业人士阅读"。非处方药广告的忠告语是"请按药品说明书或在药师指导下购买和使用"。

(4) 药品广告中涉及改善和增强性功能内容的,必须与经批准的药品说明书中的适应证或者功能主治完全一致。电视台、广播电台不得在 7:00～22:00 发布含有上款内容的广告。

(三) 药品广告的科学性要求

(1) 药品广告中有关药品功能疗效的宣传应当科学准确,不得出现下列情形: ① 含有不科学地表示功效的断言或者保证的。② 说明治愈率或者有效率的。③ 与其他药品的功效和安全性进行比较的。④ 违反科学规律,明示或者暗示包治百病、适应所有症状的。⑤ 含有"安全无毒副作用""毒副作用小"等内容的;含有明示或者暗示中成药为"天然"药品,因而安全性有保证等内容的。⑥ 含有明示或者暗示该药品为正常生活和治疗病症所必需等内容的。⑦ 含有明示或暗示服用该药能应付现代紧张生活和升学、考试等需要,能够帮助提高成绩、使精力旺盛、增强竞争力、增高、益智等内容的。⑧ 其他不科学的用语或者表示,如"最新技术""最高科学""最先进制法"等。

(2) 药品广告应当宣传和引导合理用药,不得直接或者间接怂恿任意、过量地购买和使用药品,不得含有以下内容: ① 含有不科学的表述或者使用不恰当的表现形式,引起公众对所处健康状况和所患疾病产生不必要的担忧和恐惧,或者使公众误解不使用该药品会患某种疾病或加重病情的。② 含有免费治疗、免费赠送、有奖销售、以药品作为礼品或者奖品等促销药品内容的。③ 含有"家庭必备"或者类似内容的。④ 含有"无效退款""保险公司保险"等保证内容的。⑤ 含有评比、排序、推荐、指定、选用、获奖等综合性评价内容的。

(3) 药品广告不得利用广告代言人作推荐、证明。

(4) 药品广告不得使用国家机关和国家机关工作人员的名义。

(5) 药品广告不得含有军队单位或者军队人员的名义、形象。不得利用军队装备、设施从事药品广告宣传。

(6) 药品广告不得含有涉及公共信息、公共事件或其他与公共利益相关联的内容,如各类疾病信息、经济社会发展成果或医药科学以外的科技成果。

(7) 广播电台、电视台、报刊音像出版单位、互联网信息提供者不得以介绍健康、养身知识等形式变相发布药品广告。

三、药品广告的审查和药品广告批准文号

(一) 药品广告管理机关与审查对象

1. **药品广告管理机关**   省级药品监督管理部门是药品广告审查机关,负责本行政区域内药品广告的审查工作;县级以上市场监督管理部门是药品广告的监督管理机关。国务院药品监督管理部门对药品广告审查机关的药品广告审查工作进行指导和监督,对药品广告审查机关违反《药品广告审查办法》的行为,依法予以处理。

2. **药品广告审查对象**   所有药品广告都应按照《药品广告审查办法》的规定进行审查。非处

方药仅宣传药品名称(含药品通用名称和药品商品名称)的,或者处方药在指定的医学、药学专业刊物上仅宣传药品名称(含药品通用名称和药品商品名称)的,无须审查。

(二) 药品广告的申请

1. 药品广告申请人 药品广告申请人必须是具有合法资格的药品生产企业或者药品经营企业。药品经营企业作为申请人的,必须征得药品生产企业的同意。申请人可以委托代办人代办药品广告批准文号的申办事宜。

2. 药品广告的申请程序 药品广告审查机关收到药品广告申请后,对申请材料齐全并符合法定要求的,发给《药品广告受理通知书》;申请材料不齐全或者不符合法定要求的,应当当场或者在5个工作日内一次告知申请人需要补正的全部内容;逾期不告知的,自收到申请材料之日起即为受理。药品广告审查机关应当自受理之日起10个工作日内,对申请人提交的证明文件的真实性、合法性、有效性进行审查,并依法对广告内容进行审查。对审查合格的药品广告,发给药品广告批准文号;对审查不合格的药品广告,应当做出不予核发药品广告批准文号的决定,书面通知申请人并说明理由,同时告知申请人享有依法申请行政复议或者提起行政诉讼的权利。

对批准的药品广告,药品广告审查机关应当报国务院药品监督管理部门备案,并将批准的《药品广告审查表》送同级广告监督管理机关备案。国务院药品监督管理部门对备案中存在问题的药品广告,应当责成药品广告审查机关予以纠正。对批准的药品广告,药品监督管理部门应当及时向社会予以公布。

3. 异地发布药品广告 在药品生产企业所在地和进口药品代理机构所在地以外的省、自治区、直辖市发布药品广告的,在发布前应当到发布地药品广告审查机关办理备案。

(三) 药品广告批准文号

1. 格式 药品广告批准文号为"×药广审(视或声或文)第0000000000号"。其中"×"为各省、自治区、直辖市的简称;"0"为10位数字,前6位代表审查年月,后4位代表广告批准序号;"视""声""文"代表用于广告媒介形式的分类代号。

2. 有效期 药品广告批准文号有效期为1年,到期作废。有效期满后继续发布的,应当在期满前2个月向原药品广告审查机构重新提出申请。

3. 注销 有下列情形之一的,药品广告审查机关应当注销药品广告批准文号:①《药品生产许可证》《药品经营许可证》被吊销的。② 药品批准证明文件被撤销、注销的。③ 国务院药品监督管理部门或者省级药品监督管理部门责令停止生产、销售和使用的药品。

4. 作废 已批准发布的药品广告有下列情形之一的,原审查机关应当向申请人发出《药品广告复审通知书》进行复审。复审期间,该药品广告可以继续发布。经复审,认为与法定条件不符的,收回《药品广告审查表》,原药品广告批准文号作废。

第四节 互联网药品信息服务

为加强药品监督管理,规范互联网药品信息服务活动,保证互联网药品信息的真实、准确,

2004 年 7 月 8 日,国家食品药品监督管理局发布了《互联网药品信息服务管理办法》,并于 2017 年 11 月 17 日进行了修正。

一、互联网药品信息服务的概念和分类

互联网药品信息服务,是指通过互联网向上网用户提供药品(含医疗器械)信息的服务活动。

互联网药品信息服务分为经营性和非经营性两类。经营性互联网药品信息服务是指通过互联网向上网用户有偿提供药品信息等服务的活动;非经营性互联网药品信息服务是指通过互联网向上网用户无偿提供公开的、共享性药品信息等服务的活动。

二、互联网药品信息服务管理机构

1. **监督管理机构** 国务院药品监督管理部门对全国提供互联网药品信息服务的网站实施监督管理。省级药品监督管理部门对本行政区域内提供互联网药品信息服务活动的网站实施监督管理。

2. **经营主管机构** 国务院信息产业主管部门或省级电信管理机构负责办理经营许可证或者备案手续。

三、开办互联网药品信息服务的条件

申请提供互联网药品信息服务,除应当符合《互联网信息服务管理办法》规定的要求外,还应当具备下列条件:① 互联网药品信息服务的提供者应当为依法设立的企事业单位或者其他组织。② 具有与开展互联网药品信息服务活动相适应的专业人员、设施及相关制度。③ 有两名以上熟悉药品、医疗器械管理法律、法规和药品、医疗器械专业知识,或者依法经资格认定的药学、医疗器械的技术人员。

提供互联网药品信息服务的申请应当以一个网站为基本单元。

四、《互联网药品信息服务资格证书》

拟提供互联网药品信息服务的网站按照属地监督管理的原则,向该网站主办单位所在地省级药品监督管理部门提出申请,省级药品监督管理部门进行审核,符合条件的核发《互联网药品信息服务资格证书》,证书有效期为 5 年,有效期届满,需要继续提供互联网药品信息服务的,在有效期届满前 6 个月内,向原发证机关申请换发《互联网药品信息服务资格证书》。提供互联网药品信息服务的网站,应当在其网站主页显著位置标注《互联网药品信息服务资格证书》的证书编号。

(杨宇峰)

第九章 药品注册管理

导学

1. 掌握药品注册相关概念,我国药品注册管理的机构和中心内容,《中国上市药品目录集》,药品专利链接制度,药物临床试验的分期。

2. 熟悉药物非临床试验质量管理规范,药物临床试验质量管理规范,药品注册的申请与审批。

3. 了解药品注册管理发展历程,药品技术转让。

第一节 药品注册管理概述

一、药品注册管理发展历程

(一)国外药品注册管理的发展历程

药品注册是目前世界各国通用的管理模式之一,是控制药品市场准入的关键内容。国外药品注册管理制度是在 20 世纪不断发生的"药害"事件的推动下逐渐完善的,其发展过程大致经历了三个阶段。

1. **无政府阶段** 20 世纪 30 年代以前,世界各国对药品上市缺乏前置管理,对新药质量只采取事后检验监督,药品的安全性得不到保障,"药害"事件屡现。

2. **法制化阶段** 1937 年,美国"磺胺酏剂"事件导致 107 人死亡后,美国国会通过了《食品药品化妆品法》修正案,规定药品上市前必须进行安全性试验,并需要通过新药审批程序提交安全性试验的结果证明。日本则在 20 世纪 50 年代开始对上市药品进行注册管理。直到 20 世纪 60 年代发生轰动全球的"反应停"事件后,欧洲才认识到新一代的合成药既有治疗作用也有潜在危险性,开始对新药注册审批实行法制化管理。1962 年,美国颁布《凯文-哈里斯修正案》(Kefauver - Harris Drug Amendments),明确规定了新药临床评价原则及其审批手续和项目。20 世纪 60 年代至 70 年代,世界大部分国家都分别制定了有关药品安全性、有效性及药品质量的法规、条例和指导原则,有些国家还制定了关于新药注册的单行法律法规。美国 FDA 先后于 1977 年和 1979 年颁布了《药物临床试验质量管理规范》(Good Clinical Practice, GCP)和《药物非临床研究质量管理规范》(Good Loboratary Practice, GLP),此后,许多国家先后效仿制定了适合本国国情的 GCP 和 GLP。

3. 国际化、标准化、规范化阶段　20 世纪 90 年代以来,注册管理进入国际化、标准化、规范化的发展阶段。随着越来越多的药品在国际市场上市,为了便于药品在不同国家之间的注册与流通,避免由于各国药品注册的技术要求不同而造成的重复实验和重复申报,1990 年 4 月,由美国、欧盟和日本三方的药品管理当局及制药企业管理机构,共同发起建立了人用药品注册技术要求国际协调会(International Conference on Harmonization of Technical Requirements for Registration of Pharmaceuticals for Human Use, ICH)。ICH 旨在对各国人用药品注册技术规定的现存差异进行协调,为药品研究开发、审批上市制定一个统一的国际性指导标准,以便加快新药在世界范围内开发使用;同时采用规范的统一标准来保证新药的质量、安全性和有效性,实现保护公共健康的最终目标。其制定的指导原则既为申办者提供科学的指导思想和行动指南,又利于审评部门保证评审尺度的一致,已被越来越多的国家和企业采用。2018 年 6 月 7 日,在日本神户举行的国际人用药品注册技术协调会(ICH)2018 年第一次大会上,中国国家药品监督管理局当选为 ICH 管理委员会成员。

(二) 我国药品注册管理的发展历程

我国药品注册管理法制化起步略晚,自 1965 年第一个新药管理规章《药品新产品管理办法(试行)》制定以来,我国先后制定了有关新药、仿制药和进口药品等审批注册的一系列单行法律法规,包括《药政管理条例(试行)》(1978 年)、《新药管理办法》(1979 年)、《新药审批办法》(1985 年)、《新生物制品审批办法》(1985 年)、《新药保护和技术转让规定》(1987 年)、《仿制药品审批办法》(1990 年)、《进口药品管理办法》(1990 年),1999 年又对《新药审批办法》《新生物制品审批办法》《仿制药品审批办法》《新药保护和技术转让规定》《进口药品管理办法》等规章进行了修订。

2001 年 12 月,我国正式加入世界贸易组织,根据 TRIPS 协议,同时也为了适应新修订的《药品管理法》及其《实施条例》,2002 年 10 月,国家药品监督管理局发布了《药品注册管理办法(试行)》,进一步实现了与国际接轨,初步构建起我国药品注册管理的法律框架。2005 年 4 月,为了适应《行政许可法》的相关规定,国家食品药品监督管理局首次修订了《药品注册管理办法》。2007 年 7 月,国家食品药品监督管理局针对执法过程中暴露的薄弱环节,再次修订了《药品注册管理办法》。目前,我国已形成了以《药品管理法》及其《实施条例》为基础,以《药品注册管理办法》为核心,其他部门规章、规范性文件和药物研究技术指导原则等配套管理规定共同构成的药品注册管理法律法规体系。

二、药品注册相关概念

(一) 药品注册的概念

药品注册,是指国务院药品监督管理部门根据药品注册申请人的申请,依照法定程序,对拟上市销售药品的安全性、有效性、质量可控性等进行审查,并决定是否同意其申请的审批过程。

药品注册是一种行政许可行为。任何机构在中国境内进行药品临床试验、生产药品、进口药品以及药品批准证明文件的变更,都必须提出申请,由药品监督管理部门审查批准后方可进行。

(二) 药品注册分类

新药或按新药管理的品种对注册申请时递交的申请资料的要求差别很大。为了保证新药的审批质量,最大限度地降低药品研制的成本,采用分类审批管理的办法。在进行分类的基础上,对每一类药品注册申请时需要提交的研究资料的种类和内容已做相应规定,不同的注册分类,所要求递交的注册申请资料不同。

《药品注册管理办法》规定,中药、天然药物注册分为9类,化学药品注册分为6类,治疗用和预防用生物制品注册均分为15类。

为鼓励新药创制,严格审评审批,提高药品质量,促进产业升级,对当前化学药品注册分类进行改革,2016年3月4日,国家食品药品监督管理总局发布《关于发布化学药品注册分类改革工作方案的公告》。公告对当前化学药品注册分类进行改革,对化学药品注册分类类别进行调整,化学药品新注册分类共分为5个类别。具体见表9-1所示。

表9-1　化学药品注册分类

注册分类	分类说明	包含的情形
1	境内外均未上市的创新药	含有新的结构明确的、具有药理作用的化合物,且具有临床价值的原料药及其制剂
2	境内外均未上市的改良型新药	2.1　含有用拆分或者合成等方法制得的已知活性成分的光学异构体,或者对已知活性成分成酯,或者对已知活性成分成盐(包括含有氢键或配位键的盐),或者改变已知盐类活性成分的酸根、碱基或金属元素,或者形成其他非共价键衍生物(如络合物、螯合物或包合物),且具有明显临床优势的原料药及其制剂
		2.2　含有已知活性成分的新剂型(包括新的给药系统)、新处方工艺、新给药途径,且具有明显临床优势的制剂
		2.3　含有已知活性成分的新复方制剂,且具有明显临床优势
		2.4　含有已知活性成分的新适应证的制剂
3	仿制境外上市但境内未上市原研药品的药品	具有与原研药品相同的活性成分、剂型、规格、适应证、给药途径和用法用量的原料药及其制剂
4	仿制境内已上市原研药品的药品	具有与原研药品相同的活性成分、剂型、规格、适应证、给药途径和用法用量的原料药及其制剂
5	境外上市的药品申请在境内上市	5.1　境外上市的原研药品(包括原料药及其制剂)申请在境内上市
		5.2　境外上市的非原研药品(包括原料药及其制剂)申请在境内上市

注:① "已知活性成分"指"已上市药品的活性成分"。② 注册分类2.3中不包括"含有未知活性成分的新复方制剂"。

(三)药品注册申请

药品注册申请包括新药申请、仿制药申请、进口药品申请、补充申请和再注册申请五种情况。

(1)新药申请是指未曾在中国境内外上市销售的药品的注册申请。已上市药品改变剂型、改变给药途径、增加新适应证的,按照新药申请程序申报。

(2)仿制药申请是指仿制与原研药品质量和疗效一致的药品的注册申请。但生物制品按照新药申请程序申报。

(3)进口药品申请是指在境外生产的药品在中国境内上市销售的注册申请。

(4)补充申请是指新药申请、仿制药申请或者进口药品申请经批准后,改变、增加或者取消原批准事项或者内容的注册申请。

(5)再注册申请是指药品批准证明文件有效期满后,申请人拟继续生产或者进口该药品的注册申请。

(四)药品注册申请人

1. **药品注册申请人的概念**　药品注册申请人,是指提出药品注册申请,承担相应法律责任,并在该申请获得批准后持有药品批准证明文件的机构或个人。药品注册申请人包括境内申请人和境外申请人。境内申请人应当是在中国境内合法登记,并能独立承担民事责任的机构或个人,其申请药品注册按照新药申请、仿制药申请的程序和要求办理;境外申请人应当是境外合法制药厂商,其申请药品注册按照进口药品申请程序和要求办理。境外申请人办理进口药品注册,应当由其驻中国境内的办事机构或者由其委托的中国境内代理机构办理。

2. **药品上市许可持有人制度**　与欧、美、日等药品发达国家和地区不同,我国药品注册制度实行上市许可与生产许可"捆绑制"的管理模式,即药品上市许可(药品批准文号)只颁发给具有《药品生产许可证》的生产企业,药品研发机构、科研人员则不具备独立获取药品上市许可的资质。这种制度的设计,自20世纪80年代以来是我国唯一的药品上市许可模式。在我国研发创新能力有限、企业以仿制药生产为主的时期,以药品生产为基础进行注册和监管具备特定合理性。但是,随着我国医药产业创新研发能力不断发展,人民群众对安全、有效和可及药品的需求不断增长,这种"捆绑制"注册管理的弊端日益凸显。

2015年11月4日,《全国人大常委会关于授权国务院在部分地方开展药品上市许可持有人制度试点和有关问题的决定》,授权国务院在北京、天津、河北、上海、江苏、浙江、福建、山东、广东、四川10个省、直辖市开展药品上市许可持有人制度试点,允许药品研发机构和科研人员取得药品批准文号,对药品质量承担相应责任。

药品上市许可持有人制度,是指拥有药品技术的药品研发机构、科研人员、药品生产企业等主体,通过提出药品上市许可申请并获得药品上市许可批件,并对药品质量在其整个生命周期内承担主要责任的制度。在该制度下,上市许可持有人和生产许可持有人可以是同一主体,也可以是两个相互独立的主体。根据自身状况,上市许可持有人可以自行生产,也可以委托其他生产企业进行生产。如果委托生产,上市许可持有人依法对药品的安全性、有效性和质量可控性负相应责任,生产企业则依照委托生产合同的规定就药品质量对上市许可持有人负责。可见,上市许可持有人制度与现行药品注册许可制度的最大区别不仅在于获得药品批准文件的主体由药品生产企业扩大到了药品研发机构、科研人员,而且对药品质量自始至终负责的主体也更为明确,从而有利于确保和提升药品质量。

三、我国药品注册管理的机构和中心内容

(一)药品注册管理机构

1. **国务院药品监督管理部门**　国务院药品监督管理部门主管全国药品注册工作,负责对药物临床试验、药品生产和进口进行审批。国务院药品监督管理部门依法行使许可权,审批新药、仿制药、进口药品、药品补充申请和药品技术转让,发给相应的批准证明文件。

2. **省级药品监督管理部门**　省级药品监督管理部门是新药、仿制药注册申请以及补充申请的受理和形式审查部门,同时负责对药物研制和临床试验的现场核查、药品再注册的审批或备案以及管辖范围内的药品补充申请审批和备案。

3. **药品审评中心**　国务院药品监督管理部门药品审评中心是药品注册的技术审评机构,负责对各类药品注册申报资料进行技术审评,提出技术审评意见,报国务院药品监督管理部门审批确定。

4. **药品检验机构**　中国食品药品检定研究院和省药品检验机构是药品注册检验的法定专业技术机构,负责对药品标准进行复核,对注册样品进行检验。

5.药品审核查验中心　国务院药品监督管理部门药品审核查验中心主要负责对药物非临床评价研究机构的 GLP 认证、药物临床试验机构的 GCP 核查,以及组织对药品生产进行现场检查。

(二)药品注册管理的中心内容与原则

1.药品注册管理的中心内容　药品的研发行为大体可分为临床前研究、临床试验、生产上市和上市后监测四个阶段。药品注册,特别是新药管理的中心内容,在我国,除麻醉药品、精神药品等特殊管理药品外,药物的临床前研究一般不需要经过审批即可进行。由于药物,尤其是新药在人体应用的风险性,为保护人类受试者的安全与权益,保证试验数据及结果的科学、准确与可靠,药物在进行以人为受试对象的临床研究前,必须对临床前研究的结果进行严格的综合评价,审查批准后方可进行。临床研究结束后,在对临床研究结果和前期研究结果、生产现场情况考察结果进行综合评价后,才能确定药品是否可以合法地生产上市。

2.药品注册应当遵循的原则　药品注册应当遵循公平、公正、公开、便民、保密原则。国务院药品监督管理部门对药品注册实行主审集体责任制、相关人员公示制和回避制、责任过错追究制,并接受社会监督;药品监督管理部门应当向申请人提供可查询的药品注册受理、检查、检验、审评、审批的进度和结论等信息;药品监督管理部门及相关单位和人员对申请人在药品注册过程中提交的技术秘密和实验数据负有保密责任。

四、《中国上市药品目录集》

为维护公众用药权益,提高药品质量,降低用药负担,鼓励药物研发创新,2017 年 12 月 28 日,国家食品药品监督管理总局发布了《中国上市药品目录集》。

(一)《中国上市药品目录集》的内容

《中国上市药品目录集》包括前言、使用指南、药品目录、附录和索引五个部分。药品目录具体列出纳入目录集的品种及其他信息,包括药品的活性成分(中英文)、药品名称(中英文)、商品名(中英文)、剂型、给药途径、规格、参比制剂、标准制剂、治疗等效性评价代码、解剖学治疗学及化学分类系统代码(ATC 代码)、药品批准文号/药品注册证号、上市许可持有人、生产厂商、批准日期、上市销售状态、收录类别等。

(二)《中国上市药品目录集》收录药品的范围

《中国上市药品目录集》收录药品的范围包括:基于完整规范的安全性和有效性的研究数据获得批准的创新药、改良型新药及进口原研药品;按化学药品新注册分类批准的仿制药;通过质量和疗效一致性评价的药品;经总局评估确定具有安全性、有效性的其他药品。对符合收录范围的药品,总局经评估认定后纳入此目录集。

(三)《中国上市药品目录集》的发布

《中国上市药品目录集》在国务院药品监督管理部门政府网站以网络版形式发布,并链接药品审评报告、说明书、专利信息等数据库。

(四)《中国上市药品目录集》的收录品种

现发布的《中国上市药品目录集》收录了 131 个品种,203 个品种规格,其中包括通过仿制药质量和疗效一致性评价的 13 个品种,17 个品种规格。国务院药品监督管理部门将对新批准上市的新注册分类药品以及通过仿制药质量和疗效一致性评价的药品直接纳入《中国上市药品目录集》，实时更新。

五、药品专利链接制度

（一）药品专利链接制度概述

1. 专利链接制度的来源　专利链接制度起源于美国。1984 年美国通过了《药品价格竞争和专利期补偿法》(Hatch‐Waxman Act)。该法从根本上调整了美国药物创新的激励机制，规范了专利药和仿制药生产企业的权利、义务，使仿制药在安全有效的前提下能够快速进入市场。该法规定，制药企业可预先合法研制、申报仿制药。待药品的专利期届满，即可立刻投入市场销售。

2. 药品专利链接制度的内涵　一是仿制药上市申请的审批与相应的新药专利审核程序的有效链接；二是加强药品注册部门与专利审批部门职能的链接。

3. 药品专利链接制度的意义　药品专利链接制度，一方面，简化了仿制药的注册审批过程，加快了仿制药的上市，提高了仿制药的使用比例；另一方面，也加剧了药品市场的竞争，一个直接的影响就是药品价格的降低，由于仿制药价格一般要比新药低 20%～60%，从而大大减少了药品开支。

（二）我国药品专利链接制度

专利链接制度在我国还处于初始阶段，仅在《药品注册管理办法》第 18 条和第 19 条引入了专利保护链接条款。

《药品注册管理办法》规定，申请人应当对其申请注册的药物或者使用的处方、工艺用途等，提供申请人或者他人在中国的专利及其权属状态的说明；他人在中国存在专利的，申请人应当提交对他人的专利不构成侵权的声明。对申请人提交的说明或者声明，药品监督管理部门应当在行政机关网站予以公示。

对他人已获得中国专利权的药品，申请人可以在该药品专利期届满前 2 年内提出注册申请。国务院药品监督管理部门按照本办法予以审查，符合规定的，在专利期满后核发药品批准文号、《进口药品注册证》或者《医药产品注册证》。

第二节　药物临床前研究和临床试验管理

一、药物临床前研究

随着我国药物非临床安全性评价研究能力的不断提升和评价数量的快速增长，以及药物非临床研究领域新概念的产生和新技术的应用，需要对于药物非临床研究质量管理规范内容调整和细化，以适应行业发展和监管工作的需要，2017 年 7 月 27 日，国家食品药品监督管理总局颁布了新版的《药物非临床研究质量管理规范》，自 2017 年 9 月 1 日起施行。2003 年 8 月 6 日发布的《药物非临床研究质量管理规范》同时废止。

（一）药物临床前研究内容

为申请药品注册而进行的药物临床前研究,包括药物的合成工艺、提取方法、理化性质及纯度、剂型选择、处方筛选、制备工艺、检验方法、质量标准、稳定性、药理、毒理、动物药代动力学研究等。中药制剂还包括原药材的来源、加工及炮制等的研究;生物制品还包括菌毒种、细胞株、生物组织等起始原材料的来源、质量标准、保存条件、生物学特征、遗传稳定性及免疫学的研究等,也包括立项过程的文献研究。药物临床前研究的目的是系统评价新的候选药物,确定一个新的化合物是否具备进入临床试验的条件。

药物临床前研究中,安全性评价研究是核心,其必须执行《药物非临床研究质量管理规范》。药物安全性评价是指在实验室条件下,用实验系统进行的各种毒性试验,包括单次给药的毒性试验、反复给药的毒性试验、生殖毒性试验、遗传毒性试验、致癌试验、局部毒性试验、免疫原性试验、依赖性试验、毒代动力学试验及与评价药物安全性有关的其他试验。其目的在于提供新药对人类健康危害程度的科学依据,以控制临床试验研究安全性方面的风险。

（二）药物非临床研究质量管理规范

（1）《药物非临床研究质量管理规范》适用于为申请药品注册而进行的药物非临床安全性评价研究。药物非临床安全性评价研究的相关活动应当遵守本规范。以注册为目的的其他药物临床前相关研究活动参照本规范执行。

（2）研究机构应当建立完善的组织管理体系,配备机构负责人、质量保证部门和相应的工作人员。机构负责人全面负责本研究机构的运行管理。研究机构应当设立独立的质量保证部门负责检查本规范的执行情况,以保证研究的运行管理符合本规范要求。专题负责人对研究的执行和总结报告负责。

（3）研究机构应当根据所从事的非临床安全性评价研究的需要配备相应的设施、仪器设备、实验系统等。

（4）研究机构应当制定与其业务相适应的标准操作规程,以确保数据的可靠性。研究机构应严格执行试验方案和相应的标准操作规程实施相关研究工作。

（5）研究机构应当确保质量保证工作的独立性。质量保证人员不能参与具体研究的实施,或者承担可能影响其质量保证工作独立性的其他工作。

（6）专题负责人应当确保研究所有的资料,包括试验方案的原件、原始数据、标本、相关检测报告、留样受试物和对照品、总结报告的原件以及研究有关的各种文件,在研究实施过程中或者研究完成后及时归档,最长不超过 2 周,按标准操作规程的要求整理后,作为研究档案予以保存。

（7）委托方作为研究工作的发起者和研究结果的申报者,对用于申报注册的研究资料负责,并承担相应的责任。

二、药物临床试验管理

为保证药物临床试验过程规范,结果科学可靠,保护受试者的权益并保障其安全,2003 年 8 月6 日,国家食品药品监督管理局颁布了《药物临床试验质量管理规范》,自 2003 年 9 月 1 日起施行。

（一）药物临床试验相关概念

1. 临床试验（clinical trial）　临床试验是指任何在人体(患者或健康志愿者)进行药物的系统性研究,以证实或揭示试验药物的作用、不良反应和(或)试验药物的吸收、分布、代谢和排泄,目的是确定试验药物的疗效与安全性。

2. 研究者手册（investigator's brochure） 研究者手册是有关试验药物在进行人体研究时已有的临床与非临床研究资料。

3. 知情同意书（informed consent form） 知情同意书是每位受试者表示自愿参加某一试验的文件证明。研究者需向受试者说明试验性质、试验目的、可能的受益和风险、可供选用的其他治疗方法以及符合《赫尔辛基宣言》规定的受试者的权利和义务等，使受试者充分了解后表达其同意。

4. 伦理委员会（ethics committee） 伦理委员会是由医学专业人员、法律专家及非医务人员组成的独立组织，其职责为核查临床试验方案及附件是否合乎道德，并为之提供公众保证，确保受试者的安全、健康和权益受到保护。该委员会的组成和一切活动不应受临床试验组织和实施者的干扰或影响。

5. 设盲（blinding/masking） 临床试验中使一方或多方不知道受试者治疗分配的程序。单盲指受试者不知，双盲指受试者、研究者、监查员或数据分析者均不知治疗分配。

（二）药物临床试验的分期

药物临床试验分为Ⅰ期、Ⅱ期、Ⅲ期、Ⅳ期及生物等效性试验。

Ⅰ期临床试验是初步的临床药理学及人体安全性评价试验。其目的是观察人体对于新药的耐受程度和药代动力学，为制定给药方案提供依据。病例数为20～30例。

Ⅱ期临床试验是治疗作用初步评价阶段。其目的是初步评价药物对目标适应证患者的治疗作用和安全性，也包括为Ⅲ期临床试验研究设计和给药剂量方案的确定提供依据。Ⅱ期临床试验可以根据不同的研究目的采用多种形式，包括随机盲法对照临床试验。最低病例数为100例。

Ⅲ期临床试验是治疗作用的确证阶段。其目的是进一步验证药物对目标适应证患者的治疗作用和安全性，评价利益与风险关系，最终为药物注册申请获得批准提供充分的依据。Ⅲ期临床试验为扩大的临床试验，一般应为具有足够样本量的随机盲法对照试验。最低病例数为300例。

Ⅳ期临床试验是新药上市后由申请人自主进行的应用研究阶段。其目的是考察在广泛使用条件下的药物的疗效和不良反应，评价在普通或者特殊人群中使用的利益与风险关系以及改进给药剂量等。最低病例数为2 000例。

生物等效性试验是指用生物利用度研究的方法，以药代动力学参数为指标，比较同一种药物的相同或者不同剂型的制剂，在相同的试验条件下，其活性成分吸收程度和速度有无统计学差异的人体试验。病例数为18～24例。一般仿制药的研制需要进行生物等效性试验。

（三）需要开展药物临床试验的情形

对需要药物临床试验的要求，根据注册分类的不同有所区别。

一般来说，创新药物，即国内外均未上市的药物，如新的化合物、已上市的药物新的给药途径、新的复方制剂等，需要进行Ⅰ期、Ⅱ期、Ⅲ期、Ⅳ期药物临床试验，进行全面系统的研究；对于国外已上市、国内未上市的仿制国外的药物及进口药品注册，需要进行中国人群的药代动力学研究和不少于100对（试验组和对照组各100例）的随机对照临床试验。

申请仿制药注册一般不需要进行临床试验，但对于改变工艺但不改变给药途径的药品和仿制国内已上市的口服固体药物的注册，一般进行生物等效性试验。

申请已有国家药品标准的原料药注册，不需要进行临床试验；单独申请进口尚无中国国家药品标准的原料药注册，应当使用其制剂进行临床试验。

药品补充申请注册中,已上市药品增加新的适应证或者生产工艺等有重大变化的,需要进行临床试验;其中增加中药的功能主治或者增加化学药品、生物制品已有国内同品种使用的适应证的,应按规定进行临床试验;变更用法用量或者变更适用人群范围但不改变给药途径的,应当提供支持该项改变的安全性研究资料或文献资料,必要时应当进行临床试验;变更规格,如果同时改变用法用量或者适用人群,则应当提供相应资料,必要时进行临床试验。

其他种类的药物,根据《药品注册管理办法》附件的规定进行临床试验。

(四)药物临床试验质量管理规范

1. 临床试验前的准备与必要条件 药物临床试验必须有充分的科学依据并符合伦理要求,必须周密考虑该试验的目的及要解决的问题,对受试者和公众健康预期的受益应超过可能出现的损害。药物临床试验机构的设施与条件、临床试验的方法、临床试验用药品的有关要求、所有研究者都应具备的条件等应当符合规定。

2. 受试者权益保障 受试者的权益、安全和健康必须高于对科学和社会利益的考虑。伦理委员会和知情同意书是保障受试者权益的主要措施。伦理委员会,是由医学专业人员、法律专家及非医务人员组成的独立组织,其职责为核查临床试验方案及附件是否合乎道德,并为之提供公众保证,确保受试者的安全、健康和权益受到保护,该委员会的组成和一切活动不应受临床试验组织和实施者的干扰或影响;知情同意书,是以受试者签名和注明日期来表明其知情同意的文件证明。临床试验须向受试者告知试验的各方面情况后,受试者自愿确认其同意参加该项临床试验。

3. 试验方案及参与者职责 临床试验开始前应当制定试验方案,方案由研究者与申办者共同商定并签字,报伦理委员会审批后实施。临床试验方案的内容应包括试验目的、受试者标准、中止临床试验标准、试验方法、观察指标、记录要求、疗效标准、统计分析方法和计划、总结报告内容、试验资料的保存及管理、试验质量控制与保证等。同时,对研究者、申办者、监察员应具备的条件和职责也做了相应的规定。

4. 试验记录与报告 病历作为临床试验的原始文件,试验中的任何观察、检查结果均应及时、准确、完整、规范、真实地记录,不得随意更改,如需更正时应保持原记录清晰可辨,由更正者签署姓名和时间。正常范围内的数据、显著偏离或在临床可接受范围以外的数据须加以核实。临床试验总结报告内容应与试验方案要求一致。

为保护受试者隐私,病例报告表上不应出现受试者姓名。研究者应按受试者代码确认其身份并记录。临床试验中的资料均须按规定保存及管理。研究者应保存临床试验资料至临床试验终止后5年。申办者应保存临床试验资料至试验药物被批准上市后5年。

5. 数据管理与分析 数据管理的目的在于把试验数据迅速、完整、无误地纳入报告,所有涉及数据管理的各种步骤均需记录在案。用适当的程序保证数据库的保密性,应具有计算机数据库的维护和支持程序。临床试验资料的统计分析过程及其结果的表达必须采用规范的统计学方法。临床试验各阶段均需有生物统计学专业人员参与。

6. 试验用药品的管理与试验质量保证 临床试验用药品不得销售。试验用药品的使用记录应包括数量、装运、递送、接受、分配、应用后剩余药物的回收与销毁等方面的信息。

申办者及研究者均应履行各自职责,并严格遵循临床试验方案,采用标准操作规程。临床试验中有关所有观察结果和发现都应加以核实,在数据处理的每一个阶段必须进行质量控制,以保证数据完整、准确、真实、可靠。

7. **多中心试验**　多中心试验是由多位研究者按同一试验方案在不同地点和单位同时进行的临床试验。各中心同期开始与结束试验。多中心试验由一位主要研究者总负责,并作为临床试验各中心间的协调研究者。多中心试验的计划和组织实施要考虑试验方案、试验样本、试验用药品、研究者培训、评价方法等。

第三节　药品注册的申请与审批

一、新药的申请与审批

(一) 基本要求

1. **研究数据和资料的要求**　申请新药注册应当提供充分可靠的研究数据,证明药品的安全性、有效性和质量可控性,并对全部资料的真实性负责。药品注册所报送的资料引用文献应当注明著作名称、刊物名称及卷、期、页等;未公开发表的文献资料应当提供资料所有者许可使用的证明文件。外文资料应当按照要求提供中文译本。

2. **联合申请的要求**　多个单位联合研制新药的,应当由其中的一个单位申请注册,其他单位不得重复申请;需要联合申请的,应当共同署名作为该新药的申请人。新药申请获得批准后每个品种,包括同一品种的不同规格,只能由一个单位生产。

(二) 申报与审批的流程

新药申报与审批包括"新药临床试验的申报与审批"和"新药生产的申报与审批"两部分,即两报两批制度。

1. **新药临床试验的申报与审批**

(1) 申请人完成临床前研究后,填写《药品注册申请表》,向所在地省级药品监督管理部门如实报送有关资料。

(2) 省级药品监督管理部门在接到申请人的申请后,对申报资料进行形式审查;组织对药物研制情况及原始资料进行现场核查;申请注册的药品属于生物制品的,还需抽取3个生产批号的检验用样品,并向药品检验所发出注册检验通知。

(3) 药品检验所对抽取的样品进行检验,对申报的药品标准进行复核,并在规定的时限内将药品注册检验报告和复核意见报送国务院药品监督管理部门药品审评中心,同时抄送通知省级药品监督管理部门和申请人。

(4) 国务院药品监督管理部门药品审评中心收到申报资料后,对省级报送的新药临床研究申请资料,进行审查、受理,发给受理通知书;组织药学、医学和其他学科技术人员,对新药进行技术审评,必要时可以要求申请人补充资料、提供药物实样,并形成综合意见报送国务院药品监督管理部门。

(5) 国务院药品监督管理部门依据技术审评意见做出审批决定,符合规定的,发给《药物临床试验批件》,批准该药物进行临床试验;不符合规定的,发给《审批意见通知件》,不批准该药物进行临床试验,并说明理由。

新药临床试验申报与审批流程如图 9 - 1。

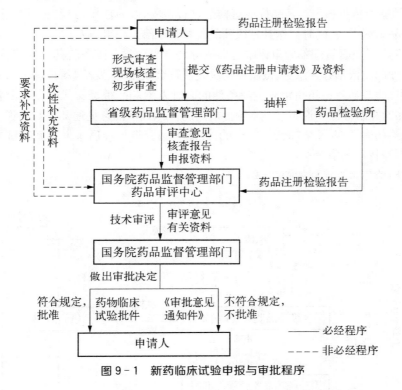

图 9 - 1　新药临床试验申报与审批程序

2. 新药生产的申报与审批　新药一般在完成Ⅲ期临床试验后,可申报新药生产,其基本程序如下。

(1) 申请人完成药物临床试验后,填写《药品注册申请表》,向所在地省级药品监督管理部门报送申请生产的申报材料,同时向中国药品生物制品检定所报送制备标准品的原材料及有关标准物质的研究资料。

(2) 省级药品监督管理部门在接到申请人的申请后,对申报资料进行形式审查;受理申请5 日内组织对临床试验情况及有关原始资料进行现场核查,对申报资料初步审查,提出审查意见;除生物制品外的其他药品还需抽取 3 批样品,向药品检验所发出标准复核的通知;在规定的时限内将审查意见、核查报告及申报资料报送国务院药品监督管理部门药品审评中心,并通知申请人。

(3) 药品检验所接到注册检验通知后应当对抽取的样品进行检验,并在规定的时限内将药品注册检验报告报送国务院药品监督管理部门药品审评中心,同时抄送通知其检验的省级药品监督管理部门和申请人。

(4) 国务院药品监督管理部门药品审评中心对申报资料进行全面审评,必要时可以要求申请人补充资料;对审评符合规定的,通知申请人申请现场检查;告知国务院药品监督管理部门审核查验中心拟进行生产现场检查。

(5) 国务院药品监督管理部门审核查验中心收到现场检查申请后,组织对样品批量生产过程等进行生产现场检查,并将现场检查报告报送国务院药品监督管理部门药品审评中心;非生物制品抽样 1 批,生物制品抽样 3 批,送负责该药品标准符合的药品检验所进行检验。

(6) 药品检验所依据核定的药品标准对样品进行检验,并将注册检验报告送交国务院药品监督管理部门药品审评中心,同时抄送其省级药品监督管理部门和申请人。

(7) 国务院药品监督管理部门审评中心形成综合意见后报送国务院药品监督管理部门,国务院药品监督管理部门依据综合意见,做出审批决定。符合规定的,发给《新药证书》;申请人已持有《药品生产许可证》并具备该药品相应生产条件的同时发给药品批准文号。在批准新药申请的同时,发布该药品的注册标准和说明书。不符合规定的,发给《审批意见通知件》,并说明理由。改变剂型但不改变给药途径,以及增加新适应证的,注册申请获得批准后不发给新药证书;靶向制剂、缓释、控释制剂等特殊剂型除外。

新药生产申请与审批流程如图 9-2。

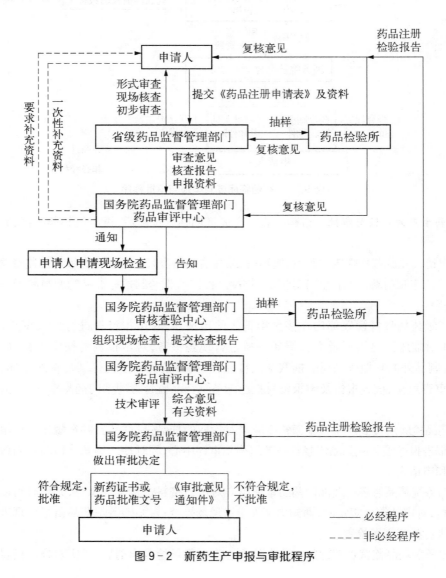

图 9-2　新药生产申报与审批程序

（三）新药注册的特殊审批和加快审批

1. **特殊审批** 为鼓励研究创制新药,有效控制风险,2009 年 1 月 7 日,国家食品药品监督管理局发布了《新药注册特殊审批管理规定》,确立了特殊审批的新药注册申请"早期介入、优先审评、多渠道沟通交流、动态补充资料、加强风险控制"的总体原则。

符合下列情形的新药注册申请实行特殊审批:① 未在国内上市销售的从植物、动物、矿物等物质中提取的有效成分及其制剂,新发现的药材及其制剂。② 未在国内外获准上市的化学原料药及其制剂、生物制品。③ 治疗艾滋病、恶性肿瘤、罕见病等疾病,且具有明显临床治疗优势的新药。④ 治疗尚无有效治疗手段的疾病的新药。

2. **加快审批** 为解决药品注册申请积压问题,提高药品审评审批质量和效率,2015 年 11 月 11 日,国家食品药品监督管理总局发布了《关于药品注册审评审批若干政策的公告》。

符合下列条件之一的,实行单独排队,加快审评审批:① 防治艾滋病、恶性肿瘤、重大传染病和罕见病等疾病的创新药注册申请。② 儿童用药注册申请。③ 老年人特有和多发疾病用药注册申请。④ 列入国家科技重大专项和国家重点研发计划的药品注册申请。⑤ 使用先进技术、创新治疗手段、具有明显治疗优势的临床急需用药注册申请。⑥ 转移到中国境内生产的创新药注册申请。⑦ 申请人在欧盟、美国同步申请并获准开展药物临床试验的新药临床试验申请,或在中国境内用同一生产线生产并在欧盟、美国同步申请上市且已通过其药品审批机构现场检查的药品注册申请。⑧ 临床急需且专利到期前 3 年的药品临床试验申请和专利到期前 1 年的药品生产申请。

（四）药品批准证明文件

药品批准文号的格式为:国药准字 H(Z、S、J)＋4 位年号＋4 位顺序号,其中 H 代表化学药品,Z 代表中药,S 代表生物制品,J 代表进口药品分包装。

《进口药品注册证》证号的格式为:H(Z、S)＋4 位年号＋4 位顺序号;《医药产品注册证》证号的格式为:H(Z、S)C＋4 位年号＋4 位顺序号,其中 H 代表化学药品,Z 代表中药,S 代表生物制品。对于境内分包装用大包装规格的注册证,其证号在原注册证号前加字母 B。

（五）新药监测期

为了保护公众健康,国务院药品监督管理部门对批准生产的境内药品生产企业生产的新药品种设立监测期,继续监测该新药的安全性。

1. **新药监测期的时限** 新药监测期自新药批准生产之日起计算,最长不得超过 5 年。《药品注册管理办法》附件 6《新药监测期期限表》依据新药临床研究的安全性、有效性和质量可控性评价结果,针对不同情形的新药设立 3～5 年的监测期。

2. **新药监测期内新药的管理**

(1) 药品生产企业应当考察处于监测期内的新药的生产工艺、质量、稳定性、疗效及不良反应等情况,并每年向所在地省级药品监督管理部门报告。

(2) 药品生产、经营、使用及检验、监督单位发现新药存在严重质量问题、严重或者非预期的不良反应时,应当及时向省级药品监督管理部门报告。

(3) 省级药品监督管理部门收到报告后应当立即组织调查,并报告国务院药品监督管理部门。

(4) 药品生产企业对设立监测期的新药从获准生产之日起 2 年内未组织生产的,国务院药品监督管理部门可以批准其他药品生产企业提出的生产该新药的申请,并重新对新药进行监测。

3. **新药监测期内其他同品种新药申请的规定** 新药进入监测期后,国务院药品监督管理部门不再批准其他企业生产、改变剂型和进口。

新药进入监测期之日起,国务院药品监督管理部门已经批准其他申请人进行药物临床试验的,可以继续办理该申请,符合规定的,批准生产或进口,并与已经设立监测期的新药一并监测;对已经受理但尚未批准进行药物临床试验的其他同品种申请,予以退回;新药监测期满后,申请人可以提出仿制药申请或者进口药品申请。

进口药品注册申请首先获得批准,不设立监测期。进口药品注册申请首先获得批准后,对已经批准境内申请人进行临床试验的其他同品种申请,可以继续办理,符合规定的,批准其生产;申请人也可以撤回该项申请,重新提出仿制药申请。对已经受理但尚未批准进行药物临床试验的其他同品种申请,予以退回,申请人可以提出仿制药申请。

二、仿制药的申请与审批

(一)对申请人的要求

仿制药申请人应当是药品生产企业,必须持有《药品生产许可证》和《药品生产质量管理规范》认证证书,并且申请生产的药品应当与《药品生产许可证》和《药品生产质量管理规范》认证证书中载明的生产范围和认证范围一致。

(二)对仿制药的要求

仿制药应当与被仿制药具有同样的活性成分、给药途径、剂型、规格和相同的治疗作用。已有多家企业生产的品种,应当参照有关技术指导原则选择被仿制药进行对照研究。对他人已获得中国专利权的药品,申请人可以在该药品专利期届满前 2 年内提出注册申请。国务院药品监督管理部门可以在专利期满后核发药品批准文号、《进口药品注册证》或者《医药产品注册证》。

(三)仿制药的申请与审批程序

1. **申请人**   应当填写《药品注册申请表》,向所在地省级药品监督管理部门报送有关资料和生产现场检查申请。

2. **省级药品监督管理部门**   对申报资料进行形式审查,符合要求的,出具药品注册申请受理通知书;5 日内组织对研制情况和原始资料进行现场核查,根据申请人提供的生产工艺和质量标准组织进行生产现场检查;现场抽取连续生产的 3 批样品,送药品检验所检验;在规定的时限内对申报资料进行审查,提出审查意见,并将审查意见、核查报告、生产现场检查报告及申报资料送交国务院药品监督管理部门药品审评中心,同时通知申请人。

3. **药品检验所**   对抽取的样品进行检验;并在规定时限内将药品注册检验报告送交国务院药品监督管理部门药品审评中心,同时抄送通知其省级药品监督管理部门和申请人。

4. **国家药品审评中心**   在规定的时间内组织药学、医学及其他技术人员对审查意见和申报资料进行审核,必要时要求申请人补充资料;依据技术审评意见、样品生产现场检查报告和样品检验结果,形成综合意见,连同相关资料报送国务院药品监督管理部门。

5. **国务院药品监督管理部门**   依据综合意见,做出审批决定。符合规定的,发给药品批准文号或者《药物临床试验批件》;不符合规定的,发给《审批意见通知件》,并说明理由。

申请人完成临床试验后,应当向国务院药品监督管理部门药品审评中心报送临床试验资料。国务院药品监督管理部门依据技术意见,发给药品批准文号或者《审批意见通知件》。

已确认存在安全性问题的上市药品,国务院药品监督管理部门可以决定暂停受理和审批其仿制药申请。

（四）仿制药质量和疗效一致性评价

2016 年 3 月 5 日,国务院办公厅发布了《关于开展仿制药质量和疗效一致性评价的意见》,对仿制药质量和疗效一致性评价工作提出了相关要求。

1. 明确评价对象与时限　化学药品新注册分类实施前批准上市的仿制药,凡未按照与原研药品质量和疗效一致原则审批的,均须开展一致性评价。化学药品新注册分类实施前批准上市的其他仿制药,自首家品种通过一致性评价后,其他药品生产企业的相同品种原则上应在 3 年内完成一致性评价;逾期未完成的,不予再注册。

2. 确定参比制剂遴选原则　参比制剂原则上首选原研药品,也可以选用国际公认的同种药品。药品生产企业可自行选择参比制剂,报国务院药品监督管理部门备案;国务院药品监督管理部门负责及时公布参比制剂信息,药品生产企业原则上应选择公布的参比制剂开展一致性评价工作。

3. 合理选用评价方法　药品生产企业原则上应采用体内生物等效性试验的方法进行一致性评价。符合豁免生物等效性试验原则的品种,允许药品生产企业采取体外溶出度试验的方法进行一致性评价。开展体内生物等效性试验时,药品生产企业应根据仿制药生物等效性试验的有关规定组织实施。无参比制剂的,由药品生产企业进行临床有效性试验。

4. 落实企业主体责任　药品生产企业是一致性评价工作的主体,应主动选购参比制剂开展相关研究,确保药品质量和疗效与参比制剂一致。完成一致性评价后,可将评价结果及调整处方、工艺的资料,按照药品注册补充申请程序,一并提交相应药品监督管理部门。

5. 加强对一致性评价工作的管理　国务院药品监督管理部门负责发布一致性评价的相关指导原则,加强对药品生产企业一致性评价工作的技术指导;组织专家审核企业报送的参比制剂资料,分期分批公布经审核确定的参比制剂目录,建立我国仿制药参比制剂目录集;及时将按新标准批准上市的药品收入参比制剂目录集并公布;设立统一的审评通道,一并审评企业提交的一致性评价资料和药品注册补充申请。对药品生产企业自行购买尚未在中国境内上市的参比制剂,由国务院药品监督管理部门以一次性进口方式批准,供一致性评价研究使用。

6. 鼓励企业开展一致性评价工作　通过一致性评价的药品品种,由国务院药品监督管理部门向社会公布。药品生产企业可在药品说明书、标签中予以标注;通过一致性评价的药品品种,在医保支付方面予以适当支持,医疗机构应优先采购并在临床中优先选用。同品种药品通过一致性评价的生产企业达到 3 家以上的,在药品集中采购等方面不再选用未通过一致性评价的品种。

三、进口药品注册的申报与审批

（一）对进口药品的要求

申请进口的药品,应当获得境外制药厂商所在生产国家或者地区的上市许可;未在生产国家或者地区获得上市许可,但经国务院药品监督管理部门确认该药品安全、有效而且临床需要的,可以批准进口。

申请进口的药品,其生产应当符合所在国家或者地区药品生产质量管理规范及中国《药品生产质量管理规范》的要求。

申请进口的药品制剂,必须提供直接接触药品的包装材料和容器合法来源的证明文件、用于生产该制剂的原料药和辅料合法来源的证明文件。原料药和辅料尚未取得国务院药品监督管理部门批准的,应当报送有关生产工艺、质量指标和检验方法等规范的研究资料。

(二) 对进口药品注册申请人的要求

《药品注册管理办法》规定,境外申请人应当是境外合法制药厂商。境外申请人办理进口药品注册,应当由其驻中国境内的办事机构或者由其委托的中国境内代理机构办理。进口药品的注册由申请人直接向国务院药品监督管理部门送报申请表及相关资料。

(三) 进口药品注册的申报与审批程序

进口药品的申报技术要求和审批程序与新药基本一致,其不同之处在于以下几个方面。

1. 申请机构不同　新药申请向企业所在地的省级药品监督管理部门报送申请表及相关资料,进口药品注册申请需国务院药品监督管理部门提出。

2. 注册检验机构不同　新药申请由省级药品监督管理部门通知其指定的药检所进行样品检验和标准复核,进口药品注册检验由中国食品药品检定研究院负责。

3. 批准证明文件不同　新药注册批准后发给《新药证书》或《药品批准文号》,进口药品注册批准后发给《进口药品注册证》,中国香港、澳门和台湾地区的制药厂商申请注册的药品发给《医药产品注册证》。

(四) 进口药品分包装的注册

1. 进口药品分包装的概念　进口药品分包装,是指药品已在境外完成最终制剂生产过程,在境内由大包装规格改为小包装规格,或者对已完成内包装的药品进行外包装、放置说明书、粘贴标签等。

2. 进口药品分包装品种的要求　申请进口药品分包装的品种,应当符合以下要求。

(1) 该药品已经取得《进口药品注册证》或者《医药产品注册证》。

(2) 该药品应当是中国境内尚未生产的品种,或者虽有生产但是不能满足临床需要的品种。

(3) 同一制药厂商的同一品种应当由一个药品生产企业分包装,分包装的期限不得超过《进口药品注册证》或者《医药产品注册证》的有效期。

(4) 除片剂、胶囊外,分包装的其他剂型应当已在境外完成内包装。

3. 对申请人的要求　进口药品分包装注册的申请人,是接受分包装的药品生产企业,该企业应当持有《药品生产许可证》。进口裸片、胶囊申请在国内分包装的,接受分包装的药品生产企业还应当持有与分包装的剂型相一致的《药品生产质量管理规范》认证证书。

4. 进口药品分包装注册程序　申请进口药品分包装,应当在该药品《进口药品注册证》或者《医药产品注册证》的有效期届满1年前提出。进口药品分包装的注册,属于《药品注册管理办法》附件4药品补充申请注册事项中"由国务院药品监督管理部门审批的补充申请事项"中的第17项,其申报与审批的程序与药品补充申请程序基本相同。

四、药品补充申请的申报与审批

(一) 药品补充申请的分类及规定

国务院药品监督管理部门对药品补充申请依据不同情况有不同审批程序。

1. 进口药品的补充申请　申请人应当向国务院药品监督管理部门报送有关资料和说明,提交生产国家或者地区药品管理机构批准变更的文件。国务院药品监督管理部门对申报资料进行形式审查,符合要求的,出具药品注册申请受理通知书;不符合要求的,出具药品注册申请不予受理通知书,并说明理由。

进口药品的补充申请,由国务院药品监督管理部门审批。其中改变进口药品制剂所用原料药的产地、变更进口药品外观但不改变药品标准,根据国家药品标准或国务院药品监督管理部门的要求修改进口药说明书,补充完善进口药说明书的安全性内容,按规定变更进口药品包装标签,改变注册代理机构的补充申请,由国务院药品监督管理部门备案。

2. 修改药品注册标准、变更药品处方中已有药用要求的辅料、改变影响药品质量的生产工艺等的补充申请　由省级药品监督管理部门提出审核意见后,报送国务院药品监督管理部门审批,同时通知申请人。修改药品注册标准的补充申请,必要时由药品检验所进行标准复核。

3. 改变国内药品生产企业名称、改变国内生产药品的有效期、国内药品生产企业内部改变药品生产场地等的补充申请　由省级药品监督管理部门受理并审批,符合规定的,发给《药品补充申请批件》并报送国务院药品监督管理部门备案;不符合规定的,发给《审批意见通知件》,并说明理由。

4. 按规定变更药品包装标签、根据国务院药品监督管理部门的要求修改说明书等的补充申请　报省级药品监督管理部门备案。

(二) 药品补充申请的一般程序

变更研制新药、生产药品和进口药品已获批准证明文件及其附件中载明事项的,应当提出补充申请。申请人应当参照相关技术指导原则,评估其变更对药品安全性、有效性和质量可控性的影响,并进行相应的技术研究工作。

申请人应当填写《药品补充申请表》,向所在地省级药品监督管理部门报送有关资料和说明。省级药品监督管理部门对申报资料进行形式审查,符合要求的,出具药品注册申请受理通知书;不符合要求的,出具药品注册申请不予受理通知书,并说明理由。国务院药品监督管理部门对药品补充申请进行审查,必要时可以要求申请人补充资料,并说明理由。符合规定的,发给《药品补充申请批件》;不符合规定的,发给《审批意见通知件》,并说明理由。

(三) 其他规定

(1) 申请人应当参照相关技术指导原则,评估其变更对药品安全性、有效性和质量可控性的影响,并进行相应的技术研究工作。

(2) 对药品生产技术转让、变更处方和生产工艺可能影响产品质量等的补充申请,省级药品监督管理部门应当根据其《药品注册批件》附件或者核定的生产工艺,组织进行生产现场检查,药品检验所应当对抽取的 3 批样品进行检验。

(3) 修改药品注册标准的补充申请,药品检验所在必要时应当进行标准复核。

(4) 补充申请获得批准后,换发药品批准证明文件的,原药品批准证明文件由国务院药品监督管理部门予以注销;增发药品批准证明文件的,原批准证明文件继续有效。

(四) 补充申请的审批结论

补充申请获得批准后,换发药品批准证明文件的,原药品批准证明文件由国务院药品监督管理部门予以注销;增发药品批准证明文件的,原批准证明文件继续有效,增发的药品批准证明文件与原批件具有同样的有效期,有效期满一并申请再注册。

五、药品再注册的申报与审批

国务院药品监督管理部门核发的药品批准文号、《进口药品注册证》或者《医药产品注册证》的有效期为 5 年。有效期届满,需要继续生产或者进口的,申请人应当在有效期届满前 6 个月申请再注册。

(一)药品再注册的申报与审批程序

药品再注册申请由药品批准文号的持有者向省级药品监督管理部门提出,按照规定填写《药品再注册申请表》,并提供有关申报资料。省级药品监督管理部门对申报资料进行审查,符合要求的,出具药品再注册申请受理通知书;不符合要求的,出具药品再注册申请不予受理通知书,并说明理由。省级药品监督管理部门应当自受理申请之日起 6 个月内对药品再注册申请进行审查,符合规定的,予以再注册;不符合规定的,报国务院药品监督管理部门。

国务院药品监督管理部门收到省级药品监督管理部门的意见后,经审查不符合药品再注册规定的,发出不予再注册的通知,并说明理由。

进口药品的再注册申请由申请人向国务院药品监督管理部门提出。进口药品的再注册申请由国务院药品监督管理部门受理,并在 6 个月内完成审查,符合规定的,予以再注册;不符合规定的,发出不予再注册的通知,并说明理由。

(二)不予再注册的情形

有下列情形之一的药品不予再注册: ① 有效期届满前未提出再注册申请的。② 未达到国务院药品监督管理部门批准上市时提出的有关要求的。③ 未按照要求完成Ⅳ期临床试验的。④ 未按照规定进行药品不良反应监测的。⑤ 经国务院药品监督管理部门再评价属于疗效不确、不良反应大或者其他原因危害人体健康的。⑥ 按照《药品管理法》的规定应当撤销药品批准证明文件的。⑦ 不具备《药品管理法》规定的生产条件的。⑧ 未按规定履行监测期责任的。⑨ 其他不符合有关规定的情形。

对于不予再注册的品种,除因法定事由被撤销药品批准证明外,在有效期届满时注销其药品批准文号、《进口药品注册证》或者《医药产品注册证》。

第四节 | 药品技术转让注册管理

为促进新药研发成果转化和生产技术合理流动,鼓励产业结构调整和产品结构优化,规范药品技术转让注册行为,保证药品的安全、有效和质量可控,2009 年 8 月 19 日,国家食品药品监督管理局颁布实施了《药品技术转让注册管理规定》,对药品技术转让实行注册审批制度。

一、药品技术转让的概念

药品技术转让,是指药品技术的所有者将药品生产技术转让给受让方药品生产企业,由受让方药品生产企业申请药品注册的过程。

药品技术转让分新药技术转让和药品生产技术转让两类。

二、药品技术转让注册申报的条件

1. **新药技术转让注册申报的条件**　① 仅持有《新药证书》或持有《新药证书》并取得药品批准文号的，可以在新药监测期满前提出新药技术转让。② 对于仅持有《新药证书》尚未进入新药监测期的制剂或持有《新药证书》的原料药，自《新药证书》核发之日起，应当按照《药品注册管理办法》附件6中相应制剂的注册分类所设立的监测期期满前提出。

2. **药品生产技术转让的条件**　属于下列情形之一的，可以申请药品生产技术转让：① 仅持有《新药证书》或持有《新药证书》并取得药品批准文号的，新药监测期期满；或仅持有《新药证书》或持有《新药证书》并取得药品批准文号的，不设监测期的。② 仅持有《新药证书》，尚未进入新药监测期的制剂或持有《新药证书》的原料药，自《新药证书》核发之日起，按照《药品注册管理办法》附件6相应制剂的注册分类所设立的监测期期满的。③ 未取得《新药证书》的品种，转让方与受让方应当均为药品生产企业，其中一方为持有另一方50%以上股权或股份，或者均为同一药品生产企业控股50%以上子公司的。④ 已获得进口药品注册证书的药品，其生产技术可以由原进口药品注册申请人转让给境内药品生产企业。

3. **药品技术转让的要求**

(1) 受让方应当与转让方签订转让合同。

(2) 对转让方的要求：① 应当将转让品种所有规格一次性转让给同一个受让方。应当向受让方转让药品的处方、生产工艺、质量标准等全部资料和技术。② 指导受让方样品试制、规模放大和生产工艺参数验证实施以及批生产等各项工作。③ 指导试制质量合格的连续3个生产批号的样品等。

(3) 对受让方的要求：① 药品技术转让的受让方应当为药品生产企业，其受让的品种剂型应当与《药品生产许可证》中载明的生产范围一致。② 开展相应的研究和试制工作，承担申请人相应的责任。③ 新药技术转让过程，如提高药品质量，并有利于控制安全风险的变更，按照相关要求研究并与申报资料一并申报。④ 新药技术转让过程，在规定期限内完成原《药品注册批件》规定需补充完善的事项，以及药品不良反应监测和Ⅳ期临床试验等后续工作。⑤ 生产技术转让过程，保持药品处方、生产工艺、质量标准等与转让方一致，不应发生原料药来源、辅料种类、用量和比例，以及生产工艺和工艺参数等影响药品质量的变化。⑥ 保持生产规模与转让方的生产规模相匹配，超出其10倍或小于1/10的，应当重新对生产工艺相关参数进行验证，验证资料与申报资料一并报送。

(4) 不得转让及限制转让的情形：麻醉药品、第一类精神药品、第二类精神药品原料药和药品类易制毒化学品不得进行技术转让。第二类精神药品制剂申请技术转让的，受让方应当取得相应品种的定点生产资格。放射性药品申请技术转让的，受让方应当取得相应品种的《放射性药品生产许可证》。

4. **药品技术转让申报与审批的程序**　申请药品技术转让，应当填写《药品补充申请表》，按照补充申请的程序和规定以及相应规定的要求向受让方所在地省级药品监督管理部门报送有关资料和说明。

持有药品批准文号的，应当同时提交持有药品批准文号的药品生产企业提出注销所转让品种药品批准文号的申请。持有《进口药品注册证》、同时持有用于境内分包装的大包装《进口药品注册证》的,应当同时提交转让方注销大包装《进口药品注册证》的申请。已经获得境内分包装批准证明文件的,还要提交境内分包装药品生产企业提出注销所转让品种境内分包装批准证明文件的申请。

对于已经获准药品委托生产的,应当同时提交药品监督管理部门同意终止委托生产的相关证明性文件。

对于转让方和受让方位于不同省、自治区、直辖市的,转让方所在地省级药品监督管理部门应当提出审核意见。受让方所在地省级药品监督管理部门对药品技术转让的申报资料进行受理审查,组织对受让方药品生产企业进行生产现场检查,药品检验所对抽取的3批样品进行检验。

国务院药品监督管理部门药品审评中心对申报药品技术转让的申报资料进行审评,提出技术审评意见,并依据样品生产现场检查报告和样品检验结果,形成综合意见。国务院药品监督管理部门依据药品审评中心的综合意见,做出审批决定。符合规定的,发给《药品补充申请批件》及药品批准文号;不符合规定的,发给《审批意见通知件》,并说明理由;需要进行临床试验的,发给《药物临床试验批件》。

5. 药品批准证明文件的处理   转让前已取得药品批准文号的,应同时注销转让方原药品批准文号。转让前已取得用于境内分包装的大包装《进口药品注册证》、境内分包装批准证明文件的,应同时注销大包装《进口药品注册证》、境内分包装批准证明文件。第二类精神药品制剂的技术转让获得批准后,转让方已经获得的该品种定点生产资格应当同时予以注销。

新药技术转让注册申请获得批准的,应当在《新药证书》原件上标注已批准技术转让的相关信息后予以返还;未获批准的,《新药证书》原件予以退还。对于持有《进口药品注册证》进行技术转让获得批准的,应当在《进口药品注册证》原件上标注已批准技术转让的相关信息后予以返还。

6. 不予受理的情形   有下列情形之一的,其药品技术转让注册申请不予受理,已经受理的不予批准: ① 转让方或受让方相关合法登记失效,不能独立承担民事责任的。② 转让方和受让方不能提供有效批准证明文件的。③ 在国家中药品种保护期内的。④ 申报资料中,转让方名称等相关信息与《新药证书》或者药品批准文号持有者不一致,且不能提供相关批准证明文件的。⑤ 转让方未按照药品批准证明文件等载明的有关要求,在规定时间内完成相关工作的。⑥ 经国家药品监督管理局确认存在安全性问题的药品。⑦ 国务院药品监督管理部门认为不予受理或者不予批准的其他情形。

(鲁志鸿   杨   勇)

第十章　药品生产管理

导学

1. 掌握药品生产许可,《药品生产质量管理规范》主要内容,药品召回。

2. 熟悉药品生产的概念、分类和特点,药品生产企业的概念、分类和特点,药品委托生产管理,药品生产监督管理。

3. 了解《药品生产质量管理规范》概述,GMP 的类型、要素和我国现行 GMP 的特点,药品风险评估。

第一节　药品生产管理概述

一、药品生产概述

(一) 药品生产的概念和分类

药品生产是指将药物原料加工制备成能供临床使用的各种剂型药品的过程。根据生产药品的产品结果不同,药品生产可分为原料药生产和制剂生产。

1. **原料药生产**　根据原材料的性质、加工制造方法的不同,原料药生产可以分为三种。

(1) 生药的加工生产:生药一般为来自植物和动物的生物药材,通常为植物或动物机体、器官或其分泌物。主要经过干燥加工处理,我国传统用中药的加工处理称为"炮制",分别经过蒸、炒、炙、煅等炮制操作,最后制成中药饮片。

(2) 药用成分和化合物的加工制造:主要包括天然(植物、动物)提取和浓缩,获得流浸膏或浸膏;用化学合成法(合成法、半合成法)分离制备,可获得单体结晶。

(3) 利用生物技术(普通生物技术、基因工程、细胞工程、蛋白质工程、发酵工程等)加工生物材料获得的生物制品:生物材料包括微生物、细胞、各种动物和人体的细胞及体液等。

2. **制剂生产**　制剂生产是指将原料药按照一定的生产工艺、与辅料均匀混合(溶解)后,制成供临床使用,具有一定剂型的制剂的生产。药物剂型一般分为注射剂(如输液剂、粉针剂)、口服制剂(如片剂、胶囊剂、丸剂、颗粒剂),以及外用制剂(如软膏剂、搽剂等),不同剂型的加工制造方法都不同。

(二) 药品生产的特点

药品生产属工业生产,具有一般工业生产的共性,同时由于药品的首要特征是生命关联性,因而药品生产更关注质量管理。

1. **产品标准化、管理规范化** 药品生产质量要求严格。每一种药品都制定有质量标准及管理药品质量的制度和方法,将药品生产企业的生产经营活动置于国家的严格规范的监督管理之下。

2. **生产技术水平要求高** 制药业本身是技术密集型行业,生产对象的复杂性和多样性,加之产品质量要求高,决定了药品生产的机械化、自动化程度高,设施设备往往又有特殊要求。对任何可能影响药品质量或污染药品的因素都应有预防和控制的技术手段。

3. **环境卫生、工艺卫生、人员卫生要求严格** 药品生产企业的厂区环境(空气、水源、地面)的卫生状况、生产车间(空气处理系统、设备、生产介质)的洁净程度、生产人员的卫生意识等都会对药品质量产生较大影响,因此要求厂房、路面、运输及生产人员、设备、药品的包装物等均不得对药品造成污染。

4. **药品生产实行全面质量管理** 药品从原料到成品,其生产过程涉及诸多技术细节和操作标准,任何环节都不容疏忽,否则便可能会生产出不符合质量标准的药品,危害公众健康。因此,在药品生产过程中,必须进行全面质量管理,保证药品安全有效。

二、药品生产企业概述

(一) 药品生产企业的概念和分类

药品生产企业是指生产药品的专营企业或者兼营企业,是应用现代科学技术,获准从事药品生产活动,实行自主经营,独立核算,自负盈亏,具有法人资格的基本经济组织。

药品生产企业根据企业所属的经济部门,属于工业企业;根据企业使用的技术装备及生产力要素所占比例,属于技术密集型企业;根据企业在法律上的主体资格,属于法人企业。

药品生产企业按照经济性质,可以分为国有企业、股份制企业、中外合资企业、外资企业等;按照生产范围分类管理,可以分为原料药生产企业、制剂生产企业、生物制品生产企业、体外诊断试剂生产企业、特殊管理药品生产企业、药用辅料生产企业;按照产品分类,可分为化学药生产企业(包括原料和制剂)、中药饮片生产企业、中药制剂生产企业、生物制品生产企业等。

(二) 药品生产企业的特点

1. **药品生产企业是技术密集型兼资本密集型企业** 制药行业是以高技术含量和创新性为主要特征的行业,最大的特点是对专利的高度依赖性和发达国家专利药品的高度垄断性。制药行业的技术壁垒高,药品生产企业的生产经营需要具有专业知识的管理人员及技术人员,因此,药品生产企业属于技术密集型企业。

制药行业的持续发展需要新药研究做保障,新药研究是投入大、周期长、难度高的系统工程,需要高额的经费投入,药品生产企业的建设和运营也需要大量的资金保障,因此,药品生产企业同时也是资本密集型企业。

2. **药品生产企业属于流程型制造企业** 药品生产企业从其制造方式上讲,属于流程型制造企业,按照产品剂型设置车间,按产品的工艺流程特点设定不同流水线,各流水线分设工段、岗位,生产连续性强,流程规范性高。

3. **药品生产企业兼顾社会效益和经济效益** 药品防治疾病的使用价值要求药品生产企业担

负着为人类健康服务的社会职责,为保证公众对药品的获得,即便是微利或无利润的产品,也要安排生产销售。同时追求经济效益也是包括药品生产企业在内的各类组织共同的目标,因此需要对药品生产要素的投入进行科学合理的设计,以求用最小的投入获取最大的产出,以最低的成本获取最高的效益。

4. **药品生产企业机会风险并存** 新药研发能力是药品生产企业核心竞争力的表现,新药品种储备是企业未来增长的保证,而新药的研究过程是一个复杂、长期而又充满挑战的过程,在研发的每一环节都存在着失败的风险,即使一个最有希望的新药研究,也有可能中途夭折。而新药研究开发一旦获得技术和商业上的成功,依赖专利制度通常会得到丰厚的回报、极大的收益。因而,药品生产企业是高风险和高收益并存的企业。

5. **药品生产企业质量管理与环境保护相结合** 药品生产企业既要注重质量管理,也要重视环境保护,在申请《药品生产质量管理规范》认证的同时,必须通过当地环境保护评估和消防设施达标评估,否则企业不能参加认证。药品生产过程中应尽量降低对环境的污染,节约资源,实现生产绿色化、生态化和可持续发展。

第二节 药品生产监督管理

药品生产监督管理是指药品监督管理部门依法对药品生产企业及其人员、硬件和软件条件进行审查、许可、监督检查等管理活动。为确保所生产药品的质量,规范药品生产行为,2004 年 8 月 5 日,国家食品药品监督管理局颁布了《药品生产监督管理办法》,并于 2017 年 11 月 21 日进行修正。

一、药品生产许可

《药品管理法》规定,开办药品生产企业,须经企业所在地省级药品监督管理部门批准并发给《药品生产许可证》。无《药品生产许可证》的企业,不得生产药品。《药品生产许可证》应当标明有效期和生产范围,到期重新审查发证。

(一) 开办药品生产企业的申请与审批

1. **开办药品生产企业的条件** 药品监督管理部门批准开办药品生产企业,除依据《药品管理法》第 8 条规定的条件外,还应当符合国家制定的药品行业发展规划和产业政策,防止重复建设:① 具有依法经过资格认定的药学技术人员、工程技术人员及相应的技术工人。② 具有与其药品生产相适应的厂房、设施和卫生环境。③ 具有能对所生产药品进行质量管理和质量检验的机构、人员以及必要的仪器设备。④ 具有保证药品质量的规章制度。

2. **开办药品生产企业的申请** 新开办药品生产企业,申请人应当向拟办企业所在地省级药品监督管理部门提出申请,并提交《药品生产质量管理规范认证管理办法》规定的相应材料。同时,申请人应当对其申请材料全部内容的真实性负责。

新开办药品生产企业、药品生产企业新建药品生产车间或者新增生产剂型的,应当自取得药品生产证明文件或者经批准正式生产之日起 30 日内,按照规定要求申请 GMP 认证。

3. **开办药品生产企业的审批**   省级药品监督管理部门是新开办药品生产企业审批的主体。

(二)《药品生产许可证》管理

1. **《药品生产许可证》内容**   《药品生产许可证》分正本和副本,正本、副本具有同等法律效力,有效期为 5 年。《药品生产许可证》应当载明编号、企业名称、分类码、注册地址、生产地址和生产范围、社会信用代码、法定代表人、企业负责人、质量负责人、有效期、发证机关和签发人,还须注明日常监管机构、日常监管人员和监督举报电话,落实监管责任,接受社会监督。

2. **《药品生产许可证》编号**   《药品生产许可证》编号格式为"省份简称＋4 位年号＋4 位顺序号"。如编号:苏 20140023。企业变更名称等许可证项目,原许可证编号不变。企业分立,在保留原许可证编号的同时增加新的编号。企业合并,原许可证编号保留一个。

3. **《药品生产许可证》变更**   《药品生产许可证》的变更分为许可事项变更和登记事项变更。许可事项变更,是指企业负责人、生产范围、生产地址的变更。登记事项变更,是指企业名称、法定代表人、注册地址、企业类型等项目的变更。

药品生产企业变更《药品生产许可证》许可事项的,应当在原许可事项发生变更 30 日前,向原发证机关提出《药品生产许可证》变更申请。原发证机关应当自收到企业变更申请之日起 15 个工作日内做出是否准予变更的决定。变更生产范围或者生产地址的,药品生产企业应当按照规定提交变更内容的有关材料,并经所在地省级药品监督管理部门审核决定。不予变更的,应当书面说明理由,并告知申请人享有依法申请行政复议或者提起行政诉讼的权利。

药品生产企业变更《药品生产许可证》登记事项的,向原发证机关申请《药品生产许可证》变更登记。原发证机关应当自收到企业变更申请之日起 15 个工作日内办理变更手续。《药品生产许可证》变更后,原发证机关应当在《药品生产许可证》副本上记录变更的内容和时间,并按照变更后的内容重新核发《药品生产许可证》正本,收回原《药品生产许可证》正本,变更后的《药品生产许可证》有效期不变。

4. **《药品生产许可证》换发与缴销**   《药品生产许可证》有效期届满,需要继续生产药品的,药品生产企业应当在其有效期届满前 6 个月,按照规定申请换发《药品生产许可证》。

(1)《药品生产许可证》的换发:原发证机关结合企业遵守法律法规、GMP 和质量体系运行情况,按照《药品生产监督管理办法》关于药品生产企业开办的程序和要求进行审查,在《药品生产许可证》有效期届满前做出是否准予其换证的决定。

(2)《药品生产许可证》的缴销:药品生产企业终止生产药品或者关闭的,由原发证机关缴销《药品生产许可证》,并通知市场监督管理部门。

二、药品委托生产管理

为规范药品委托生产,确保药品质量安全,2014 年 8 月 14 日,国家食品药品监督管理总局颁布了《药品委托生产监督管理规定》。

(一)药品委托生产的概念

药品委托生产,是指药品生产企业(以下称委托方)在因技术改造暂不具备生产条件和能力,或产能不足暂不能保障市场供应的情况下,将其持有药品批准文号的药品委托其他药品生产企业(以下称受托方)全部生产的行为,不包括部分工序的委托加工行为。

根据《关于贯彻实施药品委托生产监督管理规定的通知》，药品委托生产是对现有药品生产的补充，是解决市场供应不足，满足临床用药需求的暂时性措施。只有在因技术改造暂不具备生产条件和能力，或产能不足暂不能保障市场供应的情况下，药品生产企业方可申请委托生产。各省级药品监督管理部门要严格把握委托生产的原则和审批标准。

（二）药品委托生产的许可

国务院药品监督管理部门负责对全国药品委托生产审批和监督管理进行指导和监督检查。各省级药品监督管理部门负责药品委托生产的审批和监督管理。

麻醉药品、精神药品、药品类易制毒化学品及其复方制剂，医疗用毒性药品，生物制品，多组分生化药品，中药注射剂和原料药不得委托生产。国务院药品监督管理部门可以根据监督管理工作需要调整不得委托生产的药品。放射性药品的委托生产按照有关法律法规规定办理。

药品委托生产批件有效期不得超过3年。委托生产双方的《药品生产许可证》、GMP认证证书或委托生产药品批准证明文件有效期届满未延续的，《药品委托生产批件》自行废止。

委托生产合同提前终止的，委托方应当及时向所在地省级药品监督管理部门提交终止委托生产的申请，办理注销手续。

擅自委托或者接受委托生产药品的，对委托方和受托方均依照《药品管理法》关于生产假药的法律责任规定予以处罚。

（三）药品委托生产的条件和要求

1. **委托方与受托方应满足的条件**　委托方和受托方均应是持有与委托生产药品相适应的GMP认证证书的药品生产企业。委托方应当取得委托生产药品的批准文号。

委托生产药品的双方应当签订书面合同，内容应当包括质量协议，明确双方的权利与义务，并具体规定双方在药品委托生产管理、质量控制等方面的质量责任及相关的技术事项，且应当符合国家有关药品管理的法律法规。

委托方和受托方有关药品委托生产的所有活动应当符合GMP的相关要求。

2. **委托方职责**　委托方负责委托生产药品的质量。委托方应当对受托方的生产条件、技术水平和质量管理情况进行详细考查，向受托方提供委托生产药品的技术和质量文件，确认受托方具有受托生产的条件和能力。委托生产期间，委托方应当对委托生产的全过程进行指导和监督，负责委托生产药品的批准放行。

3. **受托方职责**　受托方应当严格执行质量协议，有效控制生产过程，确保委托生产药品及其生产符合注册和GMP的要求。委托生产药品的质量标准应当执行国家药品标准，其药品名称、剂型、规格、处方、生产工艺、原料药来源、直接接触药品的包装材料和容器、包装规格、标签、说明书、批准文号等应当与委托方持有的药品批准证明文件的内容相同。

在委托生产的药品包装、标签和说明书上，应当标明委托方企业名称和注册地址、受托方企业名称和生产地址。

（四）药品委托生产监督

省级药品监督管理部门应当制定药品委托生产审批工作程序和要求，规范审批工作。申请人有权查询业务办理进度和审批结果。

委托方所在地省级药品监督管理部门应当组织对委托方进行监督检查。受托方所在地省级药品监督管理部门应当组织受托方受托生产药品进行监督检查。必要时,委托方所在地省级药品监督管理部门也可以组织对受托方受托生产药品进行监督检查。对委托方和受托方的监督检查每年至少进行一次。发现企业存在违法违规行为的,应依法予以处理。

药品生产企业在申请药品委托生产过程中提供虚假材料,或者采取其他欺骗等不正当手段,取得《药品委托生产批件》的,由委托方所在地省级药品监督管理部门撤销《药品委托生产批件》。擅自委托或者接受委托生产药品的,对委托方和受托方均依照《药品管理法》关于生产假药的法律责任规定予以处罚。

三、药品生产监督管理

(一) 监督检查部门及其职责

国务院药品监督管理部门可以直接对药品生产企业进行监督检查,并对省级药品监督管理部门的监督检查工作、其认证通过的生产企业 GMP 的实施及认证情况进行监督和抽查。

省级药品监督管理部门负责本行政区域内药品生产企业的监督检查工作,应当建立实施监督检查的运行机制和管理制度,明确本行政区域内的市级药品监督管理机构和县级药品监督管理机构的监督检查职责。

县级以上药品监督管理部门应当在法律、法规、规章赋予的权限内,建立本行政区域内药品生产企业的监督管理档案。

(二) 监督检查的具体规定

监督检查的主要内容是药品生产企业执行有关法律、法规及实施 GMP 的情况,监督检查包括《药品生产许可证》换发的现场检查、GMP 跟踪检查、日常监督检查等。

在进行监督检查时,药品监督管理部门应当指派两名以上检查人员实施监督检查,检查人员应当向被检查单位出示执法证明文件。药品监督管理部门工作人员对知悉的企业技术秘密和业务秘密应当保密。药品生产企业发生重大药品质量事故的,必须立即报告所在地省级药品监督管理部门和有关部门,省级药品监督管理部门应当在 24 小时内报告国务院药品监督管理部门。

第三节 | 药品生产质量管理规范

《药品管理法》规定,药品生产企业必须按照国务院药品监督管理部门依法制定的《药品生产质量管理规范》组织生产。药品监督管理部门按照规定对药品生产企业是否符合《药品生产质量管理规范》的要求进行认证;对认证合格的,发给认证证书。

一、《药品生产质量管理规范》概述

(一) GMP 制度

《药品生产质量管理规范》又称 GMP(good manufacturing practice)。GMP 是世界各国对药品生产全过程监督管理普遍采用的法定技术规范,是药品生产和质量管理的基本准则。GMP 以其规范、科学、合理的条例和方法,确保所生产药品的质量,最大限度地减少生产中的污染、混淆、交叉污染和人为差错对产品质量的影响,旨在持续稳定地生产出符合预定用途和注册要求的药品,是质量管理的重要指标和有力依据。

我国提出在药品生产企业中推行 GMP 是在 20 世纪 80 年代初。1982 年,中国医药工业协会参照一些先进国家的 GMP 制定了《药品生产管理规范》(试行稿),并开始在一些制药企业试行。1988 年,根据《药品管理法》,卫生部颁布了我国第一部《药品生产质量管理规范》(1988 年版),作为正式规范性文件实行。1992 年,卫生部又修订颁布了《药品生产质量管理规范》(1992 年修订)。1998 年,国家药品监督管理局总结几年来实施 GMP 的情况,于 1999 年 6 月 18 日颁布了《药品生产质量管理规范》(1998 年修订)。

经过一系列强有力的监督管理措施,我国监督实施药品 GMP 工作实现了从 2004 年 7 月 1 日起所有的药品制剂和原料药的关键工序均必须在符合 GMP 的条件下生产的目标,未通过认证的企业全部停产。

为规范药品生产质量管理,2011 年 1 月 17 日,卫生部颁布了《药品生产质量管理规范(2010 年修订)》(以下简称现行 GMP),自 2011 年 3 月 1 日起施行。此后,国务院药品监督管理部门发布了无菌药品、原料药、生物制品、血液制品、中药制剂、放射性药品、中药饮片、医用氧、取样等附录,作为现行 GMP 的配套文件,与现行 GMP 具有同等效力。

(二) GMP 的类型、要素和我国现行 GMP 的特点

1. GMP 的类型 目前在世界范围内普遍使用的 GMP 有三类,即国际性的 GMP、国家性的 GMP 和行业性的 GMP。第一类适用于多个国家或地区,如 WHO 的 GMP、欧洲联盟的 GMP 等;第二类是由国家权力机关制定的、适用于某个国家的 GMP,如美国 FDA、日本厚生省、我国国家药品监督管理局等制定的 GMP;第三类是工业组织制定的、仅适用于行业或组织内部的 GMP,如美国制药联合会、日本制药协会、中国医药工业协会等制定的 GMP。

2. GMP 的基本要素 GMP 可以从专业性管理的角度,分为两大方面。一方面是对原材料、中间产品、成品的系统质量监管,主要是对这些物质的质量进行检验,以及质量管理的一系列相关工作;另一方面是对生产过程中人为差错和污物、异物引入等,进行严格管理,以保证生产合格药品。前者被称为质量控制,后者被称为质量保证。

GMP 体系可分为机构与人员、硬件系统和软件系统。机构与人员包括组织机构设置、人员资质、岗位职责与培训、人员卫生要求等;硬件系统主要包括人员、厂房、设施、设备等的目标要求,这部分涉及必需的人、财、物的投入,以及标准化管理;软件系统主要包括组织机构、人员结构、生产工艺记录、规章制度、文件程序、培训等,可以概括为以智力为主的投入及产出。硬件部分反映该企业的经济能力,软件通常反映管理和技术水平。

3. 我国现行 GMP 的特点

(1) 吸收国际先进经验:新版 GMP 基本要求和 5 个附录在修订过程中参照了欧盟、FDA 和 WHO 的 GMP 标准,结合我国国情,按照"软件、硬件并重"的原则,贯彻质量风险管理和药品生产全过程管理的理念,更加注重科学性,强调指导性和可操作性,达到了与 WHO 药品 GMP 的一致性。

(2) 重点细化软件要求:新版 GMP 加强了药品生产质量管理体系建设,大幅提高对企业质量管理软件方面的要求。细化了对构建实用、有效质量管理体系的要求,强化药品生产关键环节的

控制和管理,以促进企业质量管理水平的提高。

(3) 全面强化从业人员的素质要求:新版 GMP 增加了对从事药品生产质量管理人员素质要求的条款和内容,进一步明确职责。如新修订的药品 GMP 明确药品生产企业的关键人员包括企业负责人、生产管理负责人、质量管理负责人、质量受权人等必须具有的资质和应履行的职责。

(4) 细化文件管理规定:参照欧盟 GMP 基本要求和美国 GMP 中相关要求,对主要文件(如质量标准、生产工艺规程、批生产和批包装记录等)分门别类具体提出了编写的要求;对批生产和批包装记录的复制、发放提出了具体要求,大大增加了违规记录、不规范记录的操作难度。

(5) 进一步完善药品安全保障措施:新版 GMP 引入了质量风险管理的概念,在原辅料采购、生产工艺变更、操作中的偏差处理、发现问题的调查和纠正、上市后药品质量的监控等方面,增加了供应商审计、变更控制、纠正和预防措施、产品质量回顾分析等新制度和措施,对各个环节可能出现的风险进行管理和控制,主动防范质量事故的发生。提高了无菌制剂生产环境标准,增加了生产环境在线监测要求,提高无菌药品的质量保证水平。

(三) GMP 主要内容

我国现行 GMP 内容包括总则、质量管理、机构与人员、厂房与设施、设备、物料与产品、确认与验证、文件管理、生产管理、质量控制与质量保证、委托生产与委托检验、产品发运与产品召回、自检及附录,共计 14 章 313 条。作为现行 GMP 配套文件,现行 GMP 附录包括无菌药品、原料药、生物制品、血液制品、中药制剂、中药饮片、医用氧、取样、放射性药品、计算机化系统、确认与验证 11 个方面的内容,现行 GMP 实施的过程中对硬件设施、软件系统、相关人员提出了更全面、更细化的要求。

1. **总则**　GMP 作为质量管理体系的一部分,是药品生产管理和质量控制的基本要求,旨在最大限度地降低药品生产过程中污染、交叉污染以及混淆、差错等风险,确保持续稳定地生产出符合预定用途和注册要求的药品。

2. **质量管理**

(1) 质量管理原则:企业应当建立符合药品质量管理要求的质量目标,将药品注册的有关安全、有效和质量可控的所有要求,系统地贯彻到药品生产、控制及产品放行、贮存、发运的全过程中,确保所生产的药品符合预定用途和注册要求。

(2) 质量保证:企业必须建立质量保证系统,同时建立完整的文件体系,以保证系统有效运行。

(3) 质量控制:包括相应的组织机构、文件系统以及取样、检验等,确保物料或产品在放行前完成必要的检验,确认其质量符合要求。

(4) 质量风险管理:质量风险管理是在整个产品生命周期中采用前瞻或回顾的方式,对质量风险进行评估、控制、沟通、审核的系统过程。

3. **机构与人员**　企业应当建立与药品生产相适应的管理机构,并设立独立的质量管理部门,履行质量保证和质量控制的职责。质量管理部门内部可以分别设立质量保证部门和质量控制部门。

企业需要明确关键人员应当为企业的全职人员,至少应当包括企业负责人、生产管理负责人、质量管理负责人和质量受权人。质量管理负责人和生产管理负责人不得互相兼任。质量管理负责人和质量受权人可以兼任。应当制定操作规程,确保质量受权人独立履行职责,不受企业负责人和其他人员的干扰(表 10-1)。

表 10－1　生产企业关键人员岗位资质与主要职责

人员类别	岗　位　资　质	主　要　职　责
企业负责人		是药品质量的主要责任人,全面负责企业日常管理。负责提供必要的资源,合理计划、组织和协调,保证质量管理部门独立履行其职责
生产管理负责人	1. 药学或相关专业本科学历(或中级专业技术职称或执业药师资格) 2. 至少有 3 年从事药品生产和质量管理的实践经验 3. 至少有 1 年的药品生产管理经验,接受过与所生产产品相关的专业知识培训	需确保以下事项: 1. 药品按照批准的工艺规程生产、贮存 2. 严格执行与生产操作相关的各种操作规程 3. 批生产、批包装记录经过指定人员审核并送交 4. 厂房和设备的维护保养,以保持状态 5. 完成各种必要的验证工作 6. 生产相关人员经过培训,并根据需要调整内容
质量管理负责人	1. 药学或相关专业本科学历(或中级专业技术职称或执业药师资格) 2. 至少有 5 年从事药品生产和质量管理的实践经验 3. 至少有 1 年的药品质量管理经验,接受过与所生产产品相关的专业知识培训	需确保以下事项: 1. 原辅料、包装材料、中间产品、待包装产品和成品符合经注册批准的要求和质量标准 2. 在产品放行前完成对批记录的审核 3. 完成所有必要的自检和检验 4. 重大偏差和检验结果超标经过调查并及时处理 5. 完成各种必要的确认或验证工作 6. 所有与产品质量有关的投诉已经过调查,并处理 7. 完成产品的持续稳定性考察计划 8. 完成产品质量回顾分析 9. 质量控制和质量保证人员都已经过必要的培训
质量受权人	1. 具有药学或相关专业本科学历(或中级专业技术职称或执业药师资格) 2. 至少有 5 年从事药品生产和质量管理的实践经验,从事过药品生产过程控制和质量检验工作 3. 应当具有必要的专业理论知识,并经过与产品放行有关的培训,能独立履行其职责	1. 参与企业质量体系建立、内部自检、外部质量审计、验证以及药品不良反应报告、产品召回等质量管理活动 2. 承担产品放行的职责,确保每批已放行产品的生产、检验均符合相关法规、药品注册要求和质量标准 3. 在产品放行前,质量受权人必须按照上述第 2 项的要求出具产品放行审核记录,并纳入批记录

4. **厂房与设施**　厂房的选址、设计、布局、建造、改造和维护必须符合药品生产要求,应当能够最大限度地避免污染、交叉污染、混淆和差错,便于清洁、操作和维护。企业应当有整洁的生产环境;厂区的地面、路面及运输等不应当对药品的生产造成污染;生产、行政、生活和辅助区的总体布局应当合理,不得互相妨碍;厂区和厂房内的人、物流走向应当合理。

(1) 生产区:为降低污染和交叉污染的风险,厂房、生产设施和设备应当根据所生产药品的特性、工艺流程及相应洁净度级别要求合理设计、布局和使用,并符合下列要求:① 应当综合考虑药品的特性、工艺和预定用途等因素,确定厂房、生产设施和设备多产品共用的可行性,并有相应评估报告。② 生产特殊性质的药品,如高致敏性药品(如青霉素类)或生物制品(如卡介苗或其他用活性微生物制备而成的药品),必须采用专用和独立的厂房、生产设施和设备。青霉素类药品产尘量大的操作区域应当保持相对负压,排至室外的废气应当经过净化处理并符合要求,排风口应当远离其他空气净化系统的进风口。③ 生产 β-内酰胺结构类药品、性激素类避孕药品必须使用专用设施(如独立的空气净化系统)和设备,并与其他药品生产区严格分开。④ 生产某些激素类、细胞毒性类、高活性化学药品应当使用专用设施(如独立的空气净化系统)和设备;特殊情况下,如采取特别防护措施并经过必要的验证,上述药品制剂则可通过阶段性生产方式共用同一生产设施和设备;以上所有排风应当经过净化处理。

(2) 仓储区:药品生产企业的仓储区应当有足够的空间,确保有序存放待验、合格、不合格、退货或召回的原辅料、包装材料、中间产品、待包装产品和成品等各类物料和产品。仓储区的设计和建造应当确保良好的仓储条件,并有通风和照明设施。仓储区应当能够满足物料或产品的贮存条件(如温湿度、避光)和安全贮存的要求,并进行检查和监控。

(3) 质量控制区:质量控制实验室通常应当与生产区分开。实验室的设计应当确保其适用于预定的用途,并能够避免混淆和交叉污染,应当有足够的区域用于样品处置、留样和稳定性考察样品的存放以及记录的保存。实验动物房应当与其他区域严格分开,其设计、建造应当符合国家有关规定,并设有独立的空气处理设施以及动物的专用通道。

(4) 辅助区:休息室的设置不应当对生产区、仓储区和质量控制区造成不良影响。更衣室和盥洗室应当方便人员进出,并与使用人数相适应。维修间应当尽可能远离生产区。盥洗室不得与生产区和仓储区直接相通。

(5) 洁净区:药品生产企业应当根据药品品种、生产操作要求及外部环境状况等配置空调净化系统,使生产区保持生产环境符合要求。洁净区与非洁净区之间、不同级别洁净区之间的压差应当不低于 10 Pa。必要时,相同洁净度级别的不同功能区域(操作间)之间也应当保持适当的压差梯度。

口服液体和固体制剂、腔道用药(含直肠用药)、表皮外用药品等非无菌制剂生产的暴露工序区域及其直接接触药品的包装材料最终处理的暴露工序区域,应当参照表 10 - 2 和表 10 - 3 中 D 级洁净区的要求设置,企业可根据产品的标准和特性对该区域采取适当的微生物监控措施。

表 10 - 2 洁净区空气悬浮粒子的标准规定

| 洁净度级别 | 悬浮粒子最大允许数 /m³ | | | |
| | 静　　态 | | 动　　态 | |
	≥0.5 µm	≥5.0 µm	≥0.5 µm	≥5.0 µm
A 级	3 520	20	3 520	20
B 级	3 520	29	352 000	2 900
C 级	352 000	2 900	3 520 000	29 000
D 级	3 520 000	29 000	不作规定	不作规定

表 10 - 3 洁净区微生物监测的动态标准

| 洁净度级别 | 浮游菌 cfu /m³ | 沉降菌(f90 mm) cfu /4 小时(2) | 表面微生物 | |
			接触(f55 mm) cfu /碟	5 指手套 cfu /手套
A 级	<1	<1	<1	<1
B 级	10	5	5	5
C 级	100	50	25	—
D 级	200	100	50	—

洁净区的内表面(墙壁、地面、天棚)应当平整光滑、无裂缝、接口严密、无颗粒物脱落,避免积尘,便于有效清洁,必要时应当进行消毒。

药品生产所需的洁净区可分为以下 4 个级别。

A 级：高风险操作区,如灌装区、放置胶塞桶和与无菌制剂直接接触的敞口包装容器的区域及无菌装配或连接操作的区域,应当用单向流操作台(罩)维持该区的环境状态。单向流系统在其工作区域必须均匀送风,风速为 0.36～0.54 m/s(指导值)。应当有数据证明单向流的状态并经过验证。在密闭的隔离操作器或手套箱内,可使用较低的风速。

B 级：指无菌配制和灌装等高风险操作 A 级洁净区所处的背景区域。

C 级和 D 级：指药品生产过程中重要程度较低操作步骤的洁净区。

5. 设备　药品生产企业设备的设计、选型、安装、改造和维护必须符合预定用途,应当尽可能降低产生污染、交叉污染、混淆和差错的风险,便于操作、清洁、维护,以及必要时进行的消毒或灭菌。生产设备不得对药品质量产生任何不利影响。与药品直接接触的生产设备表面应当平整、光洁、易清洗或消毒、耐腐蚀,不得与药品发生化学反应、吸附药品或向药品中释放物质。

生产设备应当有明显的状态标识,标明设备编号和内容物(如名称、规格、批号);没有内容物的应当标明清洁状态。主要固定管道应当标明内容物名称和流向。

制药用水应当适合其用途,并符合《中国药典》的质量标准及相关要求。制药用水至少应当采用饮用水。管道的设计和安装应当避免死角、盲管。纯化水、注射用水的制备、贮存和分配应当能够防止微生物的滋生。纯化水可采用循环,注射用水可采用 70℃ 以上保温循环。

6. 物料与产品　药品生产企业的物料主要包括原辅料、中间产品和待包装产品、包装材料、成品。

药品生产所用的原辅料、与药品直接接触的包装材料应当符合相应的质量标准。应当建立物料和产品的操作规程,确保物料和产品的正确接收、贮存、发放、使用和发运,防止污染、交叉污染、混淆和差错。物料和产品应当根据其性质有序分批贮存和周转,发放及发运应当符合先进先出和近效期先出的原则。

制剂产品不得进行重新加工。不合格的制剂中间产品、待包装产品和成品一般不得进行返工。只有不影响产品质量、符合相应质量标准,且根据预定、经批准的操作规程以及对相关风险充分评估后,才允许返工处理。返工应当有相应记录。对返工或重新加工或回收合并后生产的成品,质量管理部门应当考虑需要进行额外相关项目的检验和稳定性考察。

7. 确认与验证　企业应当确定需要进行的确认或验证工作,以证明有关操作的关键要素能够得到有效控制。确认或验证的范围和程度应当经过风险评估来确定。

8. 文件管理　文件是质量保证系统的基本要素。企业必须有内容正确的书面质量标准、生产处方和工艺规程、操作规程以及记录等文件。药品生产质量文件的内容应当与药品生产许可、药品注册等相关要求一致,并有助于追溯每批产品的历史情况。

记录应当保持清洁,不得撕毁和任意涂改。记录填写的任何更改都应当签注姓名和日期,并使原有信息仍清晰可辨,必要时,应当说明更改的理由。记录如需重新誊写,则原有记录不得销毁,应当作为重新誊写记录的附件保存。

每批药品应当有批记录,包括批生产记录、批包装记录、批检验记录和药品放行审核记录等与本批产品有关的记录。批记录应当由质量管理部门负责管理,至少保存至药品有效期后 1 年。

物料和成品应当有经批准的现行质量标准;必要时,中间产品或待包装产品也应当有质量标准。

每种药品的每个生产批量均应当有经企业批准的工艺规程,不同药品规格的每种包装形式均应当有各自的包装操作要求。工艺规程的制定应当以注册批准的工艺为依据。

9. **生产管理** 应当建立编制药品批号和确定生产日期的操作规程。每批药品均应当编制唯一的批号。除另有法定要求外,生产日期不得迟于产品成型或灌装(封)前经最后混合的操作开始日期,不得以产品包装日期作为生产日期。所有药品的生产和包装均应当按照批准的工艺规程和操作规程进行操作并有相关记录,以确保药品达到规定的质量标准,并符合药品生产许可和注册批准的要求。每批产品应当检查产量和物料平衡,确保物料平衡符合设定的限度。

10. **质量控制与质量保证**

(1)产品的放行:产品的放行应当至少符合以下要求:① 在批准放行前,应当对每批药品进行质量评价,保证药品及其生产应当符合注册和本规范要求,并确认以下各项内容,主要生产工艺和检验方法经过验证;已完成所有必需的检查、检验,并综合考虑实际生产条件和生产记录;所有必需的生产和质量控制均已完成,并经相关主管人员签名;变更已按照相关规程处理完毕,需要经药品监督管理部门批准的变更已得到批准;对变更或偏差已完成所有必要的取样、检查、检验和审核;所有与该批产品有关的偏差均已有明确的解释或说明,或者已经过彻底调查和适当处理;如偏差还涉及其他批次产品,应当一并处理。② 药品的质量评价应当有明确的结论,如批准放行、不合格或其他决定。③ 每批药品均应当由质量受权人签名批准放行。④ 疫苗类制品、血液制品、用于血源筛查的体外诊断试剂以及国务院药品监督管理部门规定的其他生物制品放行前还应当取得批签发合格证明。

(2)持续稳定性考察:目的是在有效期内监控已上市药品的质量,以发现药品与生产相关的稳定性问题(如杂质含量或溶出度特性的变化),并确定药品能够在标示的贮存条件下,符合质量标准的各项要求。

(3)变更控制:企业应当建立变更控制系统,对所有影响产品质量的变更进行评估和管理。需要经药品监督管理部门批准的变更应当在得到批准后方可实施。

(4)偏差处理:各部门负责人应当确保所有人员正确执行生产工艺、质量标准、检验方法和操作规程,防止偏差的产生。任何偏差都应当评估其对产品质量的潜在影响。企业可以根据偏差的性质、范围、对产品质量潜在影响的程度将偏差分类(如重大、次要偏差),对重大偏差的评估还应当考虑是否需要对产品进行额外的检验以及对产品有效期的影响,必要时,应当对涉及重大偏差的产品进行稳定性考察。

(5)纠正与预防措施:企业应当建立纠正措施和预防措施系统,对投诉、召回、偏差、自检或外部检查结果、工艺性能和质量监测趋势等进行调查,并采取纠正和预防措施。调查的深度和形式应当与风险的级别相适应。纠正措施和预防措施系统应当能够增进对产品和工艺的理解,改进产品和工艺。

(6)产品质量回顾分析:企业应当按照操作规程,每年对所有生产的药品按品种进行产品质量回顾分析,以确认工艺稳定可靠,以及原辅料、成品现行质量标准的适用性,及时发现不良趋势,确定产品及工艺改进的方向。应当考虑以往回顾分析的历史数据,还应当对产品质量回顾分析的有效性进行自检。

11. **术语解释**

(1)重新加工:将某一生产工序生产的不符合质量标准的一批中间产品或待包装产品的一部

分或全部,采用不同的生产工艺进行再加工,以符合预定的质量标准。

(2)返工:将某一生产工序生产的不符合质量标准的一批中间产品或待包装产品、成品的一部分或全部返回到之前的工序,采用相同的生产工艺进行再加工,以符合预定的质量标准。

(3)工艺规程:为生产特定数量的成品而制定的一个或一套文件,包括生产处方、生产操作要求和包装操作要求,规定原辅料和包装材料的数量、工艺参数和条件、加工说明(包括中间控制)、注意事项等内容。

(4)洁净区:需要对环境中尘粒及微生物数量进行控制的房间(区域),其建筑结构、装备及其使用应当能够减少该区域内污染物的引入、产生和滞留。

(5)批:经一个或若干加工过程生产的、具有预期均一质量和特性的一定数量的原辅料、包装材料或成品。为完成某些生产操作步骤,可能有必要将一批产品分成若干亚批,最终合并成为一个均一的批。在连续生产情况下,批必须与生产中具有预期均一特性的确定数量的产品相对应,批量可以是固定数量或固定时间段内生产的产品量。

例如:口服或外用的固体、半固体制剂在成型或分装前使用同一台混合设备一次混合所生产的均质产品为一批;口服或外用的液体制剂以灌装(封)前经最后混合的药液所生产的均质产品为一批。

(6)物料:指原料、辅料和包装材料等。

例如:化学药品制剂的原料是指原料药;生物制品的原料是指原材料;中药制剂的原料是指中药材、中药饮片和外购中药提取物;原料药的原料是指用于原料药生产的除包装材料以外的其他物料。

(7)物料平衡:产品或物料实际产量或实际用量及收集到的损耗之和与理论产量或理论用量之间的比较,并考虑可允许的偏差范围。

(8)验证:证明任何操作规程(或方法)、生产工艺或系统能够达到预期结果的一系列活动。

二、《药品生产质量管理规范》认证管理

(一)我国 GMP 认证的组织机构及认证情况

药品 GMP 认证是药品监督管理部门依法对药品生产企业药品生产质量管理进行监督检查的一种手段,是对药品生产企业实施药品 GMP 情况的检查、评价并决定是否发给认证证书的监督管理过程。国务院药品监督管理部门主管全国药品 GMP 认证管理工作。从 2016 年 1 月 1 日起,各省级药品监督管理部门负责所有药品 GMP 认证工作。对于通过认证的企业,由各省(区、市)药品监督管理部门核发《药品 GMP 证书》;对于未通过认证的企业,也应公布现场检查发现的严重缺陷项目、主要缺陷项目。按照《关于对取消和下放行政审批事项加强事中事后监管的意见》要求,完善监管体系,加强能力建设,加强事中事后监管,保证认证工作质量。

(二)我国 GMP 认证的主要程序

1. 企业申请认证和报送相关资料　申请认证的生产企业按规定填写《药品 GMP 认证申请书》,并与相关申请资料一并报送省级药品监督管理部门。

企业申请除注射剂、放射性药品、生物制品等以外药品 GMP 认证的,企业将申请资料报省级药品监督管理部门。省级药品监督管理部门对药品 GMP 申请书及相关资料进行形式审查,并决定是否受理。药品认证审核查验机构对申请资料进行技术审查,需要补充资料的,应当书面通知

申请企业。

2. **GMP 认证现场** 检查药品监督管理部门对经技术审查符合要求的认证申请,应当制定现场检查方案,并实施现场检查。药品认证检查机构应在现场检查前通知申请企业。现场检查时间一般为 3~5 日。现场检查实行组长负责制,检查组一般由不少于 3 名药品 GMP 检查员组成,从药品 GMP 检查员库中随机选取,检查员应熟悉和掌握相关专业知识。现场检查时,企业所在地省级或市级药品监督管理部门应选派一名药品监督管理人员作为观察员,负责协调和联络与药品 GMP 现场检查相关事宜。

风险评定,现场向申请企业通报检查情况,检查工作结束后 10 个工作日内,将现场检查报告、检查员记录及相关资料报送 GMP 认证检查机构。

3. **审批与发证** 省药品监督管理部门应在规定时间内,对检查组提交的现场检查报告进行审核,不符合药品 GMP 要求的,认证检查不予通过,药品监督管理部门以《药品 GMP 认证审批意见》方式通知申请企业。符合认证检查评定标准的,向申请企业发放《药品 GMP 证书》。药品监督管理部门应将审批结果予以公告;省级药品监督管理部门应将公告上传国务院药品监督管理部门网站。

（三）我国 GMP 认证的跟踪检查

药品监督管理部门定期组织对取得《药品 GMP 证书》的药品生产企业实施跟踪检查。《药品 GMP 证书》有效期内至少进行一次跟踪检查。药品监督管理部门负责组织药品 GMP 跟踪检查工作;药品认证检查机构负责制订检查计划和方案,确定跟踪检查的内容及方式,并对检查结果进行评定。

跟踪检查的项目主要有: ① 前一次认证不合格项目的整改情况。② 生产和质量负责人是否有变动以及有关变更备案、变更后人员情况。③ 认证后所生产药品的批次、批量情况。④ 是否有委托生产或接受委托生产情况。⑤ 空气净化系统、工艺用水系统的使用维护情况。⑥ 生产车间和生产设备的使用维护情况。⑦ 认证后所生产药品批次的检验情况。⑧ 药品生产质量问题的整改情况。⑨ 再验证情况。⑩ 省级药品监督管理部门对企业违反《药品管理法》《药品生产监督管理办法》及其他法律法规事项的处理意见或结果。

若药品监督管理部门发现药品生产企业有下列情况之一的,则收回《药品 GMP 证书》: ① 企业(车间)不符合药品 GMP 要求的。② 企业因违反药品管理法规被责令整顿、停产的。③ 其他情况需要收回的。药品监督管理部门收回企业《药品 GMP 证书》时,应责令企业改正,企业完成改正后,应将改正情况向药品监督管理部门报告并提出申请,经药品监督管理部门现场检查,对符合药品 GMP 相关要求的,发回原《药品 GMP 证书》。

经药品监督管理部门查证发现药品生产企业有下列情况之一的,由原发证机关注销《药品 GMP 证书》: ① 企业《药品生产许可证》依法被撤销、撤回,或者依法被吊销的。② 企业被依法撤销、注销生产许可范围的。③ 企业《药品 GMP 证书》有效期届满未延续的。④ 其他应注销《药品 GMP 证书》的。

（四）中药饮片 GMP 认证管理

根据国家食品药品监督管理局相关规定,自 2008 年 1 月 1 日起,所有生产中药饮片的企业都应符合 GMP 的要求。对于经营性供户,还要求具有 GSP 认证证书、生产许可证、营业执照和其购买中药饮片的相关资料。

生产企业在申报中药饮片认证时,应注明含毒性饮片、含直接服用饮片及相应的炮制范围,包括净制、切制、炒制、炙制、煅制、蒸制、蜜炙、酒制、醋制、盐制、姜汁炙、油炙、制霜等。通过中药饮片GMP制度的有效实施,饮片和制剂质量的可追溯性、质量的稳定可控均可得到更好的保障。

第四节　药品风险评估与药品召回

一、药品风险评估

我国现行 GMP 提出了"质量授权人制度""变更控制""纠偏处理"和"质量风险管理"等内容,强调药品生产质量管理的风险管理。从风险管理的角度,对药品生产条件和生产过程进行审查、许可乃至监督检查等管理活动,根本目标是要在药品规模化生产的情况下,保障药品质量的内在均一性,从而消除因为生产环节的原因影响药品均一性的风险因素。

(一) 药品风险管理流程

药品风险管理贯穿药品整个生命周期,包括药品研究过程中的疗效(适应证)风险控制、药品安全性风险控制、生产过程风险控制和流通过程风险控制等方面的内容,都与药品安全、有效息息相关。通常药品生产质量风险管理包括风险识别、风险评估、风险控制、风险回顾等过程。

(二) 药品生产质量风险管理的内容

1. 风险识别　药品生产质量的风险识别,一是通过对产品历史数据、关键工艺、专家观点和客户事件的分析,对风险步骤的严重性、发生概率和检测概率进行汇总分析;二是要求企业关注生产的各个环节,对可能出现质量问题的过程高度重视,敏锐地发觉药品生产质量的安全隐患。

2. 风险评估　对识别的风险进行量化测评,评估该风险给药品生产企业带来的影响或损失的可能程度。结合企业内部可以承受的水平,确定每一个风险步骤的风险水平,进而确定其风险等级,为风险控制提供可靠的资料。

3. 风险控制　采取各种措施减小风险事件发生的可能性,或者把可能的损失控制在一定的范围内,以避免在风险事件发生时带来的难以承担的损失。风险控制的基本方法有风险回避、损失控制、风险转移和风险保留。

4. 风险回顾　药品生产企业应建立风险回顾制度,对产品各项指标控制情况进行回顾分析,总结偏差特点和趋势,建立风险降低的改进计划。在法律法规及技术要求发生变更、工艺和关键设备设施发生变更以及企业的管理层、客户提出对质量管理更高的要求时,需对生产管理进行风险再评价。

二、药品召回

(一) 药品召回的概念

药品召回,是指药品生产企业(包括进口药品的境外制药厂商)按照规定的程序收回已上市销售的存在安全隐患的药品。安全隐患是指由于研发、生产等原因可能使药品具有的危及人体健康和生命安全的不合理危险。已经确认为假药、劣药的，不适用召回程序。

（二）药品召回的分类

按照不同的分类方式药品召回可分两类、三级。

1. 根据药品召回发起的差异，药品召回可分为主动召回和责令召回两类

（1）主动召回：是指药品生产企业对收集的信息进行分析，对可能存在安全隐患的药品进行调查评估，发现药品存在安全隐患所实施的召回。

（2）责令召回：药品监督管理部门经过调查评估，认为存在安全隐患的、药品生产企业应当召回而未主动召回的，应当责令药品生产企业召回药品。

2. 根据药品安全隐患的严重程度，药品召回可分为三级

（1）一级召回：使用该药品可能引起严重健康危害的。

（2）二级召回：使用该药品可能引起暂时的或者可逆的健康危害的。

（3）三级召回：使用该药品一般不会引起健康危害，但由于其他原因需要收回的。

（三）药品安全隐患的调查与评估

药品生产企业应对可能存在安全隐患的药品进行调查、评估，争取主动召回存在安全隐患的药品。

1. 药品安全隐患调查内容应包括以下几方面

（1）已发生药品不良事件的种类、范围及原因。

（2）药品使用是否符合药品说明书、标签规定的适应证、用法用量的要求。

（3）药品质量是否符合国家标准，药品生产过程是否符合 GMP 等规定，药品生产与批准的工艺是否一致。

（4）药品储存、运输是否符合要求。

（5）药品主要使用人群的构成及比例。

（6）可能存在安全隐患的药品批次、数量及流通区域和范围。

（7）其他可能影响药品安全的因素。

2. 药品安全隐患评估主要内容包括以下几方面

（1）该药品引发危害的可能性，以及是否已经对人体健康造成了危害。

（2）对主要使用人群的危害影响。

（3）对特殊人群，尤其是高危人群的危害影响，如老年、儿童、孕妇、肝肾功能不全者、外科患者等。

（4）危害的严重与紧急程度。

（5）危害导致的后果。

（四）药品召回的实施

1. 主动召回　药品生产企业在做出召回决定后，应当制订召回计划并组织实施，一级召回在24小时内，二级召回在48小时内，三级召回在72小时内，通知有关药品经营企业，使用单位停止销售和使用，同时向所在地省级药品监督管理部门报告。

药品生产企业在启动药品召回后，一级召回在1日内，二级召回在3日内，三级召回在7日内，应当将调查评估报告和召回计划提交给所在地省级药品监督管理部门备案，省级药品监督管理部门将收到一级药品召回的调查评估报告和召回计划报告国务院药品监督管理部门。

药品生产企业在实施召回的过程中，一级召回每日，二级召回每 3 日，三级召回每 7 日，向所在地省级药品监督管理部门报告药品召回进展情况。

药品生产企业对召回药品的处理应当有详细的记录，并向药品生产企业所在地省级药品监督管理部门报告。必须销毁的药品，应当在药品监督管理部门的监督下销毁。药品生产企业在召回完成后，应当对召回效果进行评估，向所在地省级药品监督管理部门提交药品召回总结报告。

省级药品监督管理部门应当自收到总结报告之日起 10 日内对报告进行审查，并对召回效果进行评价，必要时组织专家进行审查和评价，审查和评价结论应当以书面形式通知药品生产企业，经过审查和评价，认为召回不彻底或者需要采取更有效的措施的，药品监督管理部门应当要求药品生产企业重新召回或扩大召回范围。

2. 责令召回　根据《药品召回管理办法》的规定，除对药品实施主动召回外，若药监部门经过审查评判，认为药品存在安全隐患，药品生产企业并未实施主动召回的，应当责令药品生产企业召回药品。对于事态严重的，药监部门应要求相关企业和单位立即停止生产、销售和使用相应药品。

对存在安全隐患的药品实施召回是药品生产企业的责任，同时实施药品的召回还涉及药品监管部门、药品经营机构、药品使用机构等相关单位，召回还涉及相关的法律和经济问题。药品生产企业发现药品存在安全隐患，实施主动召回会对企业造成一定的经济损失，对企业的声誉也会产生一些负面影响，部分企业在面对药品出现问题时会选择逃避责任，不实施主动召回。面对这种情况，国务院药品监督管理部门采取强制的召回措施是非常必要的。

药品监督管理部门对相关药品生产企业做出责令召回决定后，应当将相应的召回通知书送交药品生产企业，当药品生产企业在收到责令召回通知书后，应该立即按照药品召回程序实施有序的药品召回。对召回的药品严格按照相关要求进行处理，若经过调查评估召回不彻底的，药品生产企业应立即改进召回措施，重新实施召回，召回程序同主动召回程序。

（王汝琳）

第十一章 药品经营管理

导学

1. 掌握药品经营概述,《药品经营质量管理规范》的主要内容。

2. 熟悉药品经营许可证制度,药品流通监督管理的规定,《药品经营质量管理规范》认证管理。

3. 了解互联网药品信息服务管理、互联网药品交易服务管理的内容。

第一节 药品经营管理概述

虽然药品质量"源于设计""源于生产",但药品必须通过一定的销售渠道才能供应给消费者,在此过程中,药品经营企业的经营条件、经营行为等对药品质量及群众用药的安全、有效、合理等具有重要影响。因此,为了保证药品质量,必须对药品经营实施严格管理。

一、药品经营

(一)药品经营的概念

药品经营是指药品从生产者转移到消费者的全过程,专门从事药品经营活动的经济主体通过购进、储存、销售、调拨、储运等方式将药品生产企业生产出来的药品供应给医疗机构或消费者,完成药品从生产领域向消费领域的转移,实现药品的使用价值。其中,专门从事药品经营活动的经济主体即为药品经营企业。

(二)药品经营方式

目前,我国药品监督管理部门核准的药品经营方式有批发、零售连锁、零售三种。

1. **药品批发** 药品批发是指将购进的药品销售给药品生产企业、药品经营企业、医疗机构的经营方式。

2. **药品零售连锁** 药品零售连锁是指经营同类药品、使用统一商号的若干门店,在同一总部的管理下,采取统一采购配送、统一质量标准、采购同销售分离、实行规模化管理的经营方式。

3. **药品零售** 药品零售是指将购进的药品直接销售给最终消费者的经营方式。

二、药品经营企业

药品经营企业,是指从事药品经营活动的专营企业或兼营企业。根据经营方式,可将药品经营企业分为批发企业和零售企业。类别不同,经营范围也不同。

1. 药品批发企业　即从事药品批发业务的企业。药品批发企业在药品流通环节中承担着主要作用,是药品流转的通路,其只能将药品销售给具有相应合法资质的药品生产、经营企业和医疗机构,不得将药品销售给不具合法资质的单位或个人。

药品批发企业许可经营范围包括中药材、中药饮片、中成药、化学原料药及其制剂、抗生素原料药及其制剂、生化药品、诊断药品、医疗用毒性药品、麻醉药品、精神药品、放射性药品和预防性生物制品。经营特殊管理的药品(医疗用毒性药品、麻醉药品、精神药品、放射性药品和预防性生物制品)必须按照国家特殊药品管理和预防性生物制品管理的有关规定,取得相关许可批准文件。

2. 药品零售企业　即从事药品零售业务的企业,包括零售药店、药品零售企业在超市以及边远地区城乡集贸市场设立的出售乙类非处方药的药品专营柜等。

药品零售企业的许可经营范围包括中药材、中药饮片、中成药、化学药制剂、抗生素制剂、生化药品、诊断药品、生物制品(除疫苗)等。按照《药品经营许可证管理办法》规定,从事药品零售的,应先核定经营类别,确定申办人经营处方药或非处方药、乙类非处方药的资格,并在经营范围中予以明确,再核定具体经营范围。

第二节 ｜ 药品流通监督管理

一、药品经营许可证制度

为加强药品经营许可工作的监督管理,2004 年 2 月 4 日,国家食品药品监督管理局公布了《药品经营许可证管理办法》,自 2004 年 4 月 1 日起施行。2017 年 11 月 17 日,国家对《药品经营许可证管理办法》进行了修正。

(一) 药品经营行政许可管理机构

国务院药品监督管理部门主管全国药品经营许可的监督管理工作。省级药品监督管理部门负责本辖区内药品批发企业《药品经营许可证》发证、换证、变更和日常监督管理工作,并指导和监督下级药品监督管理机构开展《药品经营许可证》的监督管理工作。设区的市级药品监督管理部门或省级药品监督管理部门直接设置的县级药品监督管理部门负责本辖区内药品零售企业《药品经营许可证》发证、换证、变更和日常监督管理等工作。县级药品监督管理部门负责本辖区药品经营企业经营行为的日常监督管理工作。

(二)《药品经营许可证》的申请和审批

1. 药品经营许可

(1) 开办药品批发企业:开办药品批发企业,应符合省级药品批发企业合理布局的要求,并符合以下设置标准：① 具有保证所经营药品质量的规章制度。② 企业、企业法定代表人或企业负责人、质量管理负责人无《药品管理法》第 75 条、第 82 条规定的情形。③ 具有与经营规模相适应的一定数量的执业药师。质量管理负责人具有大学以上学历，且必须是执业药师。④ 具有能够保证药品储存质量要求的、与其经营品种和规模相适应的常温库、阴凉库、冷库。仓库中具有适合药品储存的专用货架和实现药品入库、传送、分检、上架、出库现代物流系统的装置和设备。⑤ 具有独立的计算机管理信息系统，能覆盖企业内药品的购进、储存、销售以及经营和质量控制的全过程；能全面记录企业经营管理及实施《药品经营质量管理规范》方面的信息；符合《药品经营质量管理规范》对药品经营各环节的要求，并具有可以实现接受当地药品监督管理部门监管的条件。⑥ 具有符合《药品经营质量管理规范》对药品营业场所及辅助、办公用房以及仓库管理、仓库内药品质量安全保障和进出库、在库储存与养护方面的条件。

（2）开办药品零售企业：开办药品零售企业，应符合当地常住人口数量、地域、交通状况和实际需要的要求，符合方便群众购药的原则，并符合以下设置规定：① 具有保证所经营药品质量的规章制度。② 具有依法经过资格认定的药学技术人员；经营处方药、甲类非处方药的药品零售企业，必须配有执业药师或者其他依法经过资格认定的药学技术人员。质量负责人应有 1 年以上（含 1 年）药品经营质量管理工作经验。经营乙类非处方药的药品零售企业，以及农村乡镇以下地区设立药品零售企业的，应当按照《药品管理法实施条例》第 15 条的规定配备业务人员，有条件的应当配备执业药师。企业营业时间，以上人员应当在岗。③ 企业、企业法定代表人、企业负责人、质量负责人无《药品管理法》第 75 条、第 82 条规定情形的。④ 具有与所经营药品相适应的营业场所、设备、仓储设施以及卫生环境。在超市等其他商业企业内设立零售药店的，必须具有独立的区域。⑤ 具有能够配备满足当地消费者所需药品的能力，并能保证 24 小时供应。药品零售企业应备有的国家基本药物品种数量由省级药品监督管理部门结合当地具体情况确定。国家对经营麻醉药品、精神药品、医疗用毒性药品、预防性生物制品另有规定的，从其规定。

（3）药品经营企业经营范围的核定：药品经营企业经营范围包括麻醉药品、精神药品、医疗用毒性药品，生物制品，中药材、中药饮片、中成药、化学原料药及其制剂、抗生素原料药及其制剂、生化药品。

从事药品零售的，应先核定经营类别，确定申办人经营处方药或非处方药、乙类非处方药的资格，并在经营范围中予以明确，再核定具体经营范围。医疗用毒性药品、麻醉药品、精神药品、放射性药品和预防性生物制品的核定按照国家特殊药品管理和预防性生物制品管理的有关规定执行。

2. 申请《药品经营许可证》的程序 拟开办药品批发企业的，申办人应当向拟办企业所在地省级药品监督管理部门提出筹建申请；拟开办药品零售企业的，申办人应当向拟办企业所在地设区的市级药品监督管理机构或者省级药品监督管理部门直接设置的县级药品监督管理机构提出筹建申请。受理申请的药品监督管理部门应当自收到申请之日起 30 个工作日内，做出是否同意筹建的决定。申办人完成拟办企业筹建后，应当向原审批部门、机构申请验收，并提交规定材料。

药品监督管理部门应当在规定的时限内（开办药品批发企业的，为自收到申请之日起 30 个工作日内；开办药品零售企业的，为自收到申请之日起 15 个工作日内），依据规定组织验收；符合条件的，发给《药品经营许可证》。

3. 许可证的变更 《药品经营许可证》变更分为许可事项变更和登记事项变更。许可事项变更是指经营方式、经营范围、注册地址、仓库地址（包括增减仓库）、企业法定代表人或负责人以及质量负责人的变更。登记事项变更是指上述事项以外的其他事项的变更。

药品经营企业变更《药品经营许可证》许可事项的,应当在原许可事项发生变更30日前,向原发证机关申请《药品经营许可证》变更登记。未经批准,不得变更许可事项。原发证机关应当自收到企业变更申请和变更申请资料之日起15个工作日内做出准予变更或不予变更的决定。申请许可事项变更的,由原发证部门按照本办法规定的条件验收合格后,方可办理变更手续。药品经营企业依法变更《药品经营许可证》的许可事项后,应依法向工商行政管理部门办理企业注册登记的有关变更手续。企业分立、合并、改变经营方式、跨原管辖地迁移,按照本办法的规定重新办理《药品经营许可证》。

4. 许可证的换发　《药品经营许可证》有效期为5年。有效期届满,需要继续经营药品的,持证企业应在有效期届满前6个月内,向原发证机关申请换发《药品经营许可证》。原发证机关按本办法规定的申办条件进行审查,符合条件的,收回原证,换发新证。不符合条件的,可限期3个月进行整改,整改后仍不符合条件的,注销原《药品经营许可证》。药品监督管理部门根据药品经营企业的申请,应当在《药品经营许可证》有效期届满前做出是否准予其换证的决定。逾期未做出决定的,视为准予换证。

5. 许可证的注销　有下列情形之一的,《药品经营许可证》由原发证机关注销:①《药品经营许可证》有效期届满未换证的。② 药品经营企业终止经营药品或者关闭的。③《药品经营许可证》被依法撤销、撤回、吊销、收回、缴销或者宣布无效的。④ 不可抗力导致《药品经营许可证》的许可事项无法实施的。⑤ 法律、法规规定的应当注销行政许可的其他情形。

6. 许可证的缴销　企业终止经营药品或者关闭的,《药品经营许可证》由原发证机关缴销。

7. 监督管理的内容　药品监督管理部门应加强对《药品经营许可证》持证企业的监督检查,持证企业应当按本办法规定接受监督检查。监督检查的内容主要包括:① 企业名称、经营地址、仓库地址、企业法定代表人(企业负责人)、质量负责人、经营方式、经营范围、分支机构等重要事项的执行和变动情况。② 企业经营设施设备及仓储条件变动情况。③ 企业实施《药品经营质量管理规范》情况。④ 发证机关需要审查的其他有关事项。

监督检查可以采取书面检查、现场检查或者书面与现场检查相结合的方式。有下列情况之一的企业,必须进行现场检查:① 上一年度新开办的企业。② 上一年度检查中存在问题的企业。③ 因违反有关法律、法规,受到行政处罚的企业。④ 发证机关认为需要进行现场检查的企业。

二、药品流通监督管理的规定

为加强药品监督管理,规范药品流通秩序,保证药品质量,2006年12月8日,国家食品药品监督管理局通过了《药品流通监督管理办法》,自2007年5月1日起施行。

(一) 药品生产、经营企业购销药品的规定

1. 药品生产、经营企业对人员和机构的要求及责任

(1) 药品生产、经营企业对其药品购销行为负责,对其销售人员或设立的办事机构以本企业名义从事的药品购销行为承担法律责任。

(2) 对其购销人员进行药品相关的法律、法规和专业知识培训,建立培训档案,培训档案中应当记录培训时间、地点、内容及接受培训的人员。

(3) 加强对药品销售人员的管理,并对其销售行为做出具体规定。

(4) 加强对医药代表的管理,建立医药代表登记备案制度,备案信息及时公开。医药代表只能

从事学术推广、技术咨询等活动,不得承担药品销售任务,其失信行为记入个人信用记录。

2. **药品生产、经营企业购销药品场所、品种的规定**　药品生产、经营企业不得在经药品监督管理部门核准的地址以外的场所储存或者现货销售药品。

3. **资质证明文件和销售凭证**

(1) 药品生产企业、药品批发企业销售药品时应当提供如下资料:加盖本企业原印章的《药品生产许可证》或《药品经营许可证》和营业执照的复印件;加盖本企业原印章的所销售药品的批准证明文件复印件,销售进口药品的,按照国家有关规定提供相关证明文件;加盖本企业原印章的授权书复印件,销售人员应当出示授权书原件及本人身份证原件,以供药品采购方核实。

(2) 药品生产企业、药品批发企业销售药品时,应当开具标明供货单位名称、药品名称、生产厂商、批号、数量、价格等内容的销售凭证。采购药品时,应按规定索取、查验、留存供货企业有关证件、资料,按规定索取、留存销售凭证,保存至超过药品有效期1年,不得少于3年。

4. **药品生产、经营企业不得从事的经营活动**

(1) 药品生产企业只能销售本企业生产的药品,不得销售本企业受委托生产的或者他人生产的药品。未经药品监督管理部门审核同意,药品经营企业不得改变经营方式。

(2) 药品生产、经营企业知道或者应当知道他人从事无证生产、经营药品行为的,不得为其提供药品;不为他人以本企业的名义经营药品提供场所,或者资质证明文件,或者票据等便利条件。

(3) 药品经营企业不得购进和销售医疗机构配制的制剂。

(4) 药品生产、经营企业不得以搭售、买药品赠药品、买商品赠药品等方式向公众赠送处方药或者甲类非处方药。

(5) 药品生产、经营企业不得采用邮售、互联网交易等方式直接向公众销售处方药;不得以展示会、博览会、交易会、订货会、产品宣传会等方式现货销售药品。

(6) 药品生产、经营企业不得非法收购药品。

5. **其他规定**

(1) 药品零售企业应当按照国家药品监督管理部门药品分类管理规定的要求,凭处方销售处方药。

(2) 经营处方药和甲类非处方药的药品零售企业,执业药师或者其他依法经资格认定的药学技术人员不在岗时,应当挂牌告知,并停止销售处方药和甲类非处方药。

(3) 药品说明书要求低温、冷藏储存的药品,药品生产、经营企业应当按照有关规定,使用低温、冷藏设施设备运输和储存。

(二) 医疗机构购进、储存药品的监督管理

1. **医疗机构设置药房的规定**　医疗机构设置的药房,应当具有与所使用药品相适应的场所、设备、仓储设施和卫生环境,配备相应的药学技术人员,并设立药品质量管理机构或者配备质量管理人员,建立药品保管制度。

2. **购进、储存药品的规定**

(1) 医疗机构购进药品时,应当索取、查验、保存供货企业有关证件、资料、票据。

(2) 医疗机构购进药品,必须建立并执行进货检查验收制度,并建有真实完整的药品购进记录。药品购进记录必须注明药品的通用名称、生产厂商(中药材标明产地)、剂型、规格、批号、生产日期、有效期、批准文号、供货单位、数量、价格、购进日期。

药品购进记录必须保存至超过药品有效期1年,但不得少于3年。

(3) 医疗机构储存药品,应当制订和执行有关药品保管、养护的制度,并采取必要的冷藏、防冻、防潮、避光、通风、防火、防虫、防鼠等措施,保证药品质量。

医疗机构应当将药品与非药品分开存放,中药材、中药饮片、化学药品、中成药应分别储存、分类存放。

3. 不得从事行为的规定

(1) 医疗机构和计划生育技术服务机构不得未经诊疗直接向患者提供药品。

(2) 医疗机构不得采用邮售、互联网交易等方式直接向公众销售处方药。

第三节　药品经营质量管理规范

一、《药品经营质量管理规范》概述

《药品经营质量管理规范》(Good Supply Practice, GSP)是药品经营管理和质量控制的基本准则。企业应当在药品采购、储存、销售、运输等环节采取有效的质量控制措施,确保药品质量,并按照国家有关要求建立药品追溯系统,实现药品可追溯。药品生产企业销售药品、药品流通过程中其他涉及储存与运输药品的,也应当符合本规范相关要求。

为加强药品经营质量管理,规范药品经营行为,保障人体用药安全、有效,2000年4月30日,国家药品监督管理局公布了《药品经营质量管理规范》。2012年11月6日、2015年5月18日,国家对《药品经营质量管理规范》进行了两次修订。2016年7月13日,国家又对《药品经营质量管理规范》进行了修正。

二、《药品经营质量管理规范》主要内容

现行版GSP分总则、药品批发的质量管理、药品零售的质量管理、附则,共4章184条。

(一) 药品批发的质量管理

1. 质量管理体系

(1) 质量管理体系的建立及要素:企业应当依据有关法律法规及本规范的要求建立质量管理体系,确定质量方针,制定质量管理体系文件,开展质量策划、质量控制、质量保证、质量改进和质量风险管理等活动。企业质量管理体系应当与其经营范围和规模相适应,包括组织机构、人员、设施设备、质量管理体系文件及相应的计算机系统等。

(2) 内审:企业应当定期以及在质量管理体系关键要素发生重大变化时,组织开展内审。应当对内审的情况进行分析,依据分析结论制定相应的质量管理体系改进措施,不断提高质量控制水平,保证质量管理体系持续有效运行。

(3) 质量风险管理:企业应当采用前瞻或者回顾的方式,对药品流通过程中的质量风险进行评估、控制、沟通和审核。

（4）外审：企业应当对药品供货单位、购货单位的质量管理体系进行评价，确认其质量保证能力和质量信誉，必要时进行实地考察。

（5）全员质量管理：企业应当全员参与质量管理。各部门、岗位人员应当正确理解并履行职责，承担相应质量责任。

2. 组织机构与质量管理职责　企业应当设立与其经营活动和质量管理相适应的组织机构或者岗位，明确规定其职责、权限及相互关系。

（1）企业负责人是药品质量的主要责任人，全面负责企业日常管理，负责提供必要的条件，保证质量管理部门和质量管理人员有效履行职责，确保企业实现质量目标，并按照本规范要求经营药品。

（2）企业质量负责人应当由高层管理人员担任，全面负责药品质量管理工作，独立履行职责，在企业内部对药品质量管理具有裁决权。

（3）企业应当设立质量管理部门，有效开展质量管理工作。质量管理部门的职责不得由其他部门及人员履行。

3. 人员与培训

（1）人员资质要求：企业从事药品经营和质量管理工作的人员，应当符合有关法律法规及本规范规定的资格要求，不得有相关法律法规禁止从业的情形。① 企业负责人应当具有大学专科以上学历或者中级以上专业技术职称，经过基本的药学专业知识培训，熟悉有关药品管理的法律法规及本规范。② 企业质量负责人应当具有大学本科以上学历、执业药师资格和 3 年以上药品经营质量管理工作经历，在质量管理工作中具备正确判断和保障实施的能力。③ 企业质量管理部门负责人应当具有执业药师资格和 3 年以上药品经营质量管理工作经历，能独立解决经营过程中的质量问题。④ 从事质量管理工作的，应当具有药学中专或者医学、生物、化学等相关专业大学专科以上学历，或者具有药学初级以上专业技术职称。⑤ 从事验收、养护工作的，应当具有药学或者医学、生物、化学等相关专业中专以上学历或者具有药学初级以上专业技术职称。从事质量管理、验收工作的人员应当在职在岗，不得兼职其他业务工作。⑥ 从事中药材、中药饮片验收工作的，应当具有中药学专业中专以上学历或者具有中药学中级以上专业技术职称；从事中药材、中药饮片养护工作的，应当具有中药学专业中专以上学历或者具有中药学初级以上专业技术职称；直接收购地产中药材的，验收人员应当具有中药学中级以上专业技术职称。⑦ 从事疫苗配送的，还应当配备 2 名以上专业技术人员专门负责疫苗质量管理和验收工作。专业技术人员应当具有预防医学、药学、微生物学或者医学等专业本科以上学历及中级以上专业技术职称，并有 3 年以上从事疫苗管理或者技术工作经历。⑧ 从事采购工作的人员应当具有药学或者医学、生物、化学等相关专业中专以上学历，从事销售、储存等工作的人员应当具有高中以上文化程度。

（2）人员培训：企业应当对各岗位人员进行与其职责和工作内容相关的岗前培训和继续培训，以符合本规范要求。培训内容应当包括相关法律法规、药品专业知识及技能、质量管理制度、职责及岗位操作规程等。从事特殊管理的药品和冷藏冷冻药品的储存、运输等工作的人员，应当接受相关法律法规和专业知识培训并经考核合格后方可上岗。

（3）卫生健康要求：企业应当制定员工个人卫生管理制度，储存、运输等岗位人员的着装应当符合劳动保护和产品防护的要求。质量管理、验收、养护、储存等直接接触药品岗位的人员应当进行岗前及年度健康检查，并建立健康档案。患有传染病或者其他可能污染药品的疾病的，不得从事直接接触药品的工作。身体条件不符合相应岗位特定要求的，不得从事相关工作。

4. 质量管理体系文件

(1) 文件管理：企业质量管理体系文件包括质量管理制度、部门及岗位职责、操作规程、档案、报告、记录和凭证等。

(2) 质量管理制度：质量管理制度应当包括质量管理体系内审的规定，质量否决权的规定，质量管理文件的管理，质量信息的管理，供货单位、购货单位、供货单位销售人员及购货单位采购人员等资格审核的规定，药品采购、收货、验收、储存、养护、销售、出库、运输的管理，特殊管理的药品的规定，药品有效期的管理，不合格药品、药品销毁的管理，药品退货的管理，药品召回的管理，质量查询的管理，质量事故、质量投诉的管理，药品不良反应报告的规定，环境卫生、人员健康的规定，质量方面的教育、培训及考核的规定，设施设备保管和维护的管理，设施设备验证和校准的管理，记录和凭证的管理，计算机系统的管理，药品追溯的规定，其他应当规定的内容。

(3) 部门及岗位职责：包括质量管理、采购、储存、销售、运输、财务和信息管理等部门职责，企业负责人、质量负责人及质量管理、采购、储存、销售、运输、财务和信息管理等部门负责人的岗位职责，质量管理、采购、收货、验收、储存、养护、销售、出库复核、运输、财务、信息管理等岗位职责，与药品经营相关的其他岗位职责。

(4) 操作规程和相关记录的建立与保存：企业应当制定药品采购、收货、验收、储存、养护、销售、出库复核、运输等环节及计算机系统的操作规程。企业应当建立药品采购、验收、养护、销售、出库复核、销后退回和购进退出、运输、储运温湿度监测、不合格药品处理等相关记录，做到真实、完整、准确、有效和可追溯。记录及凭证应当至少保存 5 年。疫苗、特殊管理的药品的记录及凭证按相关规定保存。

5. 设施与设备　企业应当具有与其药品经营范围、经营规模相适应的经营场所。库房的选址、设计、布局、建造、改造和维护应当符合药品储存的要求，防止药品的污染、交叉污染、混淆和差错。药品储存作业区、辅助作业区应当与办公区和生活区分开一定距离或者有隔离措施。经营中药材、中药饮片的，应当有专用的库房和养护工作场所，直接收购地产中药材的应当设置中药样品室(柜)。

6. 校准与验证　企业应当按照国家有关规定，对计量器具、温湿度监测设备等定期进行校准或者检定。企业应当对冷库、储运温湿度监测系统以及冷藏运输等设施设备进行使用前验证、定期验证及停用时间超过规定时限的验证。

7. 计算机系统　企业应当建立能够符合经营全过程管理及质量控制要求的计算机系统，实现药品可追溯。各类数据的录入、修改、保存等操作应当符合授权范围、操作规程和管理制度的要求，保证数据原始、真实、准确、安全和可追溯。计算机系统运行中涉及企业经营和管理的数据应当采用安全、可靠的方式储存并按日备份，备份数据应当存放在安全场所。

8. 采购

(1) 药品采购的"三个确定"和"一个协议"：企业的采购活动应当符合以下要求：① 确定供货单位的合法资格。② 确定所购入药品的合法性。③ 核实供货单位销售人员的合法资格。④ 与供货单位签订质量保证协议。

(2) 首营企业、首营品种的审核：采购中涉及的首营企业、首营品种，采购部门应当填写相关申请表格，经过质量管理部门和企业质量负责人的审核批准。必要时应当组织实地考察，对供货单位质量管理体系进行评价。

对首营企业的审核，应当查验加盖其公章原印章的以下资料，确认真实、有效：①《药品生产许可证》或者《药品经营许可证》复印件。② 营业执照、税务登记、组织机构代码的证件复印件,及上一年度企业年度报告公示情况。③《药品生产质量管理规范》认证证书或者《药品经营质量管理规范》认证证书复印件。④ 相关印章、随货同行单(票)样式。⑤ 开户户名、开户银行及账号。

采购首营品种应当审核药品的合法性,索取加盖供货单位公章原印章的药品生产或者进口批准证明文件复印件并予以审核,审核无误的方可采购。以上资料应当归入药品质量档案。

(3) 供货单位销售人员的审核:企业应当核实、留存供货单位销售人员以下资料:① 加盖供货单位公章原印章的销售人员身份证复印件。② 加盖供货单位公章原印章和法定代表人印章或者签名的授权书,授权书应当载明被授权人姓名、身份证号码,以及授权销售的品种、地域、期限。③ 供货单位及供货品种相关资料。

(4) 质量保证协议:企业与供货单位签订的质量保证协议至少包括以下内容:① 明确双方质量责任。② 供货单位应当提供符合规定的资料且对其真实性、有效性负责。③ 供货单位应当按照国家规定开具发票。④ 药品质量符合药品标准等有关要求。⑤ 药品包装、标签、说明书符合有关规定。⑥ 药品运输的质量保证及责任。⑦ 质量保证协议的有效期限。

(5) 票据管理:采购药品时,企业应当向供货单位索取发票。发票应当列明药品的通用名称、规格、单位、数量、单价、金额等;不能全部列明的,应当附《销售货物或者提供应税劳务清单》,并加盖供货单位发票专用章原印章、注明税票号码。发票上的购、销单位名称及金额、品名应当与付款流向及金额、品名一致,并与财务账目内容相对应。

(6) 采购记录:药品应当建立采购记录。采购记录应当有药品的通用名称、剂型、规格、生产厂商、供货单位、数量、价格、购货日期等内容,采购中药材、中药饮片的还应当标明产地。

(7) 药品直调:发生灾情、疫情、突发事件或者临床紧急救治等特殊情况,以及其他符合国家有关规定的情形,企业可采用直调方式购销药品,已采购的药品不入本企业仓库,直接从供货单位发送到购货单位,并建立专门的采购记录,保证有效的质量跟踪和追溯。

(8) 综合质量评审:企业应当定期对药品采购的整体情况进行综合质量评审,建立药品质量评审和供货单位质量档案,并进行动态跟踪管理。

9. 收货与验收

(1) 收货程序:收货人员对到货药品逐批进行收货,核实运输方式,对照随货同行单(票)和采购记录核对药品,做到票、账、货相符。冷藏、冷冻药品到货时,应当对其运输方式及运输过程的温度记录、运输时间等质量控制状况进行重点检查并记录。不符合温度要求的应当拒收。冷藏、冷冻药品应当在冷库内待验。

(2) 验收:企业应当按照验收规定,对每次到货药品进行逐批抽样验收,抽取的样品应当具有代表性:① 同一批号的药品应当至少检查一个最小包装,但生产企业有特殊质量控制要求或者打开最小包装可能影响药品质量的,可不打开最小包装。② 破损、污染、渗液、封条损坏等包装异常以及零货、拼箱的,应当开箱检查至最小包装。③ 外包装及封签完整的原料药、实施批签发管理的生物制品,可不开箱检查。

10. 储存与养护

(1) 药品储存要求:企业应当根据药品的质量特性对药品进行合理储存,并符合以下要求:① 按包装标示的温度要求储存药品,包装上没有标示具体温度的,按照《中国药典》规定的贮藏要求进行储存。② 储存药品相对湿度为35%～75%。③ 人工作业的库房储存药品,按质量状态实行色标管理,合格药品为绿色,不合格药品为红色,待确定药品为黄色。④ 储存药品按照要求采取避光、遮光、通风、防潮、防虫、防鼠等措施。⑤ 搬运和堆码药品应当严格按照外包装标示要求规范操作,堆码高度符合包装图示要求,避免损坏药品包装。⑥ 药品按批号堆码,不同批号的药品不得混垛,垛间距不小于 5 厘米,与库房内墙、顶、温度调控设备及管道等设施间距不小于 30 厘米,与地面间距不小于 10 厘米。⑦ 药品与非药品、外用药与其他药品分开存放,中药材和中药饮片分库存放。⑧ 特殊管理的药品应当按照国家有关规定储存,拆除外包装的零货药品应当集中存放。⑨ 储存药品的货架、托盘等设施设备应当保持清洁,无破损和杂物堆放。⑩ 未经批准的人员不得进入储存作业区,储存作业区内的人员不得有影响药品质量和安全的行为。⑪ 药品储存作业区内不得存放与储存管理无关的物品。

(2) 药品养护要求:养护人员应当根据库房条件、外部环境、药品质量特性等对药品进行养护,主要内容是:① 指导和督促储存人员对药品进行合理储存与作业。② 检查并改善储存条件、防护措施、卫生环境。③ 对库房温湿度进行有效监测、调控。④ 按照养护计划对库存药品的外观、包装等质量状况进行检查,并建立养护记录;对储存条件有特殊要求的或者有效期较短的品种应当进行重点养护。⑤ 发现有问题的药品应当及时在计算机系统中锁定和记录,并通知质量管理部门处理。⑥ 对中药材和中药饮片应当按其特性采取有效方法进行养护并记录,所采取的养护方法不得对药品造成污染。⑦ 定期汇总、分析养护信息。

(3) 有效期管理:企业应当采用计算机系统对库存药品的有效期进行自动跟踪和控制,采取近效期预警及超过有效期自动锁定等措施,防止过期药品销售。

(4) 破损药品处理:药品因破损而导致液体、气体、粉末泄漏时,应当迅速采取安全处理措施,防止对储存环境和其他药品造成污染。

(5) 质量可疑药品的处理:对质量可疑的药品应当立即采取停售措施,并在计算机系统中锁定,同时报告质量管理部门确认。对存在质量问题的药品应当采取以下措施:① 存放于标志明显的专用场所,并有效隔离,不得销售。② 怀疑为假药的,及时报告药品监督管理部门。③ 属于特殊管理的药品,按照国家有关规定处理。④ 不合格药品的处理过程应当有完整的手续和记录。⑤ 对不合格药品应当查明并分析原因,及时采取预防措施。

11. 销售　企业应当将药品销售给合法的购货单位,并对购货单位的证明文件、采购人员及提货人员的身份证明进行核实,保证药品销售流向真实、合法,并做到票、账、货、款一致。

12. 出库　药品出库时应当对照销售记录进行复核,建立出库复核记录,并附加盖企业药品出库专用章原印章的随货同行单(票)。

发现以下情况不得出库,并报告质量管理部门处理:① 药品包装出现破损、污染、封口不牢、衬垫不实、封条损坏等问题。② 包装内有异常响动或者液体渗漏。③ 标签脱落、字迹模糊不清或者标识内容与实物不符。④ 药品已超过有效期等情况。⑤ 其他异常情况的药品。

13. 运输与配送　企业应当严格执行运输操作规程,并采取有效措施保证运输过程中的药品质量与安全。委托其他单位运输药品的,应当对承运方运输药品的质量保障能力进行审计,索取运输车辆的相关资料,并与承运方签订运输协议,明确药品质量责任、遵守运输操作规程和在途时限等内容。企业委托运输药品应当有记录,实现运输过程的质量追溯。记录应当至少保存 5 年。

14. 售后管理　企业应当加强对退货的管理,保证退货环节药品的质量和安全,防止混入假冒药品;加强投诉管理,并做好投诉记录,将投诉及处理结果等信息记入档案,以便查询和跟踪;履行召回义务,承担药品不良反应监测和报告工作。

（二）药品零售的质量管理

1. **质量管理与职责** 企业应当具有与其经营范围和规模相适应的经营条件,包括组织机构、人员、设施设备、质量管理文件,并按照规定设置计算机系统。企业负责人是药品质量的主要责任人,负责企业日常管理,负责提供必要的条件,保证质量管理部门和质量管理人员有效履行职责,确保企业按照本规范要求经营药品。

2. **人员管理** 企业从事药品经营和质量管理工作的人员,应当符合有关法律法规及本规范规定的资格要求,不得有相关法律法规禁止从业的情形。

(1) 人员资质要求：① 企业法定代表人或者企业负责人应当具备执业药师资格。企业应当按照国家有关规定配备执业药师,负责处方审核,指导合理用药。② 质量管理、验收、采购人员应当具有药学或者医学、生物、化学等相关专业学历或者具有药学专业技术职称。从事中药饮片质量管理、验收、采购人员应当具有中药学中专以上学历或者具有中药学专业初级以上专业技术职称。③ 营业员应当具有高中以上文化程度或者符合省级药品监督管理部门规定的条件。④ 中药饮片调剂人员应当具有中药学中专以上学历或者具备中药调剂员资格。

(2) 人员培训、卫生及着装：企业各岗位人员应当接受相关法律法规及药品专业知识与技能的岗前培训和继续培训。企业应当按照培训管理制度制定年度培训计划并开展培训,使相关人员能正确理解并履行职责。培训工作应当做好记录并建立档案。企业应当为销售特殊管理的药品、国家有专门管理要求的药品、冷藏药品的人员接受相应培训提供条件,使其掌握相关法律法规和专业知识。

在营业场所内,企业工作人员应当穿着整洁、卫生的工作服。企业应当对直接接触药品岗位的人员进行岗前及年度健康检查,并建立健康档案。患有传染病或者其他可能污染药品的疾病的,不得从事直接接触药品的工作。在药品储存、陈列等区域不得存放与经营活动无关的物品及私人用品,在工作区域内不得有影响药品质量和安全的行为。

3. **文件**

(1) 质量管理文件：企业应当制定符合企业实际的质量管理文件。文件包括质量管理制度、岗位职责、操作规程、档案、记录和凭证等,并对质量管理文件定期审核、及时修订。

(2) 药品零售质量管理制度,应当包括以下内容：① 药品采购、验收、陈列、销售等环节的管理,设置库房的还应当包括储存、养护的管理。② 供货单位和采购品种的审核。③ 处方药销售的管理。④ 药品拆零的管理。⑤ 特殊管理的药品和国家有专门管理要求的药品的管理。⑥ 记录和凭证的管理。⑦ 收集和查询质量信息的管理。⑧ 质量事故、质量投诉的管理。⑨ 中药饮片处方审核、调配、核对的管理。⑩ 药品有效期的管理。⑪ 不合格药品、药品销毁的管理。⑫ 环境卫生、人员健康的规定。⑬ 提供用药咨询、指导合理用药等药学服务的管理。⑭ 人员培训及考核的规定。⑮ 药品不良反应报告的规定。⑯ 计算机系统的管理。⑰药品追溯的规定。⑱ 其他应当规定的内容。

(3) 岗位职责：质量管理岗位、处方审核岗位的职责不得由其他岗位人员代为履行。

(4) 药品零售操作规程,应当包括：① 药品采购、验收、销售。② 处方审核、调配、核对。③ 中药饮片处方审核、调配、核对。④ 药品拆零销售。⑤ 特殊管理的药品和国家有专门管理要求的药品的销售。⑥ 营业场所药品陈列及检查。⑦ 营业场所冷藏药品的存放。⑧ 计算机系统的操作和管理。⑨ 设置库房的还应当包括储存和养护的操作规程。

(5) 相关记录：企业应当建立药品采购、验收、销售、陈列检查、温湿度监测、不合格药品处理等相关记录,做到真实、完整、准确、有效和可追溯。记录及相关凭证应当至少保存 5 年。特殊管理的药品的记录及凭证按相关规定保存。

4. 设施与设备

(1) 基本要求：企业的营业场所应当与其药品经营范围、经营规模相适应，并与药品储存、办公、生活辅助及其他区域分开。营业场所应当具有相应设施或者采取其他有效措施，避免药品受室外环境的影响，并做到宽敞、明亮、整洁、卫生。

(2) 营业设备：营业场所应当有以下营业设备：① 货架和柜台。② 监测、调控温度的设备。③ 经营中药饮片的，有存放饮片和处方调配的设备。④ 经营冷藏药品的，有专用冷藏设备。⑤ 经营第二类精神药品、毒性中药品种和罂粟壳的，有符合安全规定的专用存放设备。⑥ 药品拆零销售所需的调配工具、包装用品。

(3) 库房设施设备：企业设置库房的，应当做到库房内墙、顶光洁，地面平整，门窗结构严密；有可靠的安全防护、防盗等措施。

仓库应当有以下设施设备：① 药品与地面之间有效隔离的设备。② 避光、通风、防潮、防虫、防鼠等设备。③ 有效监测和调控温湿度的设备。④ 符合储存作业要求的照明设备。⑤ 验收专用场所。⑥ 不合格药品专用存放场所。⑦ 经营冷藏药品的，有与其经营品种及经营规模相适应的专用设备。

经营特殊管理的药品应当有符合国家规定的储存设施。储存中药饮片应当设立专用库房。企业应当按照国家有关规定，对计量器具、温湿度监测设备等定期进行校准或者检定。

5. 采购与验收　药品到货时，收货人员应当按采购记录，对照供货单位的随货同行单(票)核实药品实物，做到票、账、货相符。企业应当按规定的程序和要求对到货药品逐批进行验收，并按照规定做好验收记录。验收抽取的样品应当具有代表性。冷藏药品到货时，应当按照批发企业的有关规定进行检查。

验收合格的药品应当及时入库或者上架，验收不合格的，不得入库或者上架，并报告质量管理人员处理。

6. 陈列与储存　存放、陈列药品的设备应当保持清洁卫生，不得放置与销售活动无关的物品，并采取防虫、防鼠等措施，防止污染药品。

(1) 药品的陈列应当符合以下要求：① 按剂型、用途以及储存要求分类陈列，并设置醒目标志，类别标签字迹清晰、放置准确。② 药品放置于货架(柜)，摆放整齐有序，避免阳光直射。③ 处方药、非处方药分区陈列，并有处方药、非处方药专用标识。④ 处方药不得采用开架自选的方式陈列和销售。⑤ 外用药与其他药品分开摆放。⑥ 拆零销售的药品集中存放于拆零专柜或者专区。⑦ 第二类精神药品、毒性中药品种和罂粟壳不得陈列。⑧ 冷藏药品放置在冷藏设备中，按规定对温度进行监测和记录，并保证存放温度符合要求。⑨ 中药饮片柜斗谱的书写应当正名正字；装斗前应当复核，防止错斗、串斗；应当定期清斗，防止饮片生虫、发霉、变质；不同批号的饮片装斗前应当清斗并记录。⑩ 经营非药品应当设置专区，与药品区域明显隔离，并有醒目标志。

(2) 药品定期检查：企业应当定期对陈列、存放的药品进行检查，重点检查拆零药品和易变质、近效期、摆放时间较长的药品以及中药饮片。发现有质量疑问的药品应当及时撤柜，停止销售，由质量管理人员确认和处理，并保留相关记录。企业应当对药品的有效期进行跟踪管理，防止近效期药品售出后可能发生的过期使用。

7. 销售管理

(1) 企业及其人员的资质公示：企业应当在营业场所的显著位置悬挂《药品经营许可证》、营业执照、执业药师注册证等。营业人员应当佩戴有照片、姓名、岗位等内容的工作牌,是执业药师和药学技术人员的,工作牌还应当标明执业资格或者药学专业技术职称。在岗执业的执业药师应当挂牌明示。

(2) 药品销售管理:销售药品应当符合以下要求:① 处方经执业药师审核后方可调配;对处方所列药品不得擅自更改或者代用,对有配伍禁忌或者超剂量的处方,应当拒绝调配,但经处方医师更正或者重新签字确认的,可以调配;调配处方后经过核对方可销售。② 处方审核、调配、核对人员应当在处方上签字或者盖章,并按照有关规定保存处方或者其复印件。③ 销售近效期药品应当向顾客告知有效期。④ 销售中药饮片做到计量准确,并告知煎服方法及注意事项;提供中药饮片代煎服务的,应当符合国家有关规定。

(3) 销售凭证:企业销售药品应当开具销售凭证,内容包括药品名称、生产厂商、数量、价格、批号、规格等,并做好销售记录。

(4) 药品拆零销售,应当符合以下要求:① 负责拆零销售的人员经过专门培训。② 拆零的工作台及工具保持清洁、卫生,防止交叉污染。③ 做好拆零销售记录,内容包括拆零起始日期、药品的通用名称、规格、批号、生产厂商、有效期、销售数量、销售日期、分拆及复核人员等。④ 拆零销售应当使用洁净、卫生的包装,包装上注明药品名称、规格、数量、用法、用量、批号、有效期以及药店名称等内容。⑤ 提供药品说明书原件或者复印件。⑥ 拆零销售期间,保留原包装和说明书。

8. 售后管理

(1) 药品退换:除药品质量原因外,药品一经售出,不得退换。

(2) 投诉管理:企业应当在营业场所公布药品监督管理部门的监督电话,设置顾客意见簿,及时处理顾客对药品质量的投诉。

(3) 药品不良反应报告:企业应当按照国家有关药品不良反应报告制度的规定,收集、报告药品不良反应信息。

(4) 药品召回:企业发现已售出药品有严重质量问题,应当及时采取措施追回药品并做好记录,同时向药品监督管理部门报告。企业应当协助药品生产企业履行召回义务,控制和收回存在安全隐患的药品,并建立药品召回记录。

三、《药品经营质量管理规范》认证管理

GSP 认证是药品监督管理部门依法对药品经营企业药品经营质量管理进行监督检查的一种手段,是对药品经营企业实施《药品经营质量管理规范》情况的检查、评价并决定是否发给认证证书的监督管理过程。

为加强药品经营质量管理,规范 GSP 认证工作,2003 年 4 月 24 日,国家食品药品监督管理局颁布了《药品经营质量管理规范认证管理办法》。为规范 GSP 检查工作,2014 年 2 月 25 日,国家食品药品监督管理总局制定了《药品经营质量管理规范现场检查指导原则》,并于 2016 年 12 月 14 日进行修订。此外,2016 年 6 月 30 日,国家食品药品监督管理总局颁布《关于修改〈药品经营质量管理规范〉的决定》,对 GSP 认证管理提出了明确的要求。

(一)《药品经营质量管理规范》认证的组织与实施

1. 认证组织机构　药品监督管理部门药品审核查验中心负责实施国务院药品监督管理部门组织的有关 GSP 认证的监督检查,负责对省、自治区、直辖市 GSP 认证机构进行技术指导。省级

药品监督管理部门和设区的市级药品监督管理机构负责组织药品经营企业的认证工作。药品经营企业应当按照国务院药品监督管理部门规定的实施办法和实施步骤,通过省级药品监督管理部门或者设区的市级药品监督管理机构组织的《药品经营质量管理规范》的认证,取得认证证书。GSP认证证书的格式由国务院药品监督管理部门统一规定。

2. **认证检查员**　GSP认证检查员是在GSP认证工作中专职或兼职从事认证现场检查的人员。GSP认证检查员应具有大专以上学历或中级以上专业技术职称,并从事5年以上药品监督管理工作或者药品经营质量管理工作。省级药品监督管理部门负责选派本地区符合条件的人员担任GSP认证检查员,参加由国务院药品监督管理部门组织的培训和考试。考试合格者可列入本地区认证检查员库,并由省级药品监督管理部门进行管理,建立检查员个人档案和定期进行考评。国务院药品监督管理部门根据认证工作的要求,对GSP认证检查员进行继续教育。

(二)《药品经营质量管理规范》认证的基本程序

1. **认证的申请与受理**　申请GSP认证应为具备合法资质的药品经营企业,即依法取得了《药品经营许可证》和《营业执照》或《企业法人营业执照》,并正常经营的企业。

(1)认证企业范围:申请GSP认证的药品经营企业,首先应在本企业内部进行严格的GSP内部审评,应基本符合GSP及其实施细则的条件和要求,同时应是具备以下情形之一的药品经营单位:① 具备企业法人资格的药品经营企业。② 非专营药品的企业法人下属的药品经营企业。③ 不具有企业法人资格且无上级主管单位承担质量管理责任的药品经营实体。

根据《药品管理法实施条例》,新开办药品批发企业和药品零售企业,应当自取得《药品经营许可证》之日起30日内,向发给其《药品经营许可证》的药品监督管理部门或药品监督管理机构提出GSP认证申请,发证部门自收到申请之日起7个工作日内将申请移送负责组织认证工作的省级药品监督管理部门,并从收到申请之日起3个月内,按照国务院药品监督管理部门的规定组织认证,合格的发给认证证书。

申请认证的药品经营企业,应是依法正常开展药品经营活动的企业,在申请认证前1年内,企业无由于违规经营造成经销假、劣药品的问题。如提交认证申请的企业发生过此类问题但未说明或未如实说明的,一经发现或核实,将驳回申请,并在驳回申请后12个月内不受理其认证申请。

(2)认证申请:申请GSP认证的药品经营企业,必须填写《药品经营质量管理规范认证申请书》,同时依据《药品经营质量管理规范认证管理办法》的规定提交相应材料,零售企业报送所在地设区的市级药品监督管理部门或者省、自治区、直辖市药品监督管理部门直接设置的县级药品监督管理机构。

(3)认证受理:认证申请受理后,所在地设区的市级药品监督管理部门进行初审,初审合格的,市级药品监督管理部门将其认证申请书和资料移送省级药品监督管理部门,25个工作日内完成审查。对同意受理的认证申请,省级药品监督管理部门通知市级药品监督管理部门和药品经营企业,同时将相关资料移送本地区设置的认证机构。

2. **现场检查**　认证机构收到省、自治区、直辖市药品监督管理部门转送的企业认证申请书和资料之日起15个工作日内,应组织对企业的现场检查,并将现场检查通知书提前3日发至被检查企业。同时按照预先规定的方法,从认证检查员库中随机抽取3名GSP认证检查员组成现场检查组。检查组依照《GSP认证现场检查工作程序》《GSP认证现场检查评定标准》和《GSP认证现场检查项目》实施现场检查。

3. **审批发证**   认证机构收到现场检查报告 10 个工作日内提出审核意见,送交省级药品监督管理部门审批。省级药品监督管理部门在收到审核意见之日起 15 个工作日内进行审查,做出认证是否合格或者限期整改的结论。

对通过认证现场检查的企业,省级药品监督管理部门在进行审查前应通过媒体(其中药品批发企业还应通过药品监督管理部门政府网站)向社会公示。在审查的规定期间内,如果没有出现针对这一企业的投诉、举报等问题,药品监督管理部门即可根据审查结果做出认证合格结论,向企业颁发《药品经营质量管理规范认证证书》;如果出现问题,药品监督管理部门必须在组织核查后,根据核查结果再做结论。

被要求限期整改的企业,应在接到通知的 3 个月内向药品监督管理部门和认证机构报送整改报告,提出复查申请。认证机构应在收到复查申请的 15 个工作日内组织复查。对超过规定期限未提出复查申请或经过复查仍未通过现场检查的不再给予复查,应确定为认证不合格。

(三)《药品经营质量管理规范》认证后的监督管理

对药品经营企业进行监督管理不仅要重视事前的市场准入、审批认证,还应对其认证后的经营行为进行监督管理。各级药品监督管理部门将定期对辖区内已认证合格企业进行监督检查,以确认认证合格的药品经营企业是否仍然符合标准。

监督检查包括跟踪检查、日常抽查和专项检查三种形式。跟踪检查按照认证现场检查的方法和程序进行;日常抽查和专项检查应将结果记录在案。药品监督管理部门应在企业认证合格后24 个月内,组织对其认证的药品经营企业进行一次跟踪检查。认证合格的药品经营企业在认证证书有效期内,如果改变了经营规模和经营范围,或在经营场所、经营条件等方面以及零售连锁门店数量上发生了变化,药品监督管理部门应组织对其进行专项检查。

第四节 ┃ 互联网药品经营管理

一、互联网药品信息服务管理

为加强药品监督管理,规范互联网药品信息服务活动,保证互联网药品信息的真实、准确,2004 年 7 月 8 日,国家食品药品监督管理局制定了《互联网药品信息服务管理办法》,并于 2017 年11 月 7 日修正。

(一)互联网药品信息服务的定义及分类

《互联网药品信息服务管理办法》规定,本办法所称互联网药品信息服务,是指通过互联网向上网用户提供药品(含医疗器械)信息的服务活动。

互联网药品信息服务分为经营性和非经营性两类。经营性互联网药品信息服务是指通过互联网向上网用户有偿提供药品信息等服务的活动。非经营性互联网药品信息服务是指通过互联网向上网用户无偿提供公开的、共享性药品信息等服务的活动。

（二）互联网药品信息服务主体的资格

申请提供互联网药品信息服务,除应当符合《互联网信息服务管理办法》规定的要求外,还应当具备下列条件:① 互联网药品信息服务的提供者应当为依法设立的企事业单位或者其他组织。② 具有与开展互联网药品信息服务活动相适应的专业人员、设施及相关制度。③ 有 2 名以上熟悉药品、医疗器械管理法律法规和药品、医疗器械专业知识,或者依法经资格认定的药学、医疗器械技术人员。

（三）《互联网药品信息服务资格证书》的管理

1. **申请与审批**　申请提供互联网药品信息服务,应当填写国家药品监督管理局统一制发的《互联网药品信息服务申请表》,向网站主办单位所在地省级药品监督管理部门提出申请并提交相应材料;省级药品监督管理部门在收到申请材料之日起 5 日内做出受理与否的决定,自受理之日起 20 日内对申请提供互联网药品信息服务的材料进行审核,并做出同意或者不同意的决定;同意的,由省级药品监督管理部门核发《互联网药品信息服务资格证书》,同时报国家药品监督管理局备案并发布公告。

2. **有效期**　《互联网药品信息服务资格证书》有效期为 5 年。有效期届满,需要继续提供互联网药品信息服务的,持证单位应当在有效期届满前 6 个月内,向原发证机关申请换发《互联网药品信息服务资格证书》。

二、互联网药品交易服务管理

为加强药品监督管理,规范互联网药品交易,2005 年 9 月 29 日,国家食品药品监督管理局制定了《互联网药品交易服务审批暂行规定》。

（一）互联网药品交易服务的定义及类别

《互联网药品交易服务审批暂行规定》,本规定所称互联网药品交易服务,是指通过互联网提供药品(包括医疗器械、直接接触药品的包装材料和容器)交易服务的电子商务活动。

互联网药品交易服务可以分为三类:第一类为药品生产企业、药品经营企业和医疗机构之间的互联网药品交易提供的服务;第二类为药品生产企业、药品批发企业通过自身网站与本企业成员之外的其他企业进行的互联网药品交易;第三类为向个人消费者提供的互联网药品交易服务。

（二）从事互联网药品交易服务主体的资格

1. **为药品生产企业、药品经营企业和医疗机构之间的互联网药品交易提供服务的企业**　不得参与药品生产、经营,不得与行政机关、医疗机构和药品生产经营企业存在隶属关系、产权关系和其他经济利益关系。应当具备以下条件:① 依法设立的企业法人。② 提供互联网药品交易服务的网站已获得从事互联网药品信息服务的资格。③ 拥有与开展业务相适应的场所、设施、设备,并具备自我管理和维护的能力。④ 具有健全的网络与交易安全保障措施以及完整的管理制度。⑤ 具有完整保存交易记录的能力、设施和设备。⑥ 具备网上查询、生成订单、电子合同、网上支付等交易服务功能。⑦ 具有保证上网交易资料和信息的合法性、真实性的完善的管理制度、设备与技术措施。⑧ 具有保证网络正常运营和日常维护的计算机专业技术人员,具有健全的企业内部管理机构和技术保障机构。⑨ 具有药学或者相关专业本科学历,熟悉药品、医疗器械相关法规的专职专业人员组成的审核部门负责网上交易的审查工作。

2. 通过自身网站与本企业成员之外的其他企业进行互联网药品交易的药品生产企业和药品批发企业 应当具备以下条件：① 提供互联网药品交易服务的网站已获得从事互联网药品信息服务的资格。② 具有与开展业务相适应的场所、设施、设备，并具备自我管理和维护的能力。③ 具有健全的管理机构，具备网络与交易安全保障措施以及完整的管理制度。④ 具有完整保存交易记录的设施、设备。⑤ 具备网上查询、生成订单、电子合同等基本交易服务功能。⑥ 具有保证网上交易的资料和信息的合法性、真实性的完善管理制度、设施、设备与技术措施。

3. 向个人消费者提供互联网药品交易服务的企业 应当具备以下条件：① 依法设立的药品连锁零售企业。② 提供互联网药品交易服务的网站已获得从事互联网药品信息服务的资格。③ 具有健全的网络与交易安全保障措施以及完整的管理制度。④ 具有完整保存交易记录的能力、设施和设备。⑤ 具备网上咨询、网上查询、生成定单、电子合同等基本交易服务功能。⑥ 对上网交易的品种有完整的管理制度与措施。⑦ 具有与上网交易的品种相适应的药品配送系统。⑧ 具有执业药师负责网上实时咨询，并有保存完整咨询内容的设施、设备及相关管理制度。⑨ 从事医疗器械交易服务，应当配备拥有医疗器械相关专业学历、熟悉医疗器械相关法规的专职专业人员。

（三）申请与审批

从事互联网药品交易服务的企业必须经过审查验收，取得《互联网药品交易服务机构资格证书》。验收标准和资格证书由国务院药品监督管理部门统一制定。资格证书有效期 5 年。有效期届满，需要继续提供互联网药品交易服务的，企业应当在有效期届满前 6 个月内，向原发证机关申请换发互联网药品交易服务机构资格证书。第一类称为 A 证，由国务院药品监督管理部门审批；第二、三类称为 B 证和 C 证，由省级药品监督管理部门审批。

2017 年 1 月 21 日，国务院发布第三批取消 39 项中央指定地方实施的行政许可事项目录，其中互联网药品交易服务企业（第三方平台除外）审批被取消，即取消医药电商 A 证、B 证、C 证的审批。

（四）监督管理

为药品生产企业、药品经营企业和医疗机构之间的互联网药品交易提供服务的企业不得参与药品生产、经营，不得与行政机关、医疗机构和药品生产经营企业存在隶属关系、产权关系和其他经济利益关系。

通过自身网站与本企业成员之外的其他企业进行互联网药品交易的药品生产企业、药品批发企业只能交易企业生产或经营的药品，不得利用自身网站提供其他互联网药品交易服务。

向个人消费者提供互联网药品交易服务的企业，只能在网上销售本企业经营的非处方药，不得向其他企业或者医疗机构销售药品。

参与互联网药品交易的医疗机构只能购买药品，不得上网销售药品。

药品生产企业、药品经营企业和医疗机构不得采用邮寄、互联网交易等方式直接向公众销售处方药。

（雷志钧）

第十二章　医疗机构药事管理

第一节　概　述

一、医疗机构药事管理概述

1. 医疗机构的概念与类型　医疗机构是以救死扶伤、防病治病、为公民的健康服务为宗旨,从事疾病诊断、治疗活动的机构。

目前我国医疗机构的类别包括:① 综合医院、中医医院、中西医结合医院、民族医医院、专科医院、康复医院。② 妇幼保健院、妇幼保健计划生育服务中心。③ 社区卫生服务中心、社区卫生服务站。④ 中心卫生院、乡(镇)卫生院、街道卫生院。⑤ 疗养院。⑥ 综合门诊部、专科门诊部、中医门诊部、中西医结合门诊部、民族医门诊部。⑦ 诊所、中医诊所、民族医诊所、卫生所、医务室、卫生保健所、卫生站。⑧ 村卫生室(所)。⑨ 急救中心、急救站。⑩ 临床检验中心。⑪ 专科疾病防治院、专科疾病防治所、专科疾病防治站。⑫ 护理院、护理站。⑬ 医学检验实验室、病理诊断中心、医学影像诊断中心、血液透析中心、安宁疗护中心。⑭ 其他诊疗机构。此外,盲人医疗按摩所也属于医疗机构的组成部分。

2. 医疗机构药事管理的概念　医疗机构药事管理,是指医疗机构以患者为中心,以临床药学为基础,对临床用药全过程进行有效的组织实施与管理,促进临床科学、合理用药的药学技术服务和相关的药品管理工作。

为加强医疗机构药事管理,促进药物合理应用,保障公众身体健康,2002 年 1 月 21 日,卫生部会同国家中医药管理局共同制定了《医疗机构药事管理暂行规定》。2011 年 3 月 1 日,卫生部、国家中医药管理局和总后勤部卫生部共同对《医疗机构药事管理暂行规定》进行了修订,制定了《医疗机构药事管理规定》。

二、医疗机构药事管理部门及其职责

(一)药事管理与药物治疗学委员会(组)

1. 性质　药事管理与药物治疗学委员会(组)是促进临床合理用药,科学管理医疗机构药事工作,具有学术研究性质的内部咨询机构,既不是行政管理部门,也不是常设机构。

2. 组织机构　二级以上医院应当设立药事管理与药物治疗学委员会,其他医疗机构应当成立药事管理与药物治疗学组。医疗机构负责人任药事管理与药物治疗学委员会(组)主任委员,药学和医务部门负责人任药事管理与药物治疗学委员会(组)副主任委员。委员会(组)资质要求见表12-1。

表12-1　医疗机构药事管理与药物治疗学委员会委员资质要求

医院等级	药事管理与药物治疗学委员会委员资质
二级以上医院	具有高级技术职务任职资格的药学、临床医学、护理和医院感染管理、医疗行政管理等人员
其他医疗机构	药学、医务、护理、医院感染、临床科室等部门负责人和具有药师、医师以上专业技术职务任职资格人员

3. 职责　药事管理与药物治疗学委员会(组)的职责主要包括:① 贯彻执行医疗卫生及药事管理等有关法律、法规、规章。审核制定本机构药事管理和药学工作规章制度,并监督实施。② 制定本机构药品处方集和基本用药供应目录。③ 推动药物治疗相关临床诊疗指南和药物临床应用指导原则的制定与实施,监测、评估本机构药物使用情况,提出干预和改进措施,指导临床合理用药。④ 分析、评估用药风险和药品不良反应、药品损害事件,并提供咨询与指导。⑤ 建立药品遴选制度,审核本机构临床科室申请的新购入药品、调整药品品种或者供应企业和申报医院制剂等事宜。⑥ 监督、指导麻醉药品、精神药品、医疗用毒性药品及放射性药品的临床使用与规范化管理。⑦ 对医务人员进行有关药事管理法律法规、规章制度与合理用药知识教育培训,向公众宣传安全用药知识。

(二)药学部门

1. 组织机构　医疗机构应根据本机构的功能、任务、规模设置相应的药学部门,配备和提供与药学部门工作性质相适应的专业技术人员、设备和设施。三级医院设置药学部,并可根据实际情况设置二级科室;二级医院设置药剂科;其他医疗机构设置药房。我国综合性医院药学部门组织机构见图12-1。

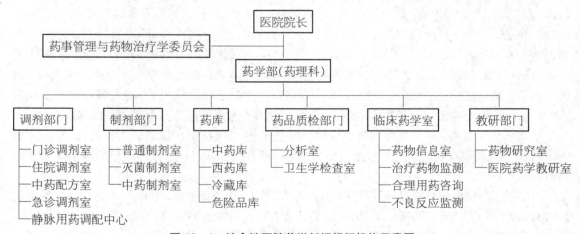

图12-1　综合性医院药学部门组织机构示意图

二级以上医院药学部门负责人应当具有高等学校药学专业或者临床药学专业本科以上学历，及本专业高级技术职务任职资格；除诊所、卫生所、医务室、卫生保健所、卫生站以外的其他医疗机构药学部门负责人应当具有高等学校药学专业专科以上或者中等学校药学专业毕业学历，及药师以上专业技术职务任职资格。

2. 职责　药学部门具体负责药品管理、药学专业技术服务和药事管理工作，开展以患者为中心、以合理用药为核心的临床药学工作，组织药师参与临床药物治疗，提供药学专业技术服务。

三、医疗机构药学专业技术人员管理

(一) 医疗机构药学专业技术人员的配置要求

1. 医疗机构药学专业技术人员从业要求　医疗机构药学专业技术人员，是指按照《卫生技术人员职务试行条例》规定，取得药学专业技术职务任职资格人员，包括主任药师、副主任药师、主管药师、药师、药士。根据《医疗机构药事管理规定》，医疗机构药学专业技术人员按照有关规定取得相应的药学专业技术职务任职资格。医疗机构直接接触药品的药学人员，应当每年进行健康检查。患有传染病或者其他可能污染药品的疾病的，不得从事直接接触药品的工作。

2. 医疗机构药学专业技术人员数量要求　医疗机构药学专业技术人员不得少于本机构卫生专业技术人员的8%。建立静脉用药调配中心(室)的，医疗机构应当根据实际需要另行增加药学专业技术人员数量。

3. 临床药师　临床药师是指以系统药学专业知识为基础，并具有一定医学和相关专业基础知识与技能，直接参与临床用药，促进药物合理应用和保护患者用药安全的药学专业技术人员。医疗机构应当根据本机构性质、任务、规模配备适当数量临床药师，三级医院临床药师不少于5名，二级医院临床药师不少于3名。临床药师应当具有高等学校临床药学专业或者药学专业本科毕业以上学历，并应当经过规范化培训。

4. 医疗机构药学专业技术人员培养管理　医疗机构应当加强对药学专业技术人员的培养、考核和管理，制订培训计划，组织药学专业技术人员参加毕业后规范化培训和继续医学教育，将完成培训及取得继续医学教育学分情况，作为药学专业技术人员考核、晋升专业技术职务任职资格和专业岗位聘任的条件之一。

(二) 医疗机构药学专业技术人员的工作职责

《医疗机构药事管理规定》规定，医疗机构药师的工作职责主要包括：① 负责药品采购供应、处方或者用药医嘱审核、药品调剂、静脉用药集中调配和医院制剂配制，指导病房(区)护士请领、使用与管理药品。② 参与临床药物治疗，进行个体化药物治疗方案的设计与实施，开展药师查房，为患者提供药学专业技术服务。③ 参加查房、会诊、病例讨论和疑难、危重患者的医疗救治，协同医师做好药物使用遴选，对临床药物治疗提出意见或调整建议，与医师共同对药物治疗负责。④ 开展抗菌药物临床应用监测，实施处方点评与超常预警，促进药物合理使用。⑤ 开展药品质量监测，药品严重不良反应和药品损害的收集、整理、报告等工作。⑥ 掌握与临床用药相关的药物信息，提供用药信息与药学咨询服务，向公众宣传合理用药知识。⑦ 结合临床药物治疗实践，进行药学临床应用研究；开展药物利用评价和药物临床应用研究；参与新药临床试验和新药上市后安全性与有效性监测。⑧ 其他与医院药学相关的专业技术工作。

第二节 处方管理

为规范处方管理,提高处方质量,促进合理用药,保障医疗安全,2007 年 2 月 14 日,卫生部发布了《处方管理办法》,自 2007 年 5 月 1 日起施行。

一、处方管理的一般规定

1.处方的概念 处方是指由注册的执业医师和执业助理医师在诊疗活动中为患者开具的、由取得药学专业技术职务任职资格的药学专业技术人员审核、调配、核对,并作为患者用药凭证的医疗文书。处方包括医疗机构病区用药医嘱单。

2.处方内容 处方由前记、正文和后记组成。① 前记:包括医疗机构名称,费别,患者姓名、性别、年龄,门诊或住院病历号,科别或病区和床位号,临床诊断,开具日期等。可添列特殊要求的项目。麻醉药品和第一类精神药品处方还应当包括患者身份证明编号,代办人姓名、身份证明编号。② 正文:以 Rp 或 R(拉丁文 Recipe"请取"的缩写)标示,分列药品名称、剂型、规格、数量、用法用量。③ 后记:医师签名或者加盖专用签章,药品金额以及审核、调配,核对、发药药师签名或者加盖专用签章。

3.处方颜色 普通处方的印刷用纸为白色。急诊处方印刷用纸为淡黄色,右上角标注"急诊"。儿科处方印刷用纸为淡绿色,右上角标注"儿科"。麻醉药品和第一类精神药品处方印刷用纸为淡红色,右上角标注"麻、精一"。第二类精神药品处方印刷用纸为白色,右上角标注"精二"。

4.处方书写 处方书写应当符合下列规则。

(1) 患者一般情况、临床诊断应清晰、完整,并与病历记载相一致。

(2) 每张处方限于一名患者的用药。

(3) 字迹清楚,不得涂改;如需修改,应当在修改处签名并注明修改日期。

(4) 药品名称应当使用规范的中文名称书写,没有中文名称的可以使用规范的英文名称书写;医疗机构或者医师、药师不得自行编制药品缩写名称或者使用代号;书写药品名称、剂量、规格、用法用量要准确规范,药品用法可用规范的中文、英文、拉丁文或者缩写体书写,但不得使用"遵医嘱""自用"等含糊不清字句。

(5) 患者年龄应当填写实足年龄,新生儿、婴幼儿写日、月龄,必要时要注明体重。

(6) 西药和中成药可以分别开具处方,也可以开具一张处方,中药饮片应当单独开具处方。

(7) 开具无论西药、中成药处方,每一种药品应当另起一行,每张处方不得超过 5 种药品。

(8) 中药饮片处方的书写,一般应当按照"君、臣、佐、使"的顺序排列;调剂、煎煮的特殊要求(如布包、先煎、后下)要注明在药品右上方,并加括号;对饮片的产地、炮制有特殊要求的,应当在药品名称之前写明。

(9) 药品用法用量应当按照药品说明书规定的常规用法用量使用,特殊情况需要超剂量使用时,应当注明原因并再次签名。

(10) 除特殊情况外,应当注明临床诊断。

(11) 开具处方后的空白处划一斜线以示处方完毕。

（12）处方医师的签名式样和专用签章应当与院内药学部门留样备查的式样相一致，不得任意改动，否则应当重新登记留样备案。

5. **处方剂量**　药品剂量与数量用阿拉伯数字书写。剂量应当使用法定剂量单位：重量以克(g)、毫克(mg)、微克(μg)、纳克(ng)为单位，容量以升(L)、毫升(ml)为单位，国际单位(IU)、单位(U)，中药饮片以克(g)为单位。片剂、丸剂、胶囊剂、颗粒剂分别以片、丸、粒、袋为单位；溶液剂以支、瓶为单位；软膏及乳膏剂以支、盒为单位；注射剂以支、瓶为单位，应当注明含量；中药饮片以剂为单位。

二、处方权的获得

1. **处方权限**　经注册的执业医师在执业地点取得相应的处方权。经注册的执业助理医师在医疗机构开具的处方，应当经所在执业地点执业医师签名或加盖专用签章后方有效。经注册的执业助理医师在乡、民族乡、镇、村的医疗机构独立从事一般的执业活动，可以在注册的执业地点取得相应的处方权。医师应当在注册的医疗机构签名留样或者专用签章备案后，方可开具处方。

试用期人员开具处方，应当经所在医疗机构有处方权的执业医师审核，并签名或加盖专用签章后方有效。进修医师由接收进修的医疗机构对其胜任本专业工作的实际情况进行认定后授予相应的处方权。

2. **麻醉药品和第一类精神药品处方权限**　医疗机构应当按照有关规定，对本机构执业医师进行麻醉药品和精神药品使用知识和规范化管理的培训。执业医师经考核合格后取得麻醉药品和第一类精神药品的处方权。医师取得麻醉药品和第一类精神药品处方权后，方可在本机构开具麻醉药品和第一类精神药品处方，但不得为自己开具该类药品处方。

三、处方的开具

1. **药品名称**　医师开具处方应当使用经药品监督管理部门批准并公布的药品通用名称、新活性化合物的专利药品名称和复方制剂药品名称。医师开具院内制剂处方时应当使用经省级卫生行政部门审核、药品监督管理部门批准的名称。医师可以使用由国务院卫生行政部门公布的药品习惯名称开具处方。

2. **处方限量**　处方一般不得超过7日用量；急诊处方一般不得超过3日用量；对于某些慢性病、老年病或特殊情况，处方用量可适当延长，但医师应当注明理由。医用毒性药品、放射性药品的处方用量应当严格按照国家有关规定执行。《处方管理办法》对麻醉药品和精神药品的处方限量要求见表12-2。哌醋甲酯用于治疗儿童多动症时，每张处方不得超过15日常用量。此外，对于需要特别加强管制的麻醉药品，盐酸二氢埃托啡处方为1次常用量，仅限于二级以上医院内使用；盐酸哌替啶处方为一次常用量，仅限于二级以上医院内使用。

表 12-2　麻醉药品和精神药品处方限量要求

分 类	剂 型	一般患者	门(急)诊癌症疼痛患者中、重度慢性疼痛患者	住 院 患 者
麻醉药品第一类精神药品	注射剂	1次常用量	≤3日常用量	1日常用量[逐日开具]
	其他剂型	≤3日常用量	≤7日常用量	
	控缓释制剂	≤7日常用量	≤15日常用量	
第二类精神药品	所有剂型	≤7日常用量	对于慢性病或某些特殊情况的患者，处方用量可以适当延长，医师应当注明理由	

3. **处方有效期**　处方开具当日有效。特殊情况下需延长有效期的,由开具处方的医师注明有效期限,但有效期最长不得超过 3 日。

4. **处方保存**　处方由调剂处方药品的医疗机构妥善保存。普通处方、急诊处方、儿科处方保存期限为 1 年,医疗用毒性药品、第二类精神药品处方保存期限为 2 年,麻醉药品和第一类精神药品处方保存期限为 3 年。处方保存期满后,经医疗机构主要负责人批准、登记备案,方可销毁。

四、处方调剂和审核

1. **概念**　处方调剂,又称调配处方,包括收方、审查处方、调配处方、包装与贴标签、核对处方和发药。其中收方包括从患者处接收医生的处方,从病房医护人员处接收处方或请领单。

2. **调剂人员要求**　取得药学专业技术职务任职资格的人员方可从事处方调剂工作。具有药师以上专业技术职务任职资格的人员负责处方审核、评估、核对、发药以及安全用药指导;药士从事处方调配工作。药师应当凭医师处方调剂处方药品,非经医师处方不得调剂。

对于麻醉药品和第一类精神药品的调剂,医疗机构应当对本机构药师进行使用知识和规范化管理的培训,药师经考核合格后取得麻醉药品和第一类精神药品调剂资格,方可在本机构调剂麻醉药品和第一类精神药品。

3. **操作规程**　药师应当按照操作规程调剂处方药品:认真审核处方,准确调配药品,正确书写药袋或粘贴标签,注明患者姓名和药品名称、用法、用量、包装;向患者交付药品时,按照药品说明书或者处方用法,进行用药交代与指导,包括每种药品的用法、用量、注意事项等。

4. **处方审核**

(1) 形式审核:药师应当认真逐项检查处方前记、正文和后记书写是否清晰、完整,并确认处方的合法性,对于不规范处方或者不能判定其合法性的处方,不得调剂。

(2) 实质审核:药师应当对处方用药适宜性进行审核,审核内容包括:① 规定必须做皮试的药品,处方医师是否注明过敏试验及结果的判定。② 处方用药与临床诊断的相符性。③ 剂量、用法的正确性。④ 选用剂型与给药途径的合理性。⑤ 是否有重复给药现象。⑥ 是否有潜在临床意义的药物相互作用和配伍禁忌。⑦ 其他用药不适宜情况。

药师经处方审核后,认为存在用药不适宜时,应当告知处方医师,请其确认或者重新开具处方。药师发现严重不合理用药或者用药错误,应当拒绝调剂,及时告知处方医师,并应当记录,按照有关规定报告。

(3) "四查十对"原则:药师调剂处方时必须做到"四查十对",查处方,对科别、姓名、年龄;查药品,对药名、剂型、规格、数量;查配伍禁忌,对药品性状、用法用量;查用药合理性,对临床诊断。

5. **不得限制处方外配**　除麻醉药品、精神药品、医疗用毒性药品和儿科处方外,医疗机构不得限制门诊就诊人员持处方到药品零售企业购药。

五、处方点评

为规范医院处方点评工作,提高处方质量,促进合理用药,保障医疗安全,2010 年 2 月 10 日,卫生部发布了《医院处方点评管理规范(试行)》。

1. **处方点评的概念**　处方点评是根据相关法规、技术规范,对处方书写的规范性及药物临床使用的适宜性(用药适应证、药物选择、给药途径、用法用量、药物相互作用、配伍禁忌等)进行评价,发现存在或潜在的问题,制定并实施干预和改进措施,促进临床药物合理应用的过程。

2. **处方点评的组织管理**　医院处方点评工作在医院药物与治疗学委员会(组)和医疗质量管理委员会领导下,由医院医疗管理部门和药学部门共同组织实施。医院应当根据本医院的性质、功能、任务、科室设置等情况,在药物与治疗学委员会(组)下建立由医院药学、临床医学、临床微生物学、医疗管理等多学科专家组成的处方点评专家组,为处方点评工作提供专业技术咨询。

医院药学部门成立处方点评工作小组,负责处方点评的具体工作。处方点评工作小组成员应当具备以下条件:① 具有较丰富的临床用药经验与合理用药知识。② 具备相应的专业技术任职资格:二级及以上医院处方点评工作小组成员应当具有中级以上药学专业技术职务任职资格,其他医院处方点评工作小组成员应当具有药师以上药学专业技术职务任职资格。

3. **处方点评的实施**　医院药学部门应当会同医疗管理部门,根据医院诊疗科目、科室设置、技术水平、诊疗量等实际情况,确定具体抽样方法和抽样率,其中门急诊处方的抽样率不应少于总处方量的1‰,且每月点评处方绝对数不应少于 100 张;病房(区)医嘱单的抽样率(按出院病历数计)不应少于 1%,且每月点评出院病历绝对数不应少于 30 份。

三级以上医院应当逐步建立健全专项处方点评制度。专项处方点评是医院根据药事管理和药物临床应用管理的现状和存在的问题,确定点评的范围和内容,对特定的药物或特定疾病的药物(如国家基本药物、血液制品、中药注射剂、肠外营养制剂、抗菌药物、辅助治疗药物、激素等临床使用及超说明书用药、肿瘤患者和围手术期用药等)使用情况进行的处方点评。

4. **处方点评结果**　分为合理处方和不合理处方。不合理处方包括不规范处方、用药不适宜处方及超常处方。

医疗机构应当对处方实施动态监测及超常预警,登记并通报不合理处方,对不合理用药及时予以干预。医疗机构应当对出现超常处方 3 次以上且无正当理由的医师提出警告,限制其处方权;限制处方权后,仍连续 2 次以上出现超常处方且无正当理由的,取消其处方权。

第三节　医疗机构药品供应管理

医疗机构药品供应管理主要包括采购管理、库存管理、制剂管理等。为加强医疗机构药品质量监督管理,保障人体用药安全、有效,2011 年 10 月 11 日,国家食品药品监督管理局颁布了《医疗机构药品监督管理办法(试行)》。目前,我国医疗机构药品采购实行以政府为主导,以省为单位的药品集中采购。购进药品必须经进货检查验收后才能入库,在库期间进行库存管理以保证药品质量,保证临床用药安全。为了满足临床用药需要,医疗机构可以申请设立制剂室配置临床需要而市场没有供应的品种。2005 年,国务院药品监督管理部门颁布了《医疗机构制剂注册管理办法(试行)》《医疗机构制剂配制监督管理办法(试行)》,加强了医疗机构制剂注册管理和配制监督管理。

一、医疗机构药品采购管理

(一)招标采购

我国医疗机构药品的采购方式中最常见的是药品集中采购。2015 年 2 月 9 日,国务院办公厅发布《关于完善公立医院药品集中采购工作的指导意见》,提出坚持以省(区、市)为单位的网上药品集中采购方式,实行一个平台、上下联动、公开透明、分类采购,采取招生产企业、招采合一、量价挂钩、双信封制、全程监控等措施,加强药品采购全过程综合监管,切实保障药品质量和供应。2015年6月11日,国家卫生计生委发布《关于落实完善公立医院药品集中采购工作指导意见的通知》,进一步细化了公立医院药品集中采购的相关措施。为深化医药卫生体制改革,完善药品价格形成机制,开展国家组织药品集中采购和使用试点,2019年1月1日,国务院办公厅发布了《国家组织药品集中采购和使用试点方案》。

1. 合理确定药品采购范围　医院要按照不低于上年度药品实际使用量的80%制定采购计划,具体到通用名、剂型和规格,每种药品采购的剂型原则上不超过3种,每种剂型对应的规格原则上不超过2种。药品采购预算一般不高于医院业务支出的25%~30%。

2. 实行药品分类采购

(1) 招标采购药品:对临床用量大、采购金额高、多家企业生产的基本药物和非专利药品,发挥省级集中批量采购优势,由省级药品采购机构采取双信封制公开招标采购,医院作为采购主体,按中标价格采购药品。

落实带量采购。医院按照不低于上年度药品实际使用量的80%制定采购计划和预算,并具体到品种、剂型和规格,每种药品采购的剂型原则上不超过3种,每种剂型对应的规格原则上不超过2种,兼顾成人和儿童用药需要。省级药品采购机构应根据医院用药需求汇总情况,编制公开招标采购的药品清单,合理确定每个竞价分组的药品采购数量,并向社会公布。

进一步完善双信封评价办法。投标的药品生产企业须同时编制经济技术标书和商务标书。经济技术标书主要对企业的GMP资质认证、药品质量抽验抽查情况、生产规模、配送能力、销售额、市场信誉等指标进行评审,并将通过GMP认证情况,在欧盟、美国、日本等发达国家(地区)上市销售情况,标准化的剂型、规格、包装等作为重要指标。通过经济技术标书评审的企业方可进入商务标书评审。在商务标书评审中,同一个竞价分组按报价由低到高选择中标企业和候选中标企业。对竞标价格明显偏低、可能存在质量和供应风险的药品,必须进行综合评估,避免恶性竞争。优先采购达到国际水平的仿制药。

(2) 谈判采购的药品:对部分专利药品、独家生产药品,建立公开透明、多方参与的价格谈判机制。谈判结果在国家药品供应保障综合管理信息平台上公布,医院按谈判结果采购药品。

(3) 集中挂网采购药品:对妇儿专科非专利药品、急(抢)救药品、基础输液、临床用量小的药品(上述药品的具体范围由各省、区、市确定)和常用低价药品,实行集中挂网,由医院直接采购。

(4) 国家定点生产的药品:对临床必需、用量小、市场供应短缺的药品,由国家招标定点生产、议价采购。

(5) 仍按现行规定采购的药品:对麻醉药品、精神药品、防治传染病和寄生虫病的免费用药、国家免疫规划疫苗、计划生育药品及中药饮片,按国家现行规定采购,确保公开透明。

医院使用的所有药品(不含中药饮片)均应通过省级药品集中采购平台采购。采购周期原则上一年一次。对采购周期内新批准上市的药品,各地可根据疾病防治需要,经过药物经济学和循证医学评价,另行组织以省(区、市)为单位的集中采购。

3. "4+7带量采购"　根据《国家组织药品集中采购和使用试点方案》,选择北京、天津、上海、重庆和沈阳、大连、厦门、广州、深圳、成都、西安11个城市,从通过质量和疗效一致性评价的仿制药对应的通用名药品中遴选试点品种,国家组织药品集中采购和使用试点,实现药价明显降低,减轻患者药费负担;降低企业交易成本,净化流通环境,改善行业生态;引导医疗机构规范用药,支持公立医院改革;探索完善药品集中采购机制和以市场为主导的药品价格形成机制。"4+7带量采购"的具体措施包括以下四个方面。

(1)带量采购,以量换价:在试点地区公立医疗机构报送的采购量基础上,按照试点地区所有公立医疗机构年度药品总用量的60%～70%估算采购总量,进行带量采购,量价挂钩、以量换价,形成药品集中采购价格,试点城市公立医疗机构或其代表根据上述采购价格与生产企业签订带量购销合同。剩余用量,各公立医疗机构仍可采购省级药品集中采购的其他价格适宜的挂网品种。

(2)招采合一,保证使用:通过招标、议价、谈判等不同形式确定的集中采购品种,试点地区公立医疗机构应优先使用,确保1年内完成合同用量。

(3)确保质量,保障供应:要严格执行质量入围标准和供应入围标准,有效防止不顾质量的唯低价中标,加强对中选药品生产、流通、使用的全链条质量监管。在此前提下,建立对入围企业产品质量和供应能力的调查、评估、考核、监测体系。生产企业自主选定有配送能力、信誉度好的经营企业配送集中采购品种,并按照购销合同建立生产企业应急储备、库存和停产报告制度。出现不按合同供货、不能保障质量和供应等情况时,要相应采取赔偿、惩戒、退出、备选和应急保障措施,确保药品质量和供应。

(4)保证回款,降低交易成本:医疗机构作为药款结算第一责任人,应按合同规定与企业及时结算,降低企业交易成本。严查医疗机构不按时结算药款问题。医保基金在总额预算的基础上,按不低于采购金额的30%提前预付给医疗机构。有条件的城市可试点医保直接结算。

(二)采购的品种限制

医疗机构应当按照经药品监督管理部门批准并公布的药品通用名称购进药品。同一通用名称药品的品种,注射剂型和口服剂型各不得超过2种,处方组成类同的复方制剂1～2种。因特殊诊疗需要使用其他剂型和剂量规格药品的情况除外。即按照规定,医院除特殊情况外,每一个通用名药品品牌不能超过2个,只允许同一药品,2种规格的存在。对于医疗机构采购品种的限制,称为"一品两规"。正因为如此,医疗机构应当加强对购进药品品种的管理,选择优质优价的药品。

(三)购进要求

医疗机构必须从具有药品生产、经营资格的企业购进药品。医疗机构使用的药品应当按照规定由专门部门统一采购,禁止医疗机构其他科室和医务人员自行采购。医疗机构因临床急需进口少量药品的,应当按照《药品管理法》及其《实施条例》的有关规定办理。

医疗机构购进药品,应当查验供货单位的《药品生产许可证》或者《药品经营许可证》和《营业执照》、所销售药品的批准证明文件等相关证明文件,并核实销售人员持有的授权书原件和身份证原件。医疗机构对首次购进药品加盖供货单位原印章的前述证明文件的复印件应当妥善保存,保存期不得少于5年。购进药品时应当索取、留存供货单位的合法票据,并建立购进记录,做到票、账、货相符。合法票据包括税票及详细清单,清单上必须载明供货单位名称、药品名称、生产厂商、批号、数量、价格等内容,票据保存期不得少于3年。

医疗机构必须建立和执行进货验收制度,购进药品应当逐批验收,并建立真实、完整的药品验收记录。验收记录必须保存至超过药品有效期1年,但不得少于3年。

医疗机构应当建立健全中药饮片采购制度,按照国家有关规定购进中药饮片。

二、医疗机构药品库存管理

医疗机构对购进药品进行检查验收,验收合格的药品应对其进行入库管理。医疗机构应当有专用的场所和设施、设备储存药品。药品的存放应当符合药品说明书标明的条件。需要在急诊室、病区护士站等场所临时存放药品的,应当配备符合药品存放条件的专柜。有特殊存放要求的,应当配备相应设备。

医疗机构储存药品,应当按照药品属性和类别分库、分区、分垛存放,并实行色标管理。药品与非药品分开存放,中药饮片、中成药、化学药品分别储存、分类存放,过期、变质、被污染等药品应当放置在不合格库(区)。易燃、易爆、强腐蚀性等危险性药品应当另设仓库单独储存,并设置必要的安全设施,制订相关的工作制度和应急预案。在库存管理过程中应当制定和执行药品保管、养护管理制度,并采取必要的控温、防潮、避光、通风、防火、防虫、防鼠、防污染等措施,保证药品质量。医疗机构应当配备药品养护人员,定期对储存药品进行检查和养护,监测和记录储存区域的温湿度,维护储存设施设备,并建立相应的养护档案。

此外,医疗机构还应建立药品效期管理制度。药品发放应当遵循"近效期先出"的原则。麻醉药品、精神药品、医疗用毒性药品、放射性药品应当严格按照相关行政法规的规定存放,并具有相应的安全保障措施。

三、医疗机构制剂管理

(一) 医疗机构制剂许可

1. **医疗机构制剂的概念**　医疗机构制剂,是指医疗机构根据本单位临床需要经批准而配制、自用的固定处方制剂。医疗机构配制的制剂,应当是市场上没有供应的品种。

医疗机构制剂具有以下特征:① 双证管理,医疗机构获得《医疗机构制剂许可证》后,取得配制制剂的资格;如果要进行某种制剂的配制,还必须取得相应制剂的批准文号。② 品种补缺,医疗机构制剂仅限于临床需要而市场上没有供应的品种。③ 医院自用为主,医疗机构制剂凭执业医师或者执业助理医师的处方在本单位内部使用,并与《医疗机构执业许可证》所载明的诊疗范围一致。不得在市场上销售或者变相销售,不得发布医疗机构制剂广告。特殊情况下,经国务院或省级药品监督管理部门批准,可在指定的医疗机构之间调剂使用。④ 药学部门自配,医疗机构制剂只能由医院的药学部门配制,其他科室不得配制供应制剂。⑤ 质量检验合格,医疗机构制剂需按要求进行质量检验,质量检验一般由医疗机构的药检室负责。

2. 《医疗机构制剂许可证》的管理

(1) 核发:《药品管理法》规定,医疗机构配制制剂,须经所在地省级卫生行政部门审核同意,由省级药品监督管理部门批准,发给《医疗机构制剂许可证》。无《医疗机构制剂许可证》的,不得配制制剂。《医疗机构制剂许可证》是医疗机构配制制剂的法定凭证,应当载明证号、医疗机构名称、医疗机构类别、法定代表人、制剂室负责人、质量负责人、配制范围、注册地址、配制地址、发证机关、发证日期、有效期限、日常监管机构、日常监管人员、社会信用代码、监督举报电话等项目。其中由药品监督管理部门核准的许可事项为制剂室负责人、配制地址、配制范围、有效期限。

(2) 变更:《医疗机构制剂许可证》变更分为许可事项变更和登记事项变更。许可事项变更是指制剂室负责人、配制地址、配制范围的变更,登记事项变更是指医疗机构名称、医疗机构类别、法定代表人、注册地址等事项的变更。如上述事项发生变更应向原发证机关申请变更登记。

(3) 换发:《医疗机构制剂许可证》分正本和副本。正、副本具有同等法律效力,有效期为 5 年。有效期届满,需要继续配制制剂的,医疗机构应当在有效期届满前 6 个月,向原发证机关申请换发《医疗机构制剂许可证》。

(4) 缴销:医疗机构终止配制制剂或者关闭的,由原发证机关缴销《医疗机构制剂许可证》,同时报国务院药品监督管理部门备案。

(二) 医疗机构制剂注册管理

1. **医疗机构制剂的申报与审批**　注册医疗机构制剂的申请人,应当是持有《医疗机构执业许可证》并取得《医疗机构制剂许可证》的医疗机构。

申请配制医疗机构制剂,申请人应当填写《医疗机构制剂注册申请表》,向所在地省级药品监督管理部门或者其委托的设区的市级药品监督管理机构提出申请,报送有关资料和制剂实样。省级药品监督管理部门或者其委托的设区的市级药品监督管理机构对申报资料进行形式审查,符合要求的予以受理。受理后 10 日内组织现场考察,抽取连续 3 批检验用样品,通知指定的药品检验所进行样品检验和质量标准技术复核。接到检验通知的药品检验所应当在 40 日内完成样品检验和质量标准技术复核,出具检验报告书及标准复核意见,报送省级药品监督管理部门。省级药品监督管理部门应当在收到全部资料后 40 日内组织完成技术审评,符合规定的,发给《医疗机构制剂临床研究批件》。完成临床研究后,申请人向所在地省级药品监督管理部门或者其委托的设区的市级药品监督管理机构报送临床研究总结资料。省级药品监督管理部门收到全部申报资料后 40 日内组织完成技术审评,做出是否准予许可的决定。符合规定的,应当自做出准予许可决定之日起 10 日内向申请人核发《医疗机构制剂注册批件》及制剂批准文号,同时报国务院药品监督管理部门备案;不符合规定的,应当书面通知申请人并说明理由,同时告知申请人享有依法申请行政复议或者提起行政诉讼的权利。医疗机构制剂申报与审批流程如图 12-2。

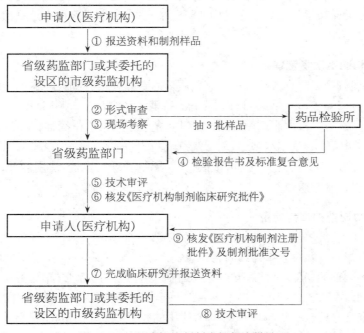

图 12-2　医疗机构制剂申报与审批流程

2. **医疗机构制剂批准文号管理** 机构制剂批准文号的格式为：X 药制字 H(Z)＋4 位年号＋4 位流水号。X 代表省、自治区、直辖市简称，H 代表化学制剂，Z 代表中药制剂。医疗机构制剂批准文号的有效期为 3 年。有效期届满需要继续配制的，申请人应当在有效期届满前 3 个月按照原申请配制程序提出再注册申请。

3. **医疗机构配制制剂的要求** 医疗机构配制制剂的要求，应当严格执行经批准的质量标准，并不得擅自变更工艺、处方、配制地点和委托配制单位。需要变更的，申请人应当提出补充申请，报送相关资料，经批准后方可执行。

4. **医疗机构配制中药制剂管理** 《中医药法》规定，医疗机构配制中药制剂，应当依照《药品管理法》的规定取得医疗机构制剂许可证，或者委托取得药品生产许可证的药品生产企业取得医疗机构制剂许可证的其他医疗机构配制中药制剂。委托配制中药制剂，应当向委托方所在地省级药品监督管理部门备案。医疗机构配制的中药制剂品种，应当依法取得制剂批准文号。但是，仅应用传统工艺配制的中药制剂品种，向医疗机构所在地省级药品监督管理部门备案后即可配制，不需要取得制剂批准文号。

5. **医疗机构制剂的品种范围** 医疗机构配制的制剂，应当是市场上没有供应的品种。这里的"市场上没有供应的品种"应当包括国内尚未批准上市及虽批准上市但某些性质不稳定或有效期短的制剂，市场上不能满足的不同规格、容量的制剂，临床常用而疗效确切的协定处方制剂，其他临床需要的以及科研用的制剂等。

《医疗机构制剂注册管理办法(试行)》规定，有下列情形之一的，不得作为医疗机构制剂申报：① 市场上已有供应的品种。② 含有未经国务院药品监督管理部门批准的活性成分的品种。③ 除变态反应原外的生物制品。④ 中药注射剂。⑤ 中药、化学药组成的复方制剂。⑥ 医疗用毒性药品、放射性药品。⑦ 其他不符合国家有关规定的制剂。

《麻醉药品和精神药品管理条例》规定，对临床需要而市场无供应的麻醉药品和精神药品，持有医疗机构制剂许可证和印鉴卡的医疗机构需要配制制剂的，应当经所在地省级药品监督管理部门批准。

(三) 医疗机构制剂质量管理

医疗机构配制制剂，必须具备能够保证制剂质量的专业人员、场地、设施、设备、管理制度、检验仪器和卫生条件等。2001 年 3 月 13 日，根据《药品管理法》的规定，参照 GMP 的基本准则，国家药品监督管理局发布了《医疗机构制剂配制质量管理规范(试行)》(以下简称《规范》)。《规范》是医疗机构制剂配制和质量管理的基本准则，适用于制剂配制的全过程。《规范》共 11 章 68 条，从机构与人员、房屋与设施、设备、物料、卫生、文件、配制管理、质量管理与自检、使用管理、附则等方面进行规定，以保障医疗机构制剂质量。

(四) 医疗机构制剂的调剂使用

医疗机构制剂必须凭医师处方在本医疗机构使用，不得在市场销售。医疗机构制剂一般不得调剂使用。发生灾情、疫情、突发事件或者临床急需而市场没有供应时，需要调剂使用的，属省级辖区内医疗机构制剂调剂的，必须经所在地省级药品监督管理部门批准；属国务院药品监督管理部门规定的特殊制剂以及各省之间进行调剂的，必须经国务院药品监督管理部门批准。

取得制剂批准文号的医疗机构应当对调剂使用的医疗机构制剂的质量负责。接受调剂的医疗机构应当严格按照制剂的说明书使用制剂，并对超范围使用或者使用不当造成的不良后果承担责任。医疗机构制剂的调剂使用,不得超出规定的期限、数量和范围。

第四节　医疗机构药物临床应用管理

一、药学服务

(一)药学服务的概念

1989 年,美国佛罗里达大学药学院教授 Helper 和 Strand 在《药学服务的机会与责任》一文中正式提出药学服务(pharmaceutical care, PC)的全新理念,将其定义为:负责地提供药物治疗,以达到明确的治疗目标而能改善患者的生命质量为目标。1998 年,国际药学联合会将药学服务进一步修正为:负责地提供药物治疗,以达到明确的治疗目标而能改善或维持患者的生命质量为目的。最低限度应该做到"没有药师,就没有药学服务"。

目前,我国并无药学服务的法定概念。2017 年 6 月 20 日,中国药师协会发布的《药师药学服务胜任力评价标准(试行)》指出,药学服务是药师应用药学专业知识向公众提供直接的、负责的、与药物使用有关的服务,以期提高药物治疗的安全性、有效性与经济性,改善与提高公众生活质量。从其概念可见,药师的药学服务水平与公众的用药安全有效直接相关,是合理用药的重要支撑因素;药师是药学服务的实施主体,其药学服务能力是药学服务水平的决定性要素;培育和发展药学服务能力,是保障药学服务水平的长治之策。

(二)药学服务的主要内容

1. **调配处方**　调配处方是医疗机构药学部门的主要工作之一,医疗机构应当配备与药品调配和使用相适应的、依法经资格认定的药学技术人员负责处方的审核、调配工作。药师应认真审核处方或者用药医嘱,经适宜性审核后调剂配发药品,发出药品时应当告知患者用法用量和注意事项,指导患者合理用药。

2. **参与制定用药方案**　为了使药物达到最佳的治疗结果,药师应在药物治疗过程中为患者提供全程化的药学服务。因此,药师应参与临床药物治疗,进行个体化药物治疗方案的设计与实施,开展药学查房,为患者提供药学专业技术服务。

3. **监测药物治疗过程**　治疗药物监测(therapeutic drug monitoring, TDM)是指在临床进行药物治疗过程中,观察药物疗效的同时,定时采集患者的血液(有时采集尿液、唾液等液体),测定其中的药物浓度,探讨药物的体内过程,以便根据患者的具体情况,以药动学和药效学基础理论为指导,借助先进的分析技术与电子计算机手段,并利用药代动力学原理,使给药方案个体化。

4. **监测和报告药品不良反应**　医疗机构必须对本机构使用的药品进行不良反应监测和上报,其目的是及时发现药品不良反应并采取防治措施,减少药源性疾病的发生。医疗机构获知或者发现可能与用药有关的不良反应,应当通过国家药品不良反应监测信息网络报告。不具备在线报告条件的,应当通过纸质报表报所在地药品不良反应监测机构,由所在地药品不良反应监测机构代为在线报告。

5. **药物利用评价** 药物利用评价是按照预定的标准,评价、分析和解释一个给定的医疗卫生制度下药物利用的模式,特别着重于研究药物的市场、分布和应用情况,以及由此引起的医疗、社会和经济的决策分析。药物利用评价的主要目的是实现用药的安全、有效与合理化。

6. **提供药学信息服务** 药学信息服务是药学服务的重要内容,也是医疗机构为患者提供服务的关键。药师应掌握与临床用药相关的药物信息,提供用药信息与药学咨询服务,向公众宣传合理用药知识,保障患者的用药安全性、有效性和经济性。

二、药物临床应用管理规定

药物临床应用管理是对医疗机构临床诊断、预防和治疗疾病用药全过程实施监督管理。

1. **药物临床应用管理的原则** 医疗机构应当遵循安全、有效、经济的合理用药原则,尊重患者对药品使用的知情权和隐私权。医疗机构应当遵循有关药物临床应用指导原则、临床路径、临床诊疗指南和药品说明书等合理使用药物;对医师处方、用药医嘱的适宜性进行审核。医疗机构应当依据国家基本药物制度、抗菌药物临床应用指导原则和中成药临床应用指导原则,制定本机构基本药物临床应用管理办法,建立并落实抗菌药物临床应用分级管理制度。

2. **临床治疗团队** 医疗机构应当建立由医师、临床药师和护士组成的临床治疗团队,开展临床合理用药工作。其中,临床药师应当全职参与临床药物治疗工作,对患者进行用药教育,指导患者安全用药。

3. **监测、评价和超常预警制度** 医疗机构应当建立临床用药监测、评价和超常预警制度,对药物临床使用安全性、有效性和经济性进行监测、分析、评估,实施处方和用药医嘱点评与干预。

4. **监测报告制度** 医疗机构应当建立药品不良反应、用药错误和药品损害事件监测报告制度。医疗机构临床科室发现药品不良反应、用药错误和药品损害事件后,应当积极救治患者,立即向药学部门报告,并做好观察与记录。医疗机构应当按照国家有关规定向相关部门报告药品不良反应,用药错误和药品损害事件应当立即向所在地县级卫生行政部门报告。

三、抗菌药物临床应用管理

为加强医疗机构抗菌药物临床应用管理,规范抗菌药物临床应用行为,提高抗菌药物临床应用水平,促进临床合理应用抗菌药物,控制细菌耐药,保障医疗质量和医疗安全,2012 年 4 月 24 日,卫生部发布了《抗菌药物临床应用管理办法》,自 2012 年 8 月 1 日起施行。为深入贯彻落实《"健康中国 2030"规划纲要》和《遏制细菌耐药国家行动计划(2016—2020 年)》,持续加强抗菌药物临床应用管理,保证医疗质量,遏制细菌耐药,2019 年 3 月 29 日,国家卫生健康委办公厅发布了《关于持续做好抗菌药物临床应用管理工作的通知》。

(一) 抗菌药物临床分级管理

抗菌药物临床应用实行分级管理。根据安全性、疗效、细菌耐药性、价格等因素,将抗菌药物分为三级:非限制使用级、限制使用级与特殊使用级。

(1) 非限制使用级抗菌药物,是指经长期临床应用证明安全、有效,对细菌耐药性影响较小,价格相对较低的抗菌药物。

(2) 限制使用级抗菌药物,是指经长期临床应用证明安全、有效,对细菌耐药性影响较大,或者价格相对较高的抗菌药物。

（3）特殊使用级抗菌药物，是指具有以下情形之一的抗菌药物：① 具有明显或者严重不良反应，不宜随意使用的抗菌药物。② 需要严格控制使用，避免细菌过快产生耐药的抗菌药物。③ 疗效、安全性方面的临床资料较少的抗菌药物。④ 价格昂贵的抗菌药物。

抗菌药物分级管理目录由各省级卫生行政部门制定，报国务院卫生行政部门备案。

（二）抗菌药物的购进、遴选和定期评估

1. **抗菌药物供应目录** 医疗机构应当按照省级卫生行政部门制定的抗菌药物分级管理目录，制定本机构抗菌药物供应目录，并向核发其《医疗机构执业许可证》的卫生行政部门备案医疗机构抗菌药物供应目录，包括采购抗菌药物的品种、品规。未经备案的抗菌药物品种、品规，医疗机构不得采购。

医疗机构要落实抗菌药物供应目录遴选和评估制度，综合考量新药和新技术应用情况，对抗菌药物供应目录进行科学合理的动态调整。目录调整周期原则上为 2 年，最短不少于 1 年，避免无理由地频繁调整供应目录品种。供应目录应当满足临床感染性疾病诊疗需要，杜绝违规目录外用药或外购用药情况发生。同时，应当根据临床实际，及时启动供应目录调整，将耐药率高、不良反应多、循证医学证据不足、违规使用突出的药品，清退出供应目录，避免长时间不调整供应目录。

2. **抗菌药物品种限制** 医疗机构应当严格控制本机构抗菌药物供应目录的品种数量。同一通用名称抗菌药物品种，注射剂型和口服剂型各不得超过 2 种。具有相似或者相同药理学特征的抗菌药物不得重复列入供应目录。

3. **抗菌药物选用依据** 医疗机构应当按照国家药品监督管理部门批准并公布的药品通用名称购进抗菌药物，优先选用《国家基本药物目录》《国家处方集》和《国家基本医疗保险、工伤保险和生育保险药品目录》收录的抗菌药物品种。基层医疗卫生机构只能选用基本药物（包括各省、区、市增补品种）中的抗菌药物品种。

4. **抗菌药物临时选购** 因特殊治疗需要，医疗机构需使用本机构抗菌药物供应目录以外抗菌药物的，可以启动临时采购程序。临时采购应当由临床科室提出申请，说明申请购入抗菌药物名称、剂型、规格、数量、使用对象和使用理由，经本机构抗菌药物管理工作组审核同意后，由药学部门临时一次性购入使用。

医疗机构应当严格控制临时采购抗菌药物品种和数量，同一通用名抗菌药物品种启动临时采购程序原则上每年不得超过 5 例次。如果超过 5 例次，应当讨论是否列入本机构抗菌药物供应目录。调整后的抗菌药物供应目录总品种数不得增加。

医疗机构应当每半年将抗菌药物临时采购情况向核发其《医疗机构执业许可证》的卫生行政部门备案。

5. **抗菌药物遴选** 医疗机构应当建立抗菌药物遴选制度。医疗机构遴选和新引进抗菌药物品种，应当由临床科室提交申请报告，经药学部门提出意见后，由抗菌药物管理工作组审议。抗菌药物管理工作组 2/3 以上成员审议同意，并经药事管理与药物治疗学委员会 2/3 以上委员审核同意后方可列入采购供应目录。

6. **抗菌药物清退或者更换** 抗菌药物品种或者品规存在安全隐患、疗效不确定、耐药率高、性价比差或者违规使用等情况的，临床科室、药学部门、抗菌药物管理工作组可以提出清退或者更换意见。清退意见经抗菌药物管理工作组 1/2 以上成员同意后执行，并报药事管理与药物治疗学委员会备案；更换意见经药事管理与药物治疗学委员会讨论通过后执行。清退或者更换的抗菌药物品种或者品规原则上 12 个月内不得重新进入本机构抗菌药物供应目录。

（三）抗菌药物处方权、调剂资格

1. 抗菌药物处方权、调剂资格的授予　具有高级专业技术职务任职资格的医师,可授予特殊使用级抗菌药物处方权;具有中级以上专业技术职务任职资格的医师,可授予限制使用级抗菌药物处方权;具有初级专业技术职务任职资格的医师,在乡、民族乡、镇、村的医疗机构独立从事一般执业活动的执业助理医师以及乡村医生,可授予非限制使用级抗菌药物处方权。药师经培训并考核合格后,方可获得抗菌药物调剂资格。

二级以上医院应当定期对医师和药师进行抗菌药物临床应用知识和规范化管理的培训。医师经本机构培训并考核合格后,方可获得相应的处方权。

其他医疗机构依法享有处方权的医师、乡村医生和从事处方调剂工作的药师,由县级以上地方卫生行政部门组织相关培训、考核。经考核合格的,授予相应的抗菌药物处方权或者抗菌药物调剂资格。

2. 抗菌药物处方权的限制　医疗机构和医务人员应当严格掌握使用抗菌药物预防感染的指证。预防感染、治疗轻度或者局部感染应当首选非限制使用级抗菌药物;严重感染、免疫功能低下合并感染或者病原菌只对限制使用级抗菌药物敏感时,方可选用限制使用级抗菌药物。

严格控制特殊使用级抗菌药物的使用。特殊使用级抗菌药物不得在门诊使用。临床应用特殊使用级抗菌药物应当严格掌握用药指证,经抗菌药物管理工作组指定的专业技术人员会诊同意后,由具有相应处方权医师开具处方。

特殊使用级抗菌药物会诊人员由具有抗菌药物临床应用经验的感染性疾病科、呼吸科、重症医学科、微生物检验科、药学部门等具有高级专业技术职务任职资格的医师、药师或具有高级专业技术职务任职资格的抗菌药物专业临床药师担任。

因抢救生命垂危的患者等紧急情况,医师可以越级使用抗菌药物。越级使用抗菌药物应当详细记录用药指证,并应当于 24 小时内补办越级使用抗菌药物的必要手续。

（四）抗菌药物临床应用监测

医疗机构应当开展抗菌药物临床应用监测工作,分析本机构及临床各专业科室抗菌药物使用情况,评估抗菌药物使用适宜性;对抗菌药物使用趋势进行分析,对抗菌药物不合理使用情况应当及时采取有效干预措施。

1. 细菌耐药预警机制　医疗机构应当开展细菌耐药监测工作,建立细菌耐药预警机制,并采取下列相应措施:① 主要目标细菌耐药率超过 30% 的抗菌药物,应当及时将预警信息通报本机构医务人员。② 主要目标细菌耐药率超过 40% 的抗菌药物,应当慎重经验用药。③ 主要目标细菌耐药率超过 50% 的抗菌药物,应当参照药敏试验结果选用。④ 主要目标细菌耐药率超过 75% 的抗菌药物,应当暂停针对此目标细菌的临床应用,根据追踪细菌耐药监测结果,再决定是否恢复临床应用。

2. 抗菌药物临床应用情况排名、内部公示和报告制度　医疗机构应当对临床科室和医务人员抗菌药物使用量、使用率和使用强度等情况进行排名,并予以内部公示;对排名后位或者发现严重问题的医师进行批评教育,情况严重的予以通报。

医疗机构应当按照要求对临床科室和医务人员抗菌药物临床应用情况进行汇总,并向核发其《医疗机构执业许可证》的卫生行政部门报告。非限制使用级抗菌药物临床应用情况,每年报告一次;限制使用级和特殊使用级抗菌药物临床应用情况,每半年报告一次。

3. 抗菌药物临床应用异常处理　医疗机构应当对以下抗菌药物临床应用异常情况开展调查,并根据不同情况做出处理:① 使用量异常增长的抗菌药物。② 半年内使用量始终居于前列的抗菌药物。③ 经常超适应证、超剂量使用的抗菌药物。④ 企业违规销售的抗菌药物。⑤ 频繁发生严重不良事件。

四、辅助用药临床应用管理

为加强医疗机构辅助用药临床应用管理,规范辅助用药临床应用行为,提高合理用药水平,维护人民群众健康权益,2018 年 12 月 12 日,国家卫生健康委办公厅发布了《关于做好辅助用药临床应用管理有关工作的通知》,对辅助用药临床应用管理有关工作提出了具体要求。

(一) 明确责任,建立辅助用药临床应用管理制度

医疗机构是辅助用药临床应用管理的责任主体,医疗机构主要负责人是辅助用药临床应用管理第一责任人。要将辅助用药管理作为医疗机构药事管理的重要内容,进行统筹管理。要建立健全管理制度和工作机制,加强辅助用药遴选、采购、处方、调剂、临床应用、监测、评价等各环节的全程管理。医疗机构在调整完善药品处方集和基本用药供应目录时,如需纳入辅助用药,应当由药事管理与药物治疗学委员会,依据药品说明书和用药指南等,充分评估论证辅助用药的临床价值,按照既能满足临床基本需求又适度从紧的原则,进行严格遴选。

(二) 制订目录,明确医疗机构辅助用药范围

1. 制订全国辅助用药目录　各省级卫生行政部门组织辖区内二级以上医疗机构,将本机构辅助用药以通用名并按照年度使用金额由多到少排序,形成辅助用药目录,并上报省级卫生行政部门。每个医疗机构辅助用药品种原则上不少于 20 个。各省级卫生行政部门汇总辖区内医疗机构上报的辅助用药目录,以通用名并按照使用总金额由多到少排序,将前 20 个品种信息上报国务院卫生行政部门。国务院卫生行政部门制订全国辅助用药目录并公布。

2. 制订省级和各医疗机构辅助用药目录　各省级卫生行政部门在国家公布的辅助用药目录基础上,制订本省份辅助用药目录,省级辅助用药目录不得少于国家辅助用药目录。二级以上医疗机构在省级辅助用药目录基础上,增加本机构上报的辅助用药品种,形成本机构辅助用药目录。其他医疗机构根据实际情况,在省级辅助用药目录的基础上,制订本机构辅助用药目录。

3. 制订辅助用药目录的原则和时限要求　各级卫生行政部门和各级各类医疗机构在制订辅助用药目录的过程中,应当遵循"公开、公平、公正、透明"的原则,将辅助用药目录纳入政务公开和院务公开管理,在官方网站或以适当形式进行公布。国务院卫生行政部门将定期对全国辅助用药目录进行调整,调整时间间隔原则上不短于 1 年。

(三) 规范行为,持续提高临床合理用药水平

各级各类医疗机构要根据临床诊疗实际需求,制订本机构辅助用药临床应用技术规范,明确限定辅助用药临床应用的条件和原则,要求医师严格掌握用药指征,严格按照药品说明书使用,不得随意扩大用药适应证,改变用药疗程、剂量等。进一步加强临床路径管理,科学设计临床路径,规范临床诊疗行为。对辅助用药管理目录中的全部药品进行重点监控。严格落实处方审核和处方点评制度,将辅助用药全部纳入审核和点评范畴,充分发挥药师在辅助用药管理和临床用药指导

方面的作用。

（四）加强监测考核，推进辅助用药科学管理

各级卫生行政部门和各级各类医疗机构要建立完善辅助用药监测评价和超常预警制度，依托相关信息平台，对辅助用药临床使用情况进行分析、评估，定期通报监测结果及相关预警信息。医疗机构要根据处方审核和处方点评结果、药品使用量、使用金额等，科学设定辅助用药临床应用考核指标，定期对本机构辅助用药合理应用情况进行考核，考核结果及时公示。各级卫生行政部门要将辅助用药临床应用情况作为医疗机构绩效考核工作的重要内容，充分运用考核结果，促进提升辅助用药科学管理水平。

（喻小勇　胡　凡）

第十三章　药品知识产权保护

第一节　药品知识产权概述

一、知识产权概述

（一）知识产权的概念

知识产权（intellectual property），是指公民、法人或者其他组织就其在科学技术和文学艺术等领域内，基于智力劳动创造完成的成果所依法享有的专有权利。知识产权通常被称为无形财产，与动产、不动产并称为人类财产的三大形态。上述定义包含以下要点：① 知识产权的对象是智力劳动创造完成的成果。② 作为知识产权对象的智力劳动成果不是一般的智力劳动成果，而是创造性的智力劳动成果。③ 知识产权是主体基于智力劳动成果享有的各种专有权利的总称。

（二）知识产权的种类

根据知识产权的范围不同，可以将其分为狭义和广义两种。

1. **狭义的知识产权**　分为两大类：一类是文学产权，包括著作权和著作权有关的邻接权；另一类是工业产权，主要包括专利权和商标权。

2. **广义的知识产权**　1991 年，世界贸易组织签署的《与贸易有关的知识产权协议》（Agreement on Trade-Related Aspects of Intellectual Property Rights，以下简称 TRIPS 协议）所称的知识产权包括著作权和著作权有关的邻接权、商标权、地理标志权、工业品外观设计、专利权、集成电路布线图设计权、未披露的信息专有权。

二、药品知识产权概述

（一）药品知识产权的概念

药品知识产权是指一切与药品有关的发明创造和智力劳动成果的财产权。

（二）药品知识产权的种类

1. **药品专利权** 药品专利权是指药品专利权人对其发明创造依法享有的专有权。药品专利权内容包括人身权和财产权。人身权是指发明人或设计人在专利文件上标明自己是发明人或设计人的权利；财产权包括对取得专利的发明创造占有、使用、收益和处分的权利。专利权的取得必须由当事人提出申请，经专利局审查批准，才能使发明成果成为专利。药品专利权所保护的对象有发明专利、实用新型专利和外观设计专利。

2. **药品商标权** 药品商标权是指药品商标注册人对其注册商标依法享有的权利，商标权具有财产所有权的一般特性，包括使用权和禁止权。商标权保护的范围包括商品商标和服务商标。医药企业通过向国家商标管理部门依法申请注册，取得商标权，这是取得商标权的基本方式；另一种是通过商标权转让的方式取得商标权。

3. **医药著作权** 医药著作权是作者对其创作的作品所享有的各种人身权利和财产权利。著作权的人身权主要包括发表权、署名权、修改权和保护作品完整权；财产权主要包括复制权、展览权、表演权、播放权、演绎权等。医药著作权包括由医药企业组织人员创作或提供资金、资料等创作条件或承担责任的有关年鉴、文献、期刊、教材、百科全书、论文、档案、资料、产品说明书等作品的著作权；涉及医药企业的计算机软件；药物临床前和临床试验数据的著作权。著作权自作品创作完成之日起自动产生，受著作权法保护的作品要求具有独创性，且必须能够复制再现。

4. **医药商业秘密权** 商业秘密权是指商业秘密所有人对于其商业秘密所享有的不受非法侵犯的权利。医药商业秘密包括医药产品的研究开发、市场营销、技术转让、投资途径、客户名单等与经营管理有关的经营信息和技术信息。商业秘密权利人在经营活动或其他创造性活动中所创造的无形财富，包含大量的劳动和投入，对权利人具有重要的经济价值，并经权利人采取了保密措施。

（三）药品知识产权的特征

药品知识产权属于民事权利的范畴，与物权、债权等其他民事权利相比，具有以下几个特征。

1. **无形性** 药品知识产权的客体是一种无形的具有财产价值的知识，具有研发成本高、复制成本低、潜在利润高等特点。企业对这些无形资产的占有，如享有新药专利技术、药品注册商标、商业秘密、企业计算机软件等，虽然不是实在而具体的占有，但可以通过合同、登记、数据库等形式作为存在的依据。

2. **专有性** 药品知识产权的专有性又称独占性，是指知识产权的所有人对其权利的客体享有独家实施、占有、收益和处分的权利，主要体现在两个方面：一是知识产权为权利人所独占，权利人垄断这种专有权并受到严格保护，没有法律规定或未经权利人许可、授权，任何人不得擅自使用权利人的知识产权，否则构成侵权行为；二是在一般情况下，某一具体的知识财产，不允许有两个或两个以上的主体同时对同一属性的知识财产依法享有权利。

3. **时间性** 药品知识产权的时间性是指法律所确认的药品知识产权的效力具有法定的期限，依法取得的知识产权只在法律规定的期限内受到保护，一旦超过法律规定的保护期，知识产权就丧失了法律效力，相应的保护对象便成为全人类的共同财富，任何人均可使用。上述特征是针对所有权而言,并非各类知识产权都具备,如商业秘密权、著作权中的署名权、修改权和保护作品完整权等不受时间的限制。

4.**地域性**　药品知识产权的地域性是对权利人的一种空间限制。知识产权是依据一个国家的法律确认和保护的,所以一般只在该国领域内具有法律效力,在其他国家原则上不发生效力。如果权利人希望在其他国家或地区也享有独占权,则需要依据其他国家的法律另行提出申请。除签有国际公约或双边互惠协定之外,知识产权没有域外效力。

第二节　药品专利保护

一、专利的概念

在我国,专利一词的含义通常可从三个方面来理解:第一,从法律意义来说,专利是专利权的简称,指的是一种法律认定的权利。即国家根据发明人或设计人的申请,以向社会公开发明创造或设计的内容为前提,根据法定程序在一定期限内授予发明人或设计人的一种排他性权利;第二,从技术发明来说,专利是指取得了专利权的客体,即发明创造本身;第三,从保护的内容来看,专利是指专利文献,即记载着授予专利权的发明创造的说明书及其摘要、权利要求书、表示外观设计的图形或照片等公开的文献。不同的场合,专利一词的含义有所不同。本章所称专利是指专利权。

为了保护专利权人的合法权益,鼓励发明创造,推动发明创造的应用,提高创新能力,促进科学技术进步和经济社会发展,1984年3月12日,第六届全国人大常委会第四次会议审议通过了《专利法》。1992年9月4日、2000年8月25日、2008年12月27日国家分别对《专利法》进行了三次修正。

二、药品专利及其类型

按照专利法保护的客体,药品专利可分为发明专利、实用新型专利和外观设计专利;按药品所属领域,可划分为中药专利、化学药专利、生物药专利;按保护对象,则可划分为化合物专利、组合物专利、制备方法专利、药品用途专利、医疗器械专利等。

(一) 药品发明专利

发明,是指对产品、方法或者其改进所提出的新的技术方案。药品发明专利包括产品发明专利和方法发明专利两类。

1.**药品产品发明专利**　产品发明是指以有形形式出现的、经过人工制造的各种新制品。可获得专利的药品产品发明主要包括:① 药用化合物。② 药物组合物。③ 新的活性提取物。④ 新的药物制剂或剂型。⑤ 新晶型。⑥ 新的水合物或溶剂化物。⑦ 生物药物等。

2.**药品方法发明专利**　方法发明是指为制造产品或解决某个技术课题而研究开发出来的操作方法、制造方法以及工艺流程等。药品方法发明包括:① 制备和生产方法,如新工艺、新配方、新的加工处理方法,新动物、新矿物、新微生物的生产方法,中药新提取、纯化方法、新炮制方法等。

② 用途发明，包括首次发现的医疗价值或第二医疗价值以及新的给药途径等。

（二）药品实用新型专利

实用新型是指对产品的形状、构造或者其结合所提出的适于实用的新的技术方案。实用新型专利在创造性上较发明专利低，又称"小发明"。实用新型必须具备两个特征：① 必须是一种产品，该产品应该是工业方法制造的、占据一定空间的、具有实用性的物品，而不是方法本身。② 它必须是具有一定形状和构造的产品，没有固定形状的物质以及气体、液体、粉末物等不能被授予实用新型专利。

药品实用新型专利主要包括：① 某些与功能相关的药物剂型、形状、结构的改变（如剂型专利、晶形专利），如通过改变药品的外层结构达到延长药品疗效的技术方案。② 诊断用药的试剂盒与功能有关的形状、结构的创新。③ 生产药品的专用设备的改进。④ 某些与药品功能有关的包装容器的形状、结构和开关技巧等。

（三）药品外观设计专利

外观设计是指对产品的形状、图案、色彩或者其结合所做出的富有美感并适于工业上应用的新设计。药品外观设计专利主要包括：① 药品的外观。② 药品包装的外观，如药品的包装盒。③ 药品密封条、瓶盖等局部的外观设计等。

三、药品专利的申请与授权

（一）专利申请的原则

1. **书面申请原则**　申请专利必须按规定提交一系列书面申请文件，履行各种法律手续。

2. **先申请原则**　两个以上的申请人分别就同样的发明创造申请专利的，专利权授予最先申请的人。

3. **单一性原则**　狭义的单一性原则是指一件专利申请的内容只能包含一项发明创造；广义的单一性原则还包括同样的发明创造只能授予一次专利权，不能就同样的发明创造同时存在两项或两项以上的专利权。

4. **优先权原则**　优先权原则是指专利申请人首次提出专利申请的日期，视为后来一定期限内专利申请人就相同主题在他国或本国提出专利申请的日期。专利申请人依法享有的这种权利称为优先权，享有优先权的首次申请日称为优先权日。

（二）药品专利的申请

1. **专利申请的审批程序**　根据《专利法》，药品发明专利申请主要分受理、初步审查、公布、实质审查及授权五个阶段；实用新型和外观设计专利申请在审批中不进行早期公布和实质审查，只有受理、初步审查和授权三个阶段。具体流程见图13-1。

2. **授予专利权的条件**

（1）药品发明和实用新型专利：《专利法》规定，授予专利权的发明和实用新型，应当具备新颖性、创造性和实用性。① 新颖性是指该发明或者实用新型不属于现有技术；也没有任何单位或者个人就同样的发明或者实用新型在申请日以前向国务院专利行政部门提出过申请，并记载在申请日以后公布的专利申请文件或者公告的专利文件中。② 创造性是指与现有技术相比，该发明具有突出的实质性特点和显著的进步，该实用新型具有实质性特点和进步。③ 实用性是指该发明或者实用新型能够制造或者使用，并且能够产生积极效果。

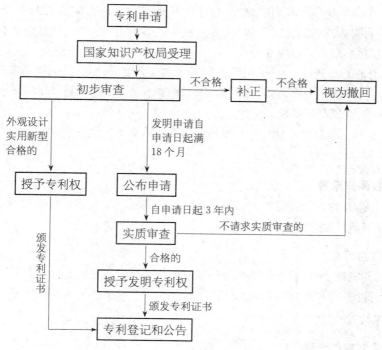

图 13 - 1 药品专利审批程序

（2）药品外观设计专利：授予专利权的外观设计，应当不属于现有设计；也没有任何单位或者个人就同样的外观设计在申请日以前向国务院专利行政部门提出过申请，并记载在申请日以后公告的专利文件中。授予专利权的外观设计不得与他人在申请日以前已经取得的合法权利相冲突。

3. 不授予专利的项目 《专利法》规定，对下列各项，不授予专利权：① 科学发现。② 智力活动的规则和方法。③ 疾病的诊断和治疗方法。④ 动物和植物品种。⑤ 用原子核变换方法获得的物质。⑥ 对平面印刷品的图案、色彩或者两者的结合做出的主要起标识作用的设计。对动物和植物品种的生产方法，可以依照《专利法》规定授予专利权。

四、药品专利权的保护、终止和无效

（一）专利权人的权利

药品专利权人，是指药品专利权的所有人及持有人的统称，也就是专利权的主体。药品专利权人既可以是单位也可以是个人。药品专利权人主要具有以下权利。

1. 人身权 人身权主要是指发明人或设计人对发明创造享有在专利文件中写明发明人或设计人姓名的权利。人身权可以不依赖财产权而存在，在财产权转让后人身权仍然得以保留。

2. 财产权 财产权是指专利权人通过对专利技术的占有、使用而取得物质利益的权利，具体有下列几种。

（1）独占实施权：主要包括三个方面：① 专利权被授予后，专利权人有权自行实施其发明创造。② 专利权人有权许可他人实施其发明创造并收取许可费用。③ 专利权人有禁止他人未经许可擅自实施其发明创造的权利，以确保自己独占实施权的实现。

（2）专利许可权：专利许可权是指专利权人许可他人实施其专利技术并收取专利使用费的权

利。任何单位或个人实施他人专利的,应当与专利权人订立书面实施许可合同,向专利权人支付专利使用费。专利实施许可的合同生效后,专利权仍在专利权人手中,被许可人只享有合同约定范围内的实施权,并不享有完整的专利权。

(3) 专利转让权:专利权可以转让,但当事人应当订立书面合同,并向国务院专利行政部门登记,由国务院专利行政部门予以公告,专利权的转让自登记之日起生效。中国单位或者个人向外国人转让专利权的,必须经国务院有关主管部门批准。

(4) 专利标记权:专利权人享有在其专利产品或使用专利方法获得的产品或产品的包装上标注专利标记和专利号的权利。

(二) 专利权保护期限

《专利法》规定,发明专利权的保护期限为20年,实用新型专利权和外观设计专利权的保护期限为10年,均自申请日起计算。

(三) 专利权的终止

专利权除了期满终止外,有下列情形之一的,专利权在期限届满前终止: ① 没有按规定缴纳年费的。② 专利权人以书面声明主动放弃其专利权的。专利在期限届满前终止的,由国务院专利行政部门登记和公告。

(四) 药品专利权的无效

自国务院专利行政部门公告授予专利权之日起,任何单位或者个人认为该专利权的授予不符合《专利法》及其实施细则中有关规定的,可以提请专利复审委员会复审确认,并宣告其无效。宣告专利权无效的决定,由国家知识产权局登记和公告。被宣告无效的专利权视为自始不存在。

五、药品专利实施的强制许可

《专利法》规定,有下列情形之一的,国务院专利行政部门根据具备实施条件的单位或者个人的申请,可以给予实施发明专利或者实用新型专利的强制许可: ① 专利权人自专利权被授予之日起满3年,且自提出专利申请之日起满4年,无正当理由未实施或者未充分实施其专利的。② 专利权人行使专利权的行为被依法认定为垄断行为,为消除或者减少该行为对竞争产生的不利影响的。

此外,以下几种情形,也可以实施强制许可: ① 在国家出现紧急状态或者非常情况时,或者为了公共利益的目的,国务院专利行政部门可以给予实施发明专利或者实用新型专利的强制许可。② 为了公共健康目的,对取得专利权的药品,国务院专利行政部门可以给予制造,并将其出口到符合我国参加的有关国际条约规定的国家或者地区的强制许可。③ 一项取得专利权的发明或者实用新型比前已经取得专利权的发明或者实用新型具有显著经济意义的重大技术进步,其实施又有赖于前一发明或者实用新型的实施的,国务院专利行政部门根据后一专利权人的申请,可以给予实施前一发明或者实用新型的强制许可。在依照前述规定给予实施强制许可的情形下,国务院专利行政部门根据前一专利权人的申请,也可以给予实施后一发明或者实用新型的强制许可。

六、药品专利侵权的保护

(一) 专利权的保护范围

药品发明或者实用新型专利权的保护范围以其权利要求的内容为准,说明书及附图可以用于解释权利要求的内容。药品外观设计专利权的保护范围以表示在图片或者照片中的该产品的外观设计为准。

(二) 专利侵权的保护

专利侵权是指未经专利权人许可,以生产经营为目的,实施了依法受保护的有效专利的违法行为。解决专利侵权的纠纷包括行政程序、司法程序两种方式,同时追究侵权行为应当承担的法律责任,包括民事责任、行政责任和刑事责任。

1. **民事责任**　包括:① 停止侵权,是指专利侵权行为人应当根据管理专利工作的部门的处理决定或者人民法院的裁判,立即停止正在实施的专利侵权行为。② 赔偿损失,侵犯专利权的赔偿数额,按照专利权人因被侵权所受到的损失或者侵权人获得的利益确定;被侵权人所受到的损失或侵权人获得的利益难以确定的,可以参照该专利许可使用费的倍数合理确定。③ 消除影响,在侵权行为人实施侵权行为给专利产品在市场上的商誉造成损害时,侵权行为人就应当采用适当的方式承担消除影响的法律责任,承认自己的侵权行为,以达到消除对专利产品造成的不良影响。

2. **行政责任**　对专利侵权行为,管理专利工作的部门有权责令侵权行为人停止侵权行为、责令改正、罚款等,管理专利工作的部门应当事人的请求,还可以就侵犯专利权的赔偿数额进行调解。

3. **刑事责任**　依照《专利法》和《刑法》的规定,假冒他人专利,情节严重的,应对直接责任人员追究刑事责任。

第三节　药品商标权保护

一、药品商标概述

(一) 药品商标的概念

药品商标是指文字、图形、字母、数字、三维标志、颜色组合与声音等,以及上述要素的组合,能够将药品生产、经营者的药品或药学服务区别于其他生产经营者的显著性标记。

为了加强商标管理,保护商标专用权,促使生产、经营者保证商品和服务质量,维护商标信誉,以保障消费者和生产、经营者的利益,促进社会主义市场经济的发展,1982 年 8 月 23 日,第五届全国人民代表大会常务委员会第二十四次会议通过《中华人民共和国商标法》(以下简称《商标法》)。1993 年 2 月 22 日、2001 年 10 月 27 日、2013 年 8 月 30 日,国家分别对《商标法》进行了三次修正。

(二) 药品商标的特征

药品商标除具有一般商标的特征外,还具有以下特性:① 设计必须符合医药行业的属性,即健康性、安全性、生命性。② 药品商标不得使用药品的通用名称。③ 相对其他类别的商标,药品商标叙述性词汇多。

(三) 药品商标的分类

1. **根据商标的形态**　药品商标可分为:① 平面商标,包括单一的文字商标、图形商标、数字商标以及文字与图形的组合商标。② 立体商标,以商品形状或者其容器、包装的形状构成的三维标志,如三精葡萄糖酸钙的"蓝瓶"包装。

2. **根据商标的使用对象**　药品商标可分为:① 商品商标,是指使用于生产、制造、加工拣选或者经销的商品上的商标,如"九芝堂"六味地黄丸。② 服务商标,是指用于服务行业,以便与其他服务行业相区别的标记,如"先声再康"药房。

3. **根据商标的知名度**　药品商标可分为:① 知名商标,是指由市级市场监督管理部门认可,在该行政区域范围内具有较高声誉和市场知名度的商标。② 著名商标,是指由省级市场监督管理部门认可的,在该行政区划范围内具有较高声誉和市场知名度的商标。③ 驰名商标,是指根据具体商标案件需要,由国务院市场监督管理部门或者最高人民法院指定的人民法院认定的在市场上享有较高声誉并为相关公众所熟知的商标。商标的驰名与否采用认定方式,而不是注册取得。

4. **根据商标的作用功能**　药品商标可分为:① 集体商标,是指以团体、协会或者其他组织名义注册,供该组织成员在商业活动中使用,以表明使用者在该组织中的成员资格的标志,如"林都北药"表明商品的经营者或提供者属于伊春市北药开发协会的成员。② 证明商标,是指由对某种商品或者服务具有监督能力的组织所控制,而由该组织以外的单位或者个人使用于其商品或者服务,用以证明该商品或者服务的原产地、原料、制造方法、质量或者其他特定品质的标志,如"松潘贝母""川白芷"。③ 联合商标,是指商标所有人在自己生产或者销售的相同或类似的商品上注册几个近似的商标,以构成一张立体交叉的保护网,有效地防止近似商标的出现,扩大注册商标专用权的范围,如注册"大白兔"商标的同时还注册"小白兔""大花兔""大灰兔""白兔"等商标。

二、药品商标权的申请与授权

(一) 不得作为商标使用和商标注册的标志

1. **不得作为商标使用的标志**　《商标法》规定,下列标志不得作为商标使用:① 同中华人民共和国的国家名称、国旗、国徽、国歌、军旗、军徽、军歌、勋章等相同或者近似的,以及同中央国家机关的名称、标志、所在地特定地点的名称或者标志性建筑物的名称、图形相同的。② 同外国的国家名称、国旗、国徽、军旗等相同或者近似的,但经该国政府同意的除外。③ 同政府间国际组织的名称、旗帜、徽记等相同或者近似的,但经该组织同意或者不易误导公众的除外。④ 与表明实施控制、予以保证的官方标志、检验印记相同或者近似的,但经授权的除外。⑤ 同"红十字""红新月"的名称、标志相同或者近似的。⑥ 带有民族歧视性的。⑦ 带有欺骗性,容易使公众对商品的质量等特点或者产地产生误认的。⑧ 有害于社会主义道德风尚或者有其他不良影响的。县级以上行政区划的地名或者公众知晓的外国地名,不得作为商标。但是,地名具有其他含义或者作为集体商标、证明商标组成部分的除外;已经注册的使用地名的商标继续有效。

2. **不得作为商标注册的标志**　《商标法》规定,下列标志不得作为商标注册:① 仅有本商品的通用名称、图形、型号的。② 仅直接表示商品的质量、主要原料、功能、用途、重量、数量及其他特点的。③ 其他缺乏显著特征的。上述所列标志经过使用取得显著特征,并便于识别的,可以作为商标注册。此外,《药品管理法》规定,列入国家药品标准的药品名称为药品通用名称。已经作为药品通用名称的,该名称不得作为药品商标使用。

(二) 药品商标注册的程序

1. **提交申请**　商标注册申请人应当按规定的商品分类表填报使用商标的商品类别和商品名

称,提出注册申请,提交商标图样,附送有关证明文件,缴纳申请费用。

2. **形式审查**　经过形式审查,申请手续齐备并按照规定填写申请文件的,商标局发给"受理通知书";申请手续基本齐备或者申请文件填写基本合格,但需补正的,商标局发给"商标注册申请补正通知书";申请手续不齐或申请文件填写不合格,发"不予受理通知书",予以退回。

3. **实质审查**　商标局查核申请商标是否有显著性,是否符合商标法律法规的注册规定,如果审核通过,进入初审公告阶段。

4. **初审公告**　对经审查后初步审定的商标,由商标局进行为期 3 个月的初审公告,若无人提出异议,该商标即可以成功注册。

5. **核准注册**　初审公告期若无异议或经裁定异议不成立的,由国家商标局核准注册,发给商标注册证,并在《商标公告》上予以公告。

三、药品商标权人的权利

1. **商标专用权**　商标专用权是指药品商标权人对其注册商标在核定使用的药品上专有使用的权利。其他人未经商标权人许可不得使用该注册商标。

2. **禁止权**　禁止权是指商标所有人禁止任何第三方未经其许可在相同或类似药品上使用与其注册商标相同或近似的商标的权利。禁止权的效力范围大于使用权的效力范围,不仅包括核准注册的商标、核定使用的药品,还扩张到与注册商标相近似的商标和与核定药品相类似的药品。

3. **许可权**　许可权是指注册商标所有人许可他人使用其注册商标的权利。

4. **转让权**　转让权是指注册商标所有人将其注册商标转移给他人所有的权利。

5. **商标的续展权**　注册商标的有效期为 10 年,但商标所有人需要继续使用该商标并维持专用权的,可以通过续展注册延长商标权的保护期限。续展注册应当在有效期满前 6 个月内办理;在此期间未能提出申请的,有 6 个月的宽展期。宽展期仍未提出申请的,注销其注册商标。每次续展注册的有效期为 10 年,自该商标上一届有效期满次日起计算。续展注册没有次数的限制。

四、药品商标侵权

(一) 药品商标侵权的认定

《商标法》规定,有下列行为之一的,均属侵犯注册商标专用权:① 未经商标注册人的许可,在同一种药品上使用与其注册商标相同商标的。② 未经商标注册人的许可,在同一种药品上使用与其注册商标近似的商标,或者在类似药品上使用与其注册商标相同或者近似的商标,容易导致混淆的。③ 销售侵犯注册商标专用权的药品的。④ 伪造、擅自制造他人注册商标标识或者销售伪造、擅自制造的注册商标标识的。⑤ 未经商标注册人同意,更换其注册商标并将该更换商标的药品又投入市场的。⑥ 故意为侵犯他人商标专用权行为提供便利条件,帮助他人实施侵犯商标专用权行为的。⑦ 给他人的注册商标专用权造成其他损害的。

(二) 药品商标侵权人的法律责任

药品商标侵权行为引发的法律责任主要有行政责任、民事责任和刑事责任。

1. **行政责任**　对药品商标侵权行为,市场监督管理部门有权责令侵权行为人停止侵权行为,没收、销毁侵权商品和主要用于制造侵权商品、伪造注册商标标识的工具,罚款等,市场监督管理部门应当事人的请求,还可以就侵犯商标权的赔偿数额进行调解。

2. 民事责任　主要有以下四个方面：① 停止侵权,药品商标侵权行为人应该根据市场监督管理部门的处理决定或者人民法院的裁判,立即停止正在实施的侵权行为并销毁侵权商品。② 赔偿损失,侵犯商标专用权的赔偿数额,按照权利人因被侵权所受到的实际损失确定;实际损失难以确定的,可以按照侵权人因侵权所获得的利益确定;权利人的损失或者侵权人获得的利益难以确定的,参照该商标许可使用费的倍数合理确定。③ 消除影响,在侵权者实施侵权行为给注册商标持有人在市场上的商誉造成损害时,侵权者就应当采用适当的方式承担消除影响的法律责任。④ 赔礼道歉。

3. 刑事责任　未经商标注册人许可,在同一种商品上使用与其注册商标相同的商标,构成犯罪的,除赔偿被侵权人的损失外,依法追究刑事责任;伪造、擅自制造他人注册商标标识或者销售伪造、擅自制造的注册商标标识,构成犯罪的,除赔偿被侵权人的损失外,依法追究刑事责任;销售明知是假冒注册商标的商品,构成犯罪的,除赔偿被侵权人的损失外,依法追究刑事责任。

第四节　医药商业秘密和医药未披露数据保护

一、医药商业秘密

（一）医药商业秘密的概念和特征

医药商业秘密是指医药行业中,不为公众所知悉、能为权利人带来经济利益、具有实用性,并经权利人采取保密措施的技术信息和经营信息。医药商业秘密具有以下几个方面的特征。

1. 秘密性　医药商业秘密首先必须是处于秘密状态、不可能从公开的渠道所获悉的信息。即不为所有者或所有者允许知悉范围以外的其他人所知悉,不为同行业或者该信息应用领域的人所普遍知悉。

2. 经济性　医药商业秘密具有独立的、实际或潜在的经济价值和市场竞争价值,能给权利人带来经济效益或竞争优势。医药商业秘密的权利人因掌握商业秘密而拥有竞争优势,并能产生一定的经济利益。

3. 实用性　医药商业秘密必须是一种现在或者将来能够应用生产经营或者对生产经营有用的具体的技术方案和经营策略。不能直接或间接使用于生产经营活动的信息不具有实用性,不属于商业秘密。

4. 保密性　权利人采取保密措施,包括订立保密协议、建立保密制度及采取其他合理的保密手段。只有权利人采取了能够明示其保密意图的措施,才能成为法律意义上的商业秘密。

（二）医药商业秘密的类型

医药商业秘密是所有者的重要财产,而这种财产既可以是有形的,也可以是无形的。依据《反不正当竞争法》,医药商业秘密可分为医药技术信息和经营信息两类。

1. 医药技术信息　医药技术信息是指与产品或方法相关的信息,如产品设计、外观设计、计算机程序、产品配方、制作工艺、制作方法等。它是凭经验或技能产出的,在实际中尤其是工业中适用的技术情报、数据或知识。

2. 医药经营信息　医药经营信息是指医药企业的经营管理方法及与经营管理方法密切相关的信息和情报,包括管理诀窍、客户名单、货源情报、产销策略、招投标中的标底及标书内容等。

(三) 医药商业秘密的法律保护

1. 侵犯医药商业秘密的行为　根据我国法律规定,侵犯医药商业秘密的行为类型主要有以下几种: ① 以盗窃、利诱、胁迫或者其他不正当手段获取权利人的医药商业秘密。这种侵权行为的一个显著的特点是其手段的不正当性,只要行为人有非法获取医药商业秘密的行为,就构成侵权,而不论行为人获取他人的商业秘密后是否公开或者利用。② 披露、使用或者许可他人使用以不正当手段获取的权利人的医药商业秘密。③ 违反约定或者违反权利人有关保守医药商业秘密的要求,披露、使用或者许可他人使用其所掌握的医药商业秘密。④ 明知或应知上述 3 项行为而获取、使用或者披露权利人的医药商业秘密。权利人以外的第三人,明知侵权人的行为违法,如明知或应知某医药商业秘密是侵权人违反约定或者权利人的保密要求而披露的,该第三人仍然从侵权人处获得、使用或者披露该医药商业秘密。第三人在不知道或者不应知道他人行为违法而获取、使用或披露权利人的医药商业秘密的行为,属于善意的行为,不构成侵权。

2. 法律救济　企业的正当商业秘密权益被侵犯,应视不同情况,分别向不同部门寻求法律保护,主要有以下三种途径。

(1) 行政救济:受侵权的医药企业向市场监管部门投诉。我国《反不正当竞争法》规定,县级以上市场监管部门负责对不正当竞争行为进行监督检查。行政救济的处理周期短,可以快速制止侵权行为,而且不收费,成本低。但是,行政救济只能对侵权人进行行政处罚,不对侵权赔偿作裁定,只进行调解。

(2) 民事救济:根据《民法通则》《合同法》《反不正当竞争法》《民事诉讼法》等法律规定,企业的商业秘密被侵犯,可以直接向人民法院提起民事诉讼。

(3) 刑事救济:如果侵犯企业的商业秘密的行为构成犯罪,权利人可以向公安机关控告,要求立案侦查,追究其刑事责任。我国《刑法》规定,侵犯商业秘密并造成权利人重大损失的,可以处以最高 7 年以下的有期徒刑,并处以罚金。在追究刑事责任的同时,权利人可提起刑事附带民事诉讼,要求侵权人承担民事赔偿责任。

二、医药未披露数据保护

(一) 医药未披露数据的概念、内容与特征

1. 医药未披露数据的概念　医药未披露数据是指在含有新型化学成分药品注册过程中,申请者为获得药品生产批准证明文件,向药品注册管理部门提交的关于药品安全性、有效性、质量可控性的未披露的试验数据。

2. 医药未披露数据的内容　医药未披露数据来源于药品研发过程中的临床前研究和临床试验,主要涉及三个部分内容。

(1) 针对试验系统试验数据,包括动物、细胞、组织、器官、微生物等试验系统的药理毒理、动物药代动力学等试验数据。

(2) 针对生产工艺流程、生活设备与设施、生产质量控制等研究数据,包括药物的合成工艺、提取方法、理化性质及纯度、剂型选择、处方筛选、制备工艺、检验方法、质量指标、稳定性;中药制剂还

包括原药材的来源、加工及炮制等；生物制品还包括菌毒种、细胞株、生物组织等起始材料的质量标准、保存条件、遗传稳定性及免疫学等研究数据。

(3) 针对人体的临床试验数据，包括通过临床药理学、人体安全性和有效性评价等获得人体对于新药的耐受程度和药代动力学参数、给药剂量等试验数据。

3. 医药未披露数据的特征

(1) 医药未披露数据不具有独占性：医药未披露的试验数据保护不禁止其他申请人自行独立获取的该数据，如果其他申请人能够独立地获取该数据，其也可以合法地使用该数据，故医药未披露数据不具有独占性。

(2) 医药未披露数据获得的途径不要求具备创新性：《药品管理法实施条例》规定，"生产或销售含有新型化学成分药品"中的"新"并不是应用创新方法而获得的信息，而是一个注册性概念，只要生产者或销售者提交的化学活性成分是未经注册的即是新的。

(二) 医药未披露数据保护的概念及法律依据

1. 医药未披露数据保护的概念   医药未披露数据保护是指对未在我国注册过的含有新型化学成分药品的申报数据进行保护，在一定的时间内，负责药品注册的管理部门和药品仿制者既不能披露也不能依赖该新药研发者提供的证明药品安全性、有效性、质量可控性的试验数据。

2. 医药未披露数据保护的法律依据

(1) 与保护有关的国际公约：关于医药未披露数据保护，TRIPS 协议规定，当成员国要求以提交未披露过的试验数据或其他数据作为批准使用了新化学成分的药品或者农业化学产品上市的条件，如果该数据的原创活动包含了相当的努力，则该成员国应对该数据提供保护，以防止不正当的商业使用。同时，除非出于保护公众的需要，或已采取措施确保该数据不会被不正当地投入商业使用，各成员国均应保护这些数据，以防止其被泄露。

(2) 与保护有关的行政法规：根据 TRIPS 协议，我国政府制定了与药品未披露的试验数据保护相关的行政法规。《药品管理法实施条例》对此规定，国家对获得生产或者销售含有新型化学成分药品许可的生产者或者销售者提交的自行取得且未披露的试验数据和其他数据实施保护，任何人不得对该未披露的试验数据和其他数据进行不正当的商业利用，除公共利益需求或已采取措施确保该类数据不会被不正当地进行商业利用。自药品生产者或者销售者获得生产、销售新型化学成分药品的许可证明文件之日起 6 年内，对其他申请人未经已获得许可的申请人同意，使用前款数据申请生产、销售新型化学成分药品许可的，药品监督管理部门不予许可；但是，其他申请人提交自行取得数据的除外。

(3) 与保护有关的部门规章：《药品注册管理办法》规定，对获得生产或者销售含有新型化学成分药品许可的生产者或者销售者提交的自行取得且未披露的试验数据和其他数据，国务院药品监督管理局自批准该许可之日起 6 年，对未经已获得许可的申请人同意，使用其未披露数据的申请不予批准；但是申请人提交自行取得数据的除外。

（刘维蓉）

第十四章　药物经济学

导学

　　1. 掌握药物经济学基本概念与评价方法。

　　2. 熟悉药物经济学在国家药物政策制定、新药研发、临床合理用药等方面的主要应用。

　　3. 了解药物经济学在预算影响分析、中成药药物经济学评价等方面的探索热点。

第一节　药物经济学概述

　　药物经济学(pharmacoeconomics，PE)是近年来新兴的一门交叉学科,是经济学原理与方法在药品领域的具体运用,需要有经济学、药学、临床医学、流行病学、管理学、生物统计学、信息科学、法学等多学科的知识。药物经济学的主要任务是研究药物治疗与药学服务的收益与成本及其对个人、卫生保健系统和社会的影响,其主要的研究内容包括疾病的经济负担、药品的经济学评价、药品的供需、药品市场准入、药品价格及药品政策。

　　药物经济学最早起源于美国。从 20 世纪 50 年代以后,美国的公共医疗保健费用迅速增长,高昂的医疗保健费用令政府不堪重负。为了使有限的医疗保健资源能够最大限度地发挥效用,1979 年美国国会责成其下属的技术评定局对公共医疗费用进行成本效用分析。20 世纪 80 年代,产生了 pharmacoeconomics(药物经济学)这一英文词汇,1989 年美国出版了第一本药物经济学专业期刊 *Pharmacoeconomics*,1991 年《药物经济学原理》一书出版,标志着药物经济学作为一门交叉学科初步形成。

一、药物经济学基本概念

(一) 药物经济学的概念

　　广义的药物经济学(pharmaceutical economics)主要研究药品供需方的经济行为、供需双方相互作用下的药品市场定价以及药品领域的各种干预政策措施等。狭义的药物经济学(pharmacoeconomics)是一门将经济学基本原理、方法和分析技术运用于临床药物治疗过程,并以药物流行病学的人群观为指导,从全社会角度展开研究,以求最大限度地合理利用现有医药卫生资源的综合性应用科学。

2003 年国际药物经济学与结果研究协会(International Society for Pharmacoeconomics and Out-comes Research, ISPOR)组织专家编写了《卫生保健的成本、质量和结果》一书,将药物经济学界定为:"药物经济学是一门科学,它评价药品、服务及规划的总的价值,强调在预防、诊断、治疗和疾病管理干预措施中的临床、经济和人文的结果,提供最优化配置卫生资源的信息。"

(二) 成本

药物经济学研究中的成本是指社会在实施某一药物治疗方案所投入的财力、物力和人力资源,又称费用,通常包括直接成本、间接成本和隐性成本。

1. 直接成本　直接成本是指提供医疗服务的代价或资源的消耗,由直接医疗成本和直接非医疗成本两部分组成。直接医疗成本是指实施某方案或项目所消耗的医药资源,如医疗费、药费、检验费、医生的时间、工资和其他保健成本。直接非医疗成本是指患者寻求医疗服务的个人消耗,如差旅费、食宿费、营养食品费等。

2. 间接成本　间接成本是指由于疾病、伤残或死亡所造成的收入损失,包括休学、停工、早亡所造成的工资损失等。间接成本有时比直接成本高得多。

3. 隐性成本　隐性成本是指难以用货币单位确切表达的成本,一般是指疾病、预防或诊断措施等引起的疼痛、恐惧、担忧等肉体和精神上的痛苦和不适,以及生活与行动的不便等。

(三) 收益

收益是指实施预防、诊断或治疗措施所产生的有利或有益的结果,包括直接收益和间接收益。直接收益是指实施预防、诊断或治疗措施直接产生的有利或有益的结果,如患者的健康恢复和促进等。间接收益是指实施预防、诊断或治疗措施间接产生的有利或有益的结果,如疾病疗程缩短而减少的工资损失和家人陪护损失等。

在药物经济学研究中,根据计量指标的不同,收益又可分为效果、效用和效益。

效果是指实施药物治疗方案的临床结果,即在一定人群中实施一项干预措施,达到预期目标的程度。效果可用治愈率、好转率、细菌转阴率、不良反应发生率等客观指标表示。

效用是以人们对实施预防、诊断或治疗措施所产生结果的满意程度来计量的收益,是患者对自身接受治疗后健康状况的主观判断。

效益是指实施药物治疗方案的有用结果,以货币单位表示,即转化为货币的用药结果。效益又可以分为直接效益、间接效益和无形(隐形)效益。直接效益可通过减少的卫生资源来确定,间接效益可通过减少的经济损失来确定,但无形(隐形)效益的测定相对复杂,一般通过减少的身体和精神不适来确定。

二、药物经济学评价方法

药物经济学评价主要是比较不同备选方案间的成本-收益情况,探讨增量成本-效果比(international cost-effectiveness ratio, ICER)。增量成本-效果比反映的是备选方案之间单位效果差异下的成本差异,用于考察增加的成本是否值得。目前,药物经济学的主要评价方法包括最小成本法(cost minimization analysis, CMA)、成本效果分析(cost effectiveness analysis, CEA)、成本效用分析(cost utility analysis, CUA)和成本效益分析(cost benefit analysis, CBA),其主要差异在于采用了不同的角度与方法对收益进行计量(基于临床指标的效果分析、基于生命质量的效用分析、基于货币指标的效益分析),而成本的计量方法与单位则较为统一,均以货币形式进行计量。

1. 最小成本法　最小成本分析是指当两种或多种方案效益相等时从中选出成本最低方案的一种分析方法。最小成本法是成本效益分析的一种特例,它是在临床效果完全相同的情况下,比较何种药物治疗(包括其他医疗干预方案)的成本最小。它首先必须证明两个或多个药物治疗方案所得结果之间的差异无统计学意义,即 $P > 0.05$,然后通过分析找出成本最小者。由于它要求药物的临床治疗效果包括疗效、副作用、持续时间完全相同,所以应用范围较局限。最小成本法虽然只对成本进行量化分析,但也需要考虑效果。

2. 成本效果分析　成本效果分析是一种以某一特定的临床治疗目标(如症状缓解、疾病治愈或延长生命的时间等)为衡量指标,并据此计算和比较成本与效果比率或每单位所需成本的经济学分析方法,其目的是选择达到某一治疗效果时所需成本最低的治疗方案。

3. 成本效用分析　成本效用分析旨在评估和比较改进生命质量所需成本的相对大小或质量调整生命年(quality adjusted life years, QALY)所需成本的多少,以此描述人们在改进健康上每花费一定成本所获得的最大满意程度。质量调整生命年是指用健康满意的生活年数来衡量患者实际的生命年数。

4. 成本效益分析　成本效益分析是一种将成本和结果均以货币单位进行测量与评估,并据此计算和比较成本得失净值或成本与效益比值的经济学分析方法。其中,成本包括药物治疗的直接成本(如就诊费、检查费、药费和病床费)和因病所派生的间接成本(如陪护费等),效益以货币来衡量药物治疗的结果。可见,成本效益分析可以比较成本和效益的相对高低(两者之差或比率),药物治疗是否有价值取决于所生效益是否超过所耗成本,当效益大于成本时则可认为该方案可行。因此,成本效益分析的优点在于它可对不同治疗方案间的效益和成本的比值进行直接比较,为在多种方案中选择最佳者提供科学依据。

第二节　药物经济学主要应用

药物经济学研究在我国的发展已有 20 余年的历史,但在国内仍然是一门新兴发展的学科。目前,药物经济学的研究结果正逐渐被应用到国家药物政策制定、新药研发、促进临床合理用药等方面。

一、药物经济学在国家药物政策制定中的应用

国家药物政策是指国家为了充分利用有限的卫生资源,满足公众用药的需求而制定的有关指导药品研究、生产、供应、使用以及管理等方面一系列的工作方针、原则、策略、计划、行为准则和措施,包括药品的公平性与可及性、药品的合理利用、基本药物制度、药物处方集、医疗保险药物报销目录、药品补偿与费用控制、临床治疗药物指南、疾病管理、药品不良反应监测等。

(一) 药物经济学在国家基本药物制度中的应用

医药费用快速上涨已成为世界各国普遍面临的问题,制定国家基本药物制度有助于控制药费

支出。国家基本药物制度制定和国家基本药物目录遴选都需要引入药物经济学的原理和方法对药物进行经济性评价。

政府在制定和调整国家基本药物目录时，充分引用药物经济学的评价结果，有助于国家基本药物的遴选，满足我国低收入水平及不同层次患者的用药，做到尽可能的公正、科学。目前，澳大利亚、加拿大等国已经制定各自的药物经济学研究准则，以确定药品能否进入药品报销目录，在评审时，这些国家要求按照规定的药物经济学指标提供候选药的药物经济学研究报告，此举取得了较好的效果。因此，加强对药物经济学的研究，并应用到基本药物领域，使基本药物的遴选更客观、更有说服力。

（二）药物经济学在医疗保险药品报销目录中的应用

在遴选医疗保险药品报销目录的药品时，首先给定一个药品目录的备选药品名单，主要由遴选专家对其中的药品品种及诊疗方案的有效性、安全性和经济性进行综合评分以确定优选品种及诊疗方案。由于药品的安全性与临床有效性在药品注册过程中已经完成评价，因此此在医保药品目录的遴选过程中主要关注药品的成本-效果分析、预算影响分析等经济学评价的内容，可见药物经济学评价是医疗保险药品评审的重要内容。

目前，我国基本医疗保险药品的遴选条件为"临床必需、安全有效、价格合理、使用方便"。开展药物经济学评价可有效弥补专家主观评判的缺陷，从而大大提高药品目录制定的科学性。现阶段，对上市新药的增补以及目录内药品的调入和调出均应提供药物经济学评价依据，由相关机构负责提供这一产品的药物经济学评价报告。

（三）药物经济学在医疗机构用药目录制定中的应用

控制医疗费用的不合理增长一直是卫生行政部门关注的热点问题，药品费用作为医疗卫生费用中的主要支出，一直是医药卫生控费政策的靶点。而药品使用多发生于医疗机构，这就对医院的药品使用提出了新的要求。它要求医院尽可能地使用成本-效果好的药物，并将其纳入医院的用药目录中，以便使药物费用的增长幅度控制在政策规定的范围内。药物经济学的研究结果有助于医院将那些成本低、效果好的药物遴选到医疗机构的用药目录中。

二、药物经济学在新药研发中的应用

药物研发实质是研究特定物质对机体的作用过程与影响结果。随着人类疾病谱的变化、病原体耐药性的出现以及新的药品不良反应的发生，新药研发的紧迫性与创新药物的需求度愈加强烈。

新药研发具有投资高、风险高、收益高的经济学特点。新药研究开发的高风险性提高了开发总成本，高收益的获得通常必须以高成本并不低于投入阈值的投资额为代价。因此要使新药研究开发能够获得高收益，主要在于最大限度地降低风险、适度地降低成本以及尽可能地提高收益，这正是药物经济学的研究范畴。

药物经济性的优劣取决于药物研究开发、生产、流通、使用多个环节，其中最为关键的作用环节是药物研究开发。这是因为新药产品的成本取决于新药的设计和生产，所用物料、仪器设备、动力资源、生产工艺、工时等都已在新产品研究阶段确立，药物的制备工艺（中药制剂包括原药材的来源、加工及炮制）纯度、剂型、质量标准等也在药物研究阶段确定，药物的安全性、有效性在药物的临床实验中能得到验证，在药物研究开发领域应用药物经济学所获得的收效将比其他环节更为显著。据统计分析资料显示，一般产品成本的70%以上是由设计决定的，在新药研究开发中进行药物经济学研究,有助于降低开发成本,降低新药研究开发各阶段的失败风险,有利于医药资源的优化配置和高效利用。药物经济学在新药研发中的应用体现在以下几方面。

(一)指导新药研发的科学选题

利用经济学评价方法分析药品研发可能发生的费用,分析所研发的药品品种的市场开发潜力、投资回报率,评价新药研究的商业可行性,可以为新药研发工作指明方向,指导药物研究开发工作在实现药品安全性、有效性的同时考虑其经济性,使药物研发决策更加科学,提升药物研究开发工作的经济性与合理性。

(二)提高新药审评通过率

新药上市必须经过严格的审评,安全性、有效性和产品质量是国际上通用的评价要求与标准,经济性在新药的审评中也日益受到国际的普遍关注与高度重视。通过对新药进行药物经济学评价,可以为药品审评部门提供大量的参考信息(如药品费用、药品市场前景、药品的成本-效果等),有助于新药的审评通过。

(三)推动新药批准上市与市场营销

新药研究的目的是获得批准上市,从而为生产企业赚取高额利润,所以制药企业需要收集更多的研究资料,通过对新药与已上市同类的药品进行经济学评价研究,有助于帮助企业把握市场机会,准确定位市场,同时战略性地确定新药的价格范围,争取最大限度的药物可及性及药物的报销政策,使本企业的新药产品被市场所接受。

三、药物经济学在促进临床合理用药中的应用

目前,药物使用仍然是疾病治疗的主要手段与方式。为了维护人类的生命健康与安全,不仅要研制更多更有效的药物,而且应当合理使用现有的药物,使其发挥应有的生物医学效益、社会效益和经济效益。药物的价值要在使用环节中体现,而对用药结果的评价正是药物经济学研究的主要内容,因此合理用药与药物经济学有着密切的联系。

对于治疗药物而言,由于其使用目的是治疗各种疾病,因此,药物经济学评价的任务是评价多个临床药物治疗方案之间,或者药物治疗方案与其他方案(如手术及其他各种治疗项目和临床药学服务项目)的相对成本与疗效的比较结果,为临床合理、经济、科学地使用药物提供依据。药物经济学在促进临床合理用药中的应用体现在以下几方面。

(一)不同药物治疗方案的比较

药物经济学评价首先可以比较不同药物治疗方案的经济学差别。不同的药物治疗方案,在疗效、不良反应、成本等方面往往都有差别,药物经济学评价可以综合考虑这些因素,找出最优的治疗方案。如对同种疾病而言,不同的药物治疗方案有时可达到相同的治疗效果。因此,对不同的药物治疗方案的经济学评价还可帮助临床医师和患者在取得相同治疗结果的情况下获得更加经济的治疗方案。

(二)药物治疗与其他疗法的经济学评价

药物经济学同样可以评价药物治疗与其他疗法的经济学差别。例如抗癌药物的全身治疗与局部介入用药治疗方案的比较,使用 EPO 与输血的效果比较,药物治疗与手术治疗的比较,药物治

疗与其他治疗方法如物理疗法的比较等。

(三) 临床药学服务经济效益评价

临床药师参与制定药物治疗方案,可提高药物治疗合理性,从而减少药费开支;实施治疗药物监测可降低 ADR 发生率,从而节省住院时间和相关治疗费用;实施合理用药宣传,可提高患者服药依从性和药物治疗效率等。

(四) 治疗方案的选择和实施

对已有病例资料中的药物治疗结果做回顾性的评价与分析,在此基础上得出不同的药物治疗方案对同类或同种疾病治疗产生的经济学效果,用于指导现行临床药物治疗方案的选择与实施。

(五) 为临床指南与药品目录的制定提供经济学依据

通过对各种上市药品的经济学评价,为制定临床药物治疗指南、政府基本药物目录、医疗保险药品报销目录、医院用药目录等提供经济学依据。

第三节　药物经济学探索热点

一、预算影响分析

传统的药物经济学评价主要注重成本效果分析结果,强调卫生资源配置的效率,这无疑对于药物的评价更加合理科学,得到医药卫生界的广泛认可和接受。然而,卫生政策的制定者和决策者则常常需要在资源有限的情况下进行判断,他们不仅关注最大效益,而且更加关注在他们预算内所能达到的目标(比如医疗保险报销目录的制定),而往往效益和可负担这两个标准是不一致、相矛盾的。为使药物经济评价更加科学和实用,必须考虑预算的影响。因此,预算影响分析(budget impact analysis, BIA)方法在十多年来的发展过程中越来越受到各国决策部门和医药行业的重视。

(一) 预算影响分析的定义及作用

按照国际药物经济学和结果研究学会(ISPOR)的定义,预算影响分析是卫生保健技术综合评价的重要组成部分,是一种政策实施的研究工具。其目的是在卫生资源有限的情况下,对采用和推广一项新的卫生保健技术所产生的财政结果和影响进行估计分析。特别是预算影响分析可以预计当联合用药或其他特殊方式治疗某种疾病的花费将如何变化。此方法可以用于预算规划、预测和计算卫生技术变化对医疗保险保费的影响等。

(二) 药物预算影响分析的方法

为使预算影响分析的结论科学可靠,提高政策制定者所获得结论的科学性,国际药物经济学和结果研究学会颁布了预算影响分析的指南,以规范分析过程和结论格式。

1. 分析框架　对于预算影响分析,健康状况、治疗和结果的描述是分析框架的基本组成。分析的目的不仅要产生一项干预的预算结果的精确估计,而且要提供一个正确的计算框架,让使用者明白他们的现状和使用一个新药品(或改变当前用法)的预算后果的关系。其分析框架包括:设计、观点、比较的情境、人群、分组、时间范围、成本、敏感度分析、贴现和效度。

2. **预算影响分析的建模要素** 主要包括:① 受影响人群的规模和特征。② 没有新干预的现干预。③ 现干预的成本。④ 新干预。⑤ 有新干预的成本。⑥ 其他直接医疗成本。

3. **报告格式** ISPOR 建议的预算影响分析的报告模式包括:① 报告引言,包括相关的流行病学、临床和经济信息。② 流行病学和治疗,包括相关疾病的发病、患病以及年龄、性别和危险因素。③ 临床影响,包括病理学描述、病理生理学机制、预后、病程以及和分析研究设计有关的现有治疗选择。④ 经济影响,包括已有的相关研究,如成本-效果研究。⑤ 技术,包括与现有技术相比新技术的特征,如指标、作用、功效、不良反应、严重逆向事件中间结果。给出临床实验的简介,包括设计、研究人群、跟踪期间和临床结果的信息。⑥ 目的,研究目的应明确阐述。⑦ 研究设计和方法,一般有模型研究,包括患者人群、治疗技术、时间范围、观点和目标读者、模型描述、输入数据、数据来源、数据收集和分析。⑧ 结果。⑨ 图表,包括模型图形、假设表、输出和输入表敏感度分析。⑩ 附录和参考文献。

二、中成药药物经济学评价

(一)开展中成药药物经济学评价的意义

1. **合理配置中药研发与生产资源** 目前药品注册管理主要在药品的安全性、有效性以及质量可控性等方面进行评价,而忽视了经济性,造成大量的重复和资源浪费。据不完全统计,目前生产同一品种的厂家较多,如生产六味地黄丸的厂家超过 100 家,生产银杏制剂的厂家近 50 家,生产复方丹参片的厂家 40 余家等。一度出现了只要某种药物市场效益好,就会有多个厂家争相仿制的局面。通过药物经济学研究对新药研发的经济性进行评价,对安全性、有效性以及质量可控性评价进行辅助,可以避免不必要的重复和浪费,同时也可以有效地遏制低水平重复问题和保护原创者的积极性。

2. **调整中药新药的研究方向** 一方面,通过应用药物经济学可以促使中药生产企业调节中药新药注册中的方向,加大力度研究开发更多的"治愈性"药物。目前,大多数中药新药只能起到缓解症状、减轻患者痛苦的作用。从经济学角度来看,"治愈性"药物消耗的资源是一次性的,同时可以使患者缩短治疗周期,减少治疗的间接及隐性投入,从而改善患者的生存质量。另一方面,能够促使中药生产企业研究出更多药物剂型。药物剂型改变可以从增加药物稳定性、提高药物生物利用度、减少药物剂量、减少患者服用次数等方式得以实现,这些都可以有效地降低常见病与慢性病的治疗成本,让有限药品发挥更大的作用,实现物尽其用。

3. **指导中成药合理定价** 传统的药品定价依据主要是研究与开发、生产、流通环节的成本。随着定价方法的不断改进和完善,药品的创新程度也被越来越多地作为定价依据。在药物经济学研究的基础上进行定价,能使药物在上市前其成本与功能建立在更合理、开放和透明的基础上,并受到全面的考虑和评价。目前,国家针对药品成本问题成立了药品价格评价中心,试图正确评定药品的价格。但由于中药药品生产经营过程和结果表现形式的复杂性,使得对中药药品价格的正确评定存在一定困难。药物经济学研究的结果将有助于正确评定中药产品的价格。

(二)中成药药物经济性评价的技术关键

中成药治疗的效果,即有效性,是对中成药进行药物经济学评价的先决条件,同时也是药物经济学评价的重要内容。但是中医药强调辨证论治、随机组方。个体化治疗是中医药临床诊疗的优势,但也使得中药临床疗效存在显著的不确定性与不可重复性。因此,目前开展中成药药物经济学评价尚存在一定的技术难题,尤其是在中成药有效性的客观评价方面,而成本的核算则与西药药物经济学评价几乎不存在技术差异。

中成药药物经济学中的有效性评价,应根据中成药的治疗作用特点以及对照等具体情况,选择中、西医疗效判定标准或方法对中成药的有效性进行评价,主要包括以下几个方面的技术关键。

1. **凸显中医药特色**   进行中药的有效性评价需以"整体观"和"辨证"的中医药理论特色为指导,避免将中成药等同于化学药物进行有效性研究。无论是中药复方制剂,还是单味中药,都是基于中医药理论研制而成的,应从其研制开发的整体层面来考虑研究的目的与意义,将开发过程中的各种程序有机地结合起来,有针对性地开展中成药的有效性与安全性研究。

2. **强调整体药效**   中成药是基于中医药基础理论的产物,在进行临床有效性评价的过程中,不应从单纯生物医学模式出发,仅着眼于外来致病因素或生物学发病机制的微观改变和局部征象确立评价指标,而应树立"临床疗效论",抛弃"有效成分论",立足于疾病发生发展的整体观层面选择包括重要临床事件、功能状态、证候相关指标、受试者临床治疗的总体满意度和自下而上质量在内的多维结局指标对中成药的疗效进行评价。

3. **建立基于"中医证候"的中成药有效性评价体系**   不同于西医理论中"疾病"的概念,中医药的临床诊治活动是以"中医证候"为靶点开展的。因此,在进行中成药的药物经济学时,应将"中医证候"作为有效性评价的核心,除了采用部分既有的特定中医证候量表外,还需努力创建出基于"中医证候"的中成药药物经济学评价通用量表,形成符合中医基础理论的中成药有效性评价指标体系。

4. **适当采用公认的西医疗效评定标准**   当中成药以西医疾病为主要适应证,或虽以中医疾病、证候为主要适应证,但中医证候与西医病名相对应,则宜首选公认的西医疗效判定标准,再辅以中医证候疗效判定标准。

5. **治疗前后证候变化的半定量评定标准**   采用尼莫地平法计算积分变化[(治疗前积分-治疗后积分)/治疗前积分×100%],根据积分变化程度将中医的证候疗效评定标准分为若干等级,分别代表不同的治疗效果,如临床痊愈、显效、有效及无效等。

6. **生存质量评定标准**   由于中医药在改善生存质量方面具有重要作用,将生存质量应用于中医药临床疗效评价既体现了中医学的健康观,又有助于突显中医药的整体调节优势,从而充分反映中医药的疗效。在进行中成药有效性评价时,既要体现中医药的优势,采用生存质量和半定量评价指标,更要考虑与国际规范接轨,适当采用西医疗效判定标准,提高国际认可度。这样可以比较客观准确地衡量中成药治疗方案的产出,使中成药经济学评价结果更加科学合理。

(三)中医药领域开展经济学评价的其他相关问题

1. **关于中药临床研究**   "证候"是连接药效实验研究和中药临床的桥梁和纽带,而目前在中药药效实验研究中比较成熟的方法是创造各种类似临床各证的动物模型来研究中药及其复方的药理作用,而真正复制出符合中医临床"证候"的动物模型难度较大,尤其是复合性证候或以一个证候为主、兼夹其他证候的动物模型,因此很难对中药的有效性进行准确、客观地评价。鉴于此,应将临床流行病学的理论与方法引入中医药有效性评价系统,重视中医药的真实世界研究与随机对照试验研究,提升中药临床研究报告的真实性与可靠性,为中药药物经济学评价的顺利开展奠定坚实基础。

　　2. 关于适宜开展经济学评价的中医药诊疗技术类型　　中医药诊疗技术种类繁多,应用历史悠久,具有良好的临床疗效。现阶段,除了中成药以外,比较适宜开展经济学评价的中医药诊疗技术还有针灸技术。一方面,目前关于针灸治疗的临床研究数量众多,且其中不乏高质量的临床研究,为开展经济学评价奠定了良好的研究基础;另一方面,随着中医药国际化的持续推进,针灸治疗已经被世界各国和地区所接受,并为国际医学界所广泛认可,具有较好的现实基础。

三、其他类型的药物经济学探索热点

　　目前,药物经济学领域尚有许多的探索热点议题,除了上述的预算影响分析和中成药的药物经济学评价以外,关于药品的价值定价、患者报告结果、疫苗的经济学评价、基于循证医学的药物经济学评价、药物经济学评价的系统评价等均是值得关注的议题。

（刘书文）

第十五章 药事纠纷与处理

导学

1. 掌握药品缺陷的概念和类型,药品缺陷责任的构成要素、归责原则和免责事由。

2. 熟悉药事纠纷的概念,药品缺陷与相关概念的区别,药品缺陷责任的概念、责任主体与责任承担。

3. 了解药品缺陷责任的特征与举证原则,药品侵权赔偿的项目与途径,医疗机构药事纠纷发生的原因与防范措施。

第一节 药事纠纷与处理概述

一、药事纠纷的概念

药事纠纷是药品的消费者或使用者与药品的生产者、销售者或医疗机构围绕药品质量、药品销售与提供、药品使用与药学服务中的分歧而引发的争议,如药品生产者生产的药品是否存在缺陷或质量问题,药品销售者销售的药品是否存在缺陷或质量问题,医疗机构为患者提供服务的过程中医师的处方用药是否正确、采取的药疗措施是否恰当等。

二、药事纠纷的原因

按照药事纠纷发生的原因,可以将其分为药品质量与缺陷纠纷、用药不适当纠纷、药学服务和药品经济纠纷等几类。其中,药品质量与缺陷纠纷是指就患者所用药品质量是否合格、是否存在缺陷而产生的纠纷;用药不适当纠纷是指就药物选择是否对症、用药剂量是否准确、给药途径是否恰当、处方调剂是否正确等方面问题产生的纠纷;药学服务纠纷是指因药学服务人员与患者及其亲属之间沟通交流不足或服务态度问题等产生的纠纷;药品经济纠纷是指就药品价格和药学服务收费等方面问题产生的纠纷。

上述不同原因的药事纠纷中,药品质量和缺陷纠纷所占比例最大,药品缺陷是引发药事纠纷的最重要原因之一。

三、药品缺陷

(一) 药品缺陷的概念

1. 产品缺陷 缺陷是产品质量法领域的一个特有概念,即产品不具有相应的安全性,以致对他人的人身、财产安全所构成的积极侵害的危险。《产品质量法》规定:"本法所称缺陷,是指产品存在危及人身、他人财产安全的不合理的危险;产品有保障人体健康和人身、财产安全的国家标准、行业标准的,是指不符合该标准。"

关于缺陷的定义,应该明确以下两个基本问题。

首先,缺陷专指一种不合理的危险,而合理的危险则不属于缺陷的范围,且这种危险危及的是他人人身、财产安全,其他的危险则不属于缺陷的内容。"不合理危险"并不否认产品本身所具有的危险性,而是强调该危险的存在具有"不合理性",因为任何产品都可能存在着程度不同的危险。对生产者而言,这种"不合理性"主要表现为两个方面:① 生产者对产品可能具有的危险没有预见,或者已经预见却没有采取适当的措施加以预防,或者已经预见却没有做出警示。② 生产者对已经预见到的危险所采取的预防措施,没有达到或者遵从该行业在当时科技条件下的最高专业水平,或者所做出的警示没有达到生产者在当时科技条件下对某一危险的一般预见能力。如果生产者不存在上述两种情形,该危险的发生即具有合理性,生产者无须承担侵权赔偿责任。

其次,我国对产品缺陷的判断标准有两个,即一般标准和法定标准。一般标准是人们有权期待的安全性,即一个善良人在正常情况下对一件产品所具备的安全性的期望;法定标准是国家和行业对某些产品制定的保障人体健康和人身、财产安全的专门标准。

2. 药品缺陷 药品缺陷是指药品存在的与本身药理功效无关,并可能导致他人人身、财产损害的不合理危险。

药品作为一种特殊商品,安全性和有效性是其最基本的质量特性,表现为药品应具备不加剧损害的安全性以及预防、诊断、治疗及减轻疾病的有效性。对药品缺陷的定义一方面应考虑其安全性,即对消费者是否存在不合理安全风险;另一方面应考虑其有效性,即是否提供合理预期治疗效果。

由于药品的特殊性,必须容忍药品有相当程度危险的存在,可视为"合理的危险";药品的"不合理危险"则是指去除因药品的特殊性而应当具有的合理容忍以外,与用于预防、治疗、诊断人的疾病无关的其他相关作用。如使用化疗药物造成的头发脱落等副作用就属于合理容忍,无关的作用则包括无效、与用药目的无关的人身损害等。

药品的治疗作用与副作用相伴而生,药品往往有着不可预期的风险,因此应将药品缺陷认定标准进行区分,"存在不合理的危险"应是认定药品存在缺陷的基本标准和上位标准,"国家标准、行业标准等生产标准"应是补充标准和下位标准。不符合强制性标准可以用来认定药品存在缺陷,但是符合强制性标准并不构成缺陷存在与否的决定性证据。缺陷药品不能仅以经检验是否符合国家药品标准作为判断,而应该作广义的理解,即如果药品不符合法律关于药品安全性要求的,应该被认为在本质上存在缺陷,即使符合国家药品标准也不能当然地排除缺陷存在的可能。

3. 与药品缺陷相关的概念

(1) 合格药品:合格药品是指符合国家药品标准,按照国家药品标准进行药品生产,按照已有标准检验合格的药品。

合格药品仅仅表明药品质量检验合格,无法排除药品所有的危险性,即无法排除药品缺陷的存在。现行的药品标准,无论从药品标准确立、发展水平,还是标准的管理体制上,并不能完全保证药品的安全性,往往不能完全排除药品的"不合理危险"。也就是说药品即使质量合格,也可能存在安全隐患。我国《药品召回管理办法》规定,药品召回的适用对象是已上市销售的存在安全隐患的药品。安全隐患是指由于研发、生产等原因可能使药品具有的危及人体健康和生命安全的不合理危险。由此可见,安全隐患基本涵盖了药品缺陷,合格药品也可能是缺陷药品。

(2) 不合格药品:不合格药品属于药品瑕疵,药品"瑕疵"是指药品规格质量不符合法定或约定标准,判定标准为药品是否与通常具备的价值、效用或者出卖人所担保的品质相一致,不合格药品包括假、劣药和其他不合格药品;而药品"缺陷"是指药品对于使用者或消费者的人身和财产安全具有的危害性,判定标准为存在不合理危险。

假、劣药和缺陷药品的区别:假药和劣药是药品管理法上的概念,其认定依据主要是不符合国家药品标准或未履行法律规定的药品生产销售审批手续,其不能涵盖各类药品质量安全问题;缺陷药品属产品质量法的范畴,以致人损害的不合理危险为其本质特征。缺陷药品包括假药和劣药,不符合国家药品标准的假、劣药,可以推定为缺陷药品;但未经相关批准、检验进行生产、进口、销售的假、劣药,是否为缺陷药品取决于是否存在危害人身的不合理危险。除此之外,缺陷药品还涵盖假、劣药以外的其他有质量安全问题的药品。

其他不合格药品与缺陷药品的区别:其他不合格药品是指假、劣药之外的其他不符合药品质量标准规定(如片剂的重量差异)或不能达到药品管理法规定的其他要求(如外包装破损药)的药品等。不是所有其他不合格药品都属于缺陷药品,如片剂在崩解时限、重量差异上不符合要求被认定为不合格药品,但其本身却不会对健康造成损害。不合格药品是否属于药品缺陷,依然取决于其是否存在危害人身的不合理危险,如不合格药品因有关物质含量和成分对人身造成损害就构成药品缺陷。

(3) 药品不良反应:药品不良反应是指合格药品在正常用法用量下出现的与用药目的无关的或意外的有害反应。从药理学角度可以把药品不良反应分为可以预期的不良反应和难以预期的不良反应。由于药品的特殊性,必须容忍药品存在相当程度的危险即不良反应的存在,但并不是所有的药品不良反应都是不可避免的,有些不良反应可以通过设计者的注意或采纳合理的替代设计而避免或减少。应该避免而未能避免的不良反应,就属于"不合理的危险",按照缺陷的衡量标准,发生此类不良反应的药品就是缺陷药品。

(二) 药品缺陷的类型

我国《产品质量法》虽然没有明确规定缺陷的种类,但从有关条文分析,产品缺陷一般包括设计缺陷、制造缺陷和警示缺陷三种类型。除此之外,还应包括跟踪观察缺陷。

1. 药品设计缺陷　药品设计缺陷是指由于设计因素导致药品存在的不合理危险,表现为药品成分或配方设计缺陷(如药品原料、辅料选择不当,药品复方组合不合理,药品剂量不合理等)、药品剂型设计不合理、药品生产工艺设计不合理、药品包装设计不合理、药品适应证设计不合理、用法规定不合理、储存条件设计不合理等缺陷。

2. 药品制造缺陷　药品制造缺陷是指由于制造因素导致药品存在的不合理危险,表现为生产企业未按照批准规程操作,在原材料、配件、工艺、程序等方面不按照法律和技术规范要求生产,致使药品不符合国家质量标准。

3. 药品警示缺陷　药品警示缺陷是指药品生产者、销售者未对药品的危险性和正确使用做出充分而适当的警告和说明,导致药品使用中存在不合理危险,表现为药品名称、成分、有效期、适应证或功能主治、用法用量、禁忌、不良反应和注意事项等警示事项不全或有误,以及警示对象不当、警示方式不合理、警示载体不合理等引起的药品不合理危险。

4. **药品跟踪观察缺陷**　药品跟踪观察缺陷是指药品上市后发现存在可能造成人身损害的缺陷,虽然这种缺陷在药品研发时的科学技术上不能完全发现该缺陷,但药品生产者未进行跟踪观察以及时发现危险,或者发现危险未及时采取措施,导致药品存在不合理危险。

药品由于其风险的不可避免性,且关系人的生命健康,流通后安全机制尤为重要。药品上市流通后,市场安全机制表现在民事法律关系上,则是相关主体负担的跟踪观察义务。《侵权责任法》明确规定了产品的跟踪观察义务,"产品投入流通后发现存在缺陷的,生产者、销售者应当及时采取警示、召回等补救措施。未及时采取补救措施或者补救措施不力造成损害的,应当承担侵权责任"。《药品不良反应报告和监测管理办法》规定,"药品生产、经营企业和医疗卫生机构负责本单位生产、经营、使用药品的不良反应报告和监测工作。对于新的或严重的药品不良反应应于发现之日起 15 日内报告,死亡病例须及时报告,其他每季度集中报告"。这是药品企业的跟踪观察义务,药品企业违反不良反应的报告制度,或者未履行跟踪观察义务即属药品的跟踪观察缺陷,企业不能以发展风险来抗辩。

第二节 | 药品缺陷责任

一、药品缺陷责任的概念及构成要素

(一)药品缺陷责任的概念和特征

药品缺陷责任是产品责任的一种,属于特殊的侵权责任,是指由于药品缺陷致他人人身、财产遭受损害时,药品生产者、销售者应当承担的赔偿责任。

药品缺陷责任具有以下基本特征:① 药品缺陷责任在性质上属于民事责任,不包括缺陷药品的生产者、销售者可能承担的行政责任和刑事责任。② 药品缺陷责任的基础是由于缺陷药品导致他人人身、财产损害,即引起人身、财产损害的原因是药品缺陷,而非药品质量不合格;其所损害的是他人的生命健康权和财产所有权。③ 药品缺陷责任是一种连带责任。因药品缺陷造成患者损害的,患者可以向生产者请求赔偿,也可以向医疗机构请求赔偿。患者向医疗机构请求赔偿的,医疗机构赔偿后,有权向负有责任的生产者追偿。④ 药品缺陷责任适用无过错责任原则,即无论主观上是否有过错,只要药品存在缺陷并因此给消费者造成损害结果,就应承担损害赔偿责任。

(二)药品缺陷责任构成要素

药品缺陷责任构成要素是指构成药品缺陷责任必须具备的因素。按照我国《产品质量法》《侵权责任法》相关规定,药品缺陷侵权责任构成要素包括药品存在缺陷、有损害事实、药品缺陷与损害事实存在因果关系三个方面。

1. **药品存在缺陷**　药品缺陷是承担药品缺陷责任的基础和必要条件,但仅凭药品的缺陷尚不能追究生产者或销售者的责任,还需具备生产者或销售者提供缺陷药品的行为。虽有药品缺陷,但缺陷尚未投入流通,则不能追究其责任。

2. **有损害事实**　损害事实是指缺陷药品造成的除药品本身损害以外的他人人身、财产损害。如果药品有缺陷但未造成损害后果,就不发生药品缺陷责任,即药品缺陷责任的发生以损害事实的存在为根据。这种损害既包括财产的损害,也包括人身的损害,主要表现为消费者的死亡、残疾、组织器官的损伤及健康状况相对于使用药品前有所恶化等情形;受害人既可以是药品的购买人,也可能是药品的使用人。

3. **药品缺陷与损害事实存在因果关系**　药品缺陷与损害事实存在因果关系是指药品缺陷与受害人的损害事实之间存在的引起与被引起的关系,药品缺陷是产生损害后果的原因,损害后果是药品缺陷引起的后果。即损害后果是在药品使用过程中由于药品缺陷所致,而不是由于他人把药品作为实施侵权的工具造成的。只要受害人能够证明其所受损害是药品缺陷在事实上的结果,法律上的因果关系即告成立,而不必证明该缺陷是其损害发生的唯一原因或直接原因。

二、药品缺陷责任的归责原则和举证责任

(一)药品缺陷责任的归责原则

1. **归责和归责原则的概念**　归责是指决定行为所造成损害结果的赔偿责任的归属,即决定何人对行为的损害后果负赔偿责任。归责原则,就是确定责任归属所必须依据的法律准则。

在我国《民法通则》中,规定了三种不同的归责原则。

(1)过错责任和过错推定原则:即行为人只有在有过错的情况下才对自己行为造成的损害承担责任,如果行为人已尽到应有的注意义务,即使对他人造成损害,也不必承担责任。对于一般侵权行为,均适用过错责任原则。过错推定原则是过错责任原则的一种特殊表现形式。在法律规定的某些特殊情况下,适用过错推定原则。即从损害事实本身推定加害人的责任,受害人并不需要对加害人是否有主观过错举证,只要加害人不能证明其自身对损害的发生没有过错,就推定其有过错。

(2)无过错责任原则:也称严格责任原则或危险责任原则,即在法定的特殊情况下,只要造成了受害人的损失,则无论责任人是否有过错,均应承担责任。由于承担民事责任的行为人自己没有过错,各国法律都对无过错责任严加控制,我国也不例外。即只有在法律有规定的特殊情况下,才可以适用无过错责任原则。

(3)公平责任原则:加害人和受害人都没有过错,在损害事实已经发生的情况下,以公平作为价值判断标准,根据实际情况和可能,由双方当事人公平地分担损失的归责原则。

2. **我国药品缺陷责任的归责原则**　药品缺陷责任的归责原则,是指确定缺陷药品的生产者和销售者就缺陷产品致损应当承担何种形式法律责任的法律准则,它是确定缺陷药品的生产者和销售者民事责任的依据和标准。

根据我国《产品质量法》和《侵权责任法》,现行药品缺陷责任,因生产者、销售者和医疗机构所处地位的不同而分别实行无过错责任和过错责任两种归责原则。

我国《产品质量法》第41条第1款规定:"因产品存在缺陷造成人身、缺陷产品以外的其他财产损害的,生产者应当承担赔偿责任。"《侵权责任法》第41条规定:"因产品存在缺陷造成他人损害的,生产者应当承担侵权责任。"由此,对生产者适用的是无过错责任的归责原则。生产者是产品的制造者,从产品的设计、试验、制造到最终完成这一整个生产过程中,生产者始终处于主动、积极的

地位,产品的许多缺陷只要生产者在其制作过程中稍加注意即可避免,但是对于消费者来说,由于他们置身于产品的生产过程之外,本身不具备产品构造方面的专业知识,要有意识地避免或者防止产品缺陷的发生,是非常困难的。因此,法律对缺陷产品的生产者给予极为严格的责任规范,目的就是为了使他们在进行价格竞争时必须保证品质的竞争,否则他们将承担比其他人责任更重的责任。但无过错责任并非绝对责任,不意味着生产者就其行为所生的一切损害,在任何情形下均应承担责任,生产者仍然可以依据法律规定的抗辩事由来免除自己的责任。

《产品质量法》第42条规定:"由于销售者的过错使产品存在缺陷,造成人身、他人财产损害的,销售者应当承担赔偿责任。销售者不能指明缺陷产品的生产者也不能指明缺陷产品的供货者的,销售者应当承担赔偿责任。"由此,对销售者适用的是过错推定原则的归责原则。由于过错推定原则仍然属于过错责任的归责原则,也可以说对销售者适用过错责任原则。

《侵权责任法》第59条规定:"因药品、消毒药剂、医疗器械的缺陷,或者输入不合格的血液造成患者损害的,患者可以向生产者或者血液提供机构请求赔偿,也可以向医疗机构请求赔偿。患者向医疗机构请求赔偿的,医疗机构赔偿后,有权向负有责任的生产者或者血液提供机构追偿。"即在医疗行为中只要医方使用缺陷药品导致患方人身损害的,无论其医疗行为中是否存在医疗过错,都应当承担赔偿责任。由此,在医疗产品损害赔偿中,对医疗机构也适用无过错责任原则。

(二)药品缺陷责任的举证责任

举证责任是指当事人在诉讼活动中依据法律规定提供证据证明其主张的责任,如案件事实真伪不明,由负担举证责任一方承担不利的法律后果。

举证责任的分配有两个原则:①"谁主张,谁举证"是举证责任分配的一般原则,其与过错责任相对应,即受害人在请求致害人承担民事责任时,应对致害人在实施致害行为时主观上有过错负举证责任。②"举证责任倒置"是举证责任分配的特殊原则,其与过错推定责任相对应,将本应由受害方对过错存在的举证责任倒置给加害方承担,由其证明自己不存在过错,否则即推定其有过错而承担赔偿责任。

在药品缺陷责任中,生产者适用无过错责任,因此受害方无须举证证明生产者存在主观过错,只要存在药品缺陷并因此导致受害方人身、财产损害,生产者就要承担赔偿责任;对于销售者,只是将应由消费者举证销售者有过错采用"举证责任倒置"而转为由销售者举证自己无过错,否则就要承担赔偿责任。但举证责任承担或者免除责任的理由均系"有无过错"这一主观要素,非"产品有缺陷并致损害"这一客观要素。

三、药品缺陷责任的责任主体与责任承担

(一)药品缺陷责任的责任主体

药品缺陷责任的责任主体,是指当缺陷药品给使用者和消费者造成人身伤害和财产损害时依法应当承担赔偿责任的自然人或法人。根据《产品质量法》,药品缺陷责任主体包括药品生产者和销售者两大类。除此而外,还应增加一类准生产者,即在他人的产品上以自己的商标或其他具有识别性标志表明自己为生产者的,视为生产者。如一些企业允许将自己的商标附于它许可生产的企业的药品上,这时应视该企业为药品生产者。

(二)药品缺陷责任的责任承担

药品缺陷责任的责任承担,是指药品生产者或销售者对因药品缺陷所造成的损害而对受害人

承担责任的方式。《产品质量法》第43条规定,"因产品存在缺陷造成人身、他人财产损害的,受害人可以向产品的生产者要求赔偿,也可以向产品的销售者要求赔偿。属于产品的生产者的责任,产品的销售者赔偿的,产品的销售者有权向产品的生产者追偿。属于产品的销售者的责任,产品的生产者赔偿的,产品的生产者有权向产品的销售者追偿"。由此确定了因产品存在缺陷造成人身、他人财产损害的,生产者与销售者对受害人负连带赔偿责任。

所谓连带责任,是指生产者和销售者作为一个整体,其中的每个人都要对受害人承担全部责任。在因产品存在缺陷而造成人身、他人财产损害时,受害人可以选择生产者与销售者之一或全部要求赔偿。但对于生产者与销售者而言,究竟哪一方对受害人承担损害赔偿责任,最终取决于受害人在诉讼中的选择。诉讼的过程是一个责任确定的过程,或者说是被选中者针对法律赋予自己的特定的免责事由来主张抗辩。如具有法定的免责事由,则不承担责任,否则即承担责任,而不是责任主体之间的推脱责任的过程。

此外,《侵权责任法》第59条规定:"因药品的缺陷造成患者损害的,患者可以向生产者请求赔偿,也可以向医疗机构请求赔偿。患者向医疗机构请求赔偿的,医疗机构赔偿后,有权向负有责任的生产者追偿。"因此,因药品缺陷引发的药害纠纷,受害者也可以直接向提供缺陷药品的医疗机构请求赔偿,医疗机构不能以自己无过错为由主张免责,其只能在承担责任后向生产者追偿。

四、药品缺陷责任的免责事由

免责事由是指减轻或免除行为人责任的理由,也称为抗辩事由。我国《产品质量法》第41条规定,生产者能够证明有下列三种情形之一的,不承担赔偿责任。

1. **未将产品投入流通的**　即生产者虽然生产了某种产品,但未将其投入流通和用于销售,这时,即使该产品存在缺陷并致人损害,生产者也不因此而承担责任。

2. **产品投入流通时,引起损害的缺陷尚不存在的**　即生产者虽将产品投入了流通,但如它能证明该产品投入流通时不存在致人损害的缺陷,缺陷是在脱离生产者控制之后的流通领域或者消费领域中形成的,那么该缺陷与生产者无关,生产者无须承担赔偿责任。

3. **将产品投入流通时的科学技术水平尚不能发现缺陷的存在的**　即通常所说的"发展风险"或者"开发风险",具体是指依照产品投入流通时的科学技术水平来衡量,如果当时的科技水平不被认为有缺陷,且没有人能够发现产生损害的缺陷,但经过一段时间以后在发展了的科学技术水平下被认为是有缺陷,生产者不须承担责任。法律上之所以承认发展风险抗辩,是因为生产者、销售者无法对发展风险进行控制。

除此之外,对于药品这一特殊产品,其免责事由还应包括如下四项。

1. **受害人不当使用或滥用药品**　任何药品都有一定的适应证和适当的使用方法,如果消费者不按照药品说明书指明的用途或者方法使用、不遵循药品的警示而使用药品造成损失的,由不当使用或者滥用药品的消费者自己负责。

2. **受害人自冒风险**　自冒风险是指消费者明知某种药品存在某种风险,使用该药品会有危险,但仍然自愿地使用该药品,如果由此发生损害,消费者只能自己承担责任。

3. **受害人体质特异**　一般而言,药品对绝大多数人来说不至于引起损害,但对于不同于一般多数人的特异体质者来说,就是安全药品也可能引起损害,因此受害人的特异体质成为损害发生的决定性因素,所以不能由生产者承担损害赔偿后果。但是,为了保证体质特异者的人身安全,生产者应当在药品说明书中对已知和应知的、可能引起体质特异者损害的药品及其情形加以警示,否则要仍承担警示缺陷的责任。

4. 药品已过有效期限 药品已过有效期限,则不具有原来的安全性。因此,如果药品标明有效期限,受害人在产品有效期限已过的情况下使用而受损害,则为受害人有故意或重大过失,制造者或销售者可不承担责任。

第三节 药品缺陷侵权赔偿

一、药品缺陷侵权赔偿项目

根据我国《侵权责任法》《产品质量法》《最高人民法院关于审理人身损害赔偿案件适用法律若干问题的解释》等相关规定,药品侵权的受害方可向加害方提出下列损害赔偿的请求。

1. 受害人遭受一般人身损害的赔偿项目 为受害人因就医治疗支出的各项费用以及因误工减少的收入,包括医疗费、护理费、误工费、交通费、住院费、住院伙食补助费、必要的营养费等。

2. 受害人因伤致残的赔偿项目 除赔偿受害人因就医治疗支出的各项费用以及因误工减少的收入外,还应赔偿其因增加生活上需要所支出的必要费用以及因丧失劳动能力导致的收入损失,包括残疾赔偿金、残疾辅助器具费、被扶养人生活费,以及因康复护理、继续治疗实际发生的必要的康复费、护理费、后续治疗费等。

3. 受害人死亡的赔偿项目 除应当根据治疗抢救情况赔偿医疗费、护理费、误工费、交通费、住院费、住院伙食补助费、必要的营养费等相关费用外,还应当赔偿丧葬费、被扶养人生活费、死亡赔偿金以及受害人亲属办理丧葬事宜支出的交通费、住宿费和误工损失等其他合理费用。

4. 受害人或者死者近亲属遭受精神损害 赔偿权利人有权向人民法院请求赔偿精神损害赔偿金。

此外,《侵权责任法》规定,产品投入流通后发现存在缺陷的,生产者、销售者如果明知产品存在缺陷仍然生产、销售,造成他人死亡或者健康严重损害的,被侵权人还有权请求相应的惩罚性赔偿。

二、药品侵权赔偿途径

《产品质量法》第47条规定,"因产品质量发生民事纠纷时,当事人可以通过协商或者调解解决。当事人不愿通过协商、调解解决或者协商、调解不成的,可以根据当事人各方的协议向仲裁机构申请仲裁;当事人各方没有达成仲裁协议或者仲裁协议无效的,可以直接向人民法院起诉"。在我国,因药品侵权赔偿可以通过以下途径解决。

1. 协商 协商是指双方在争议发生后,通过谈判的方式,就药品侵权赔偿的解决达成一致意见,并最终签订和解协议书的争议解决方法。协商解决具有成本低、程序简便、保密性强等优点;同时,由于双方协商经过互相的妥协、商议达成一致、双方均认可的协议,更利于协议的顺利履行。

2. 调解 调解是指争议当事人以外的第三方如人民法院、人民调解委员会及有关组织,以国家法律、法规和政策以及社会公德为依据,对产生纠纷的各方进行疏导、劝说,促使其相互谅解,进行协商,自愿达成协议,解决纠纷的活动。在我国,调解的种类很多,有人民调解、法院调解、行政调解、仲裁调解以及律师调解等。调解具有经济性、快捷性、灵活性、专业性等特点,是解决药品侵权赔偿的重要途径之一。

3. **仲裁**　仲裁是指发生纠纷的双方当事人,根据其在争议发生前或争议发生后所达成的协议,自愿将该纠纷提交中立的第三方进行裁判的纠纷解决制度和方式。仲裁是一种非经司法诉讼途径即具有法律约束力的争议解决方式,即仲裁之后不能再进入诉讼途径,仲裁裁决即对双方当事人产生强制力。

4. **诉讼**　诉讼是指受害方向人民法院提起诉讼,人民法院立案受理,在双方当事人和其他诉讼参与人的参加下,经人民法院按照法定程序审理和解决药品缺陷侵权赔偿的活动。因产品存在缺陷造成损害要求赔偿的诉讼时效期间为2年,自当事人知道或者应当知道其权益受到损害时起计算。

第四节　医疗机构药事纠纷的原因与防范

一、医疗机构药事纠纷的原因

在我国,患者用药多数情况下是在医疗机构就诊后取得药品的,因此,药事纠纷也大多发生在患者及其亲属与医疗机构之间,并显现出逐年增多的趋势。究其原因,主要表现在以下几个方面。

1. **药品本身存在问题**　由于药品存在的缺陷或其他质量问题,以及药品不良反应的发生,给患者造成损害,引发医患之间的纠纷。

2. **药品使用存在问题**　由于医师在为患者处方用药时存在问题,包括处方用药与临床诊断的不相符,药品剂量、用法不正确,选用剂型与给药途径不合理,有重复给药现象,有潜在临床意义的药物相互作用和配伍禁忌等,用药无适当指征、药品剂量过大或不足、重复用药、滥用药品、配伍禁忌、过度治疗等,由此引起医患之间的争议。

3. **相关医务人员服务存在问题**　临床上为患者提供服务的主要有三类人员,即医师、药师和护理人员。其在服务过程中都有可能发生与用药有关的问题。一是技术方面问题,如医师处方书写错误,药师调配处方时错发药品、药品特殊用法未作交代、护理人员对患者用药后观察、监护不到位,发生药物不良反应未及时采取必要的措施等;二是服务态度方面问题,相关医务人员或是粗心大意,不认真执行相关规章制度,或是服务态度生硬,对患者的咨询和疑问缺乏耐心等。这些情况下,均可能引起医患之间的矛盾而发生药事纠纷。

4. **医疗机构管理制度存在问题**　如医疗机构内部规章制度不健全或落实不到位,职能部门监督力度不够,医疗安全意识淡薄,都可能成为药事纠纷的隐患。

5. **患者方面存在问题**　如患者缺乏相应的医学和药学知识,对药品疗效期望值过高,认为药到病除,一旦达不到其意愿,便认定药品和医务人员存在问题,继而产生纠纷;同时,由于患者的医疗费用不断上涨,在"看病难、看病贵"的压力下,患者对医疗机构及医务人员产生不信任感,对医师和药师的医疗行为持怀疑态度,这种经济利益的对立也使医患双方容易产生纠纷。

二、医疗机构药事纠纷的防范

医疗机构药事纠纷的防范,可以从国家和医疗机构两个层面出发。

1. 国家层面

(1) 设立药品重大不良反应救济基金:资金可来源于国家税收补助金、强制征收金、给付机关代位求偿所得、社会各界捐款等,以向药品缺陷受害人提供及时有效的损害救济。救济人群包括两类:一类是因药物正当使用而产生的可预期之外的不良反应所致的重大疾病、残障及死亡的人群;一类是因生命急救目的超过通常使用剂量导致的损害,且对其发生已预先认知的患者。而生产者及销售者损害赔偿责任明确,以及轻度药物不良反应损害或不适当使用药物所致的损害可不列入救济范围。

(2) 建立强制药品责任保险制度:以药品企业损害赔偿责任明确、轻度药物不良反应损害以及重大不良反应未获补偿的损失部分为保险对象,但保险公司可将故意制造假药和劣药、明知有药品不良反应却不予明确警示等药品生产企业存在过错的情形设为免责条款或降低赔付额度。强制药品保险可设定最高赔偿限额,超过部分由药品企业自行承担或通过商业责任险予以分担。

2. 医疗机构层面 针对不同原因引发的药事纠纷,医疗机构应从以下几个方面入手防范药事纠纷。

(1) 加强药品采购和药品养护管理,保证药品质量:医疗机构应制定药品从入库到发放的一整套操作流程,强化责任意识,实施岗位责任制,将责任分解到具体的人员,从源头上减少药事纠纷的发生。特别是应严把药品采购质量关,选择质量可靠、信誉好的药品生产厂家或医药公司的药品。

(2) 加强对临床用药的监管,促进合理用药:医疗机构应成立临床合理用药监管机构,负责全院合理用药制度的制定、实施、监督、评价、考核工作,并形成合理用药奖惩机制;加强合理用药环节质量控制和流程管理,促进合理用药;制定处方管理实施细则、处方点评等规章制度,加强处方质量监督;实施合理用药动态监测、定期评价、通报使用等制度,加强用药监控力度。

(3) 加强药学专业知识学习,不断提高医、药、护专业人员的业务水平:应持续开展对医、药、护及其他人员进行有关合理用药知识的教育,对医师加强药物知识的培训,对药师加强医学专业知识和参与临床药物治疗技能的培训,对护理人员加强药物临床观察与监测的培训,并定期考核,促进医护人员药物治疗知识与技能的更新。

(4) 加强医德医风教育,转变医、药、护专业人员的服务理念:医疗机构应加强对医务人员开展医德医风教育,培养"以患者为中心"的理念,一切从患者的利益出发,一切为患者着想,关心、同情、理解患者的疾苦,而不是将患者当作一个简单的治疗对象。

(5) 加强法制教育,增强医、药、护专业人员的法律意识:医疗机构要加强从业人员的法制教育,学习和掌握与药学服务有关的法律法规,如《药品管理法》及其《实施条例》《医疗机构药事管理规定》《处方管理办法》等,使其学法、懂法、守法、用法,从思想上认识到防范药事纠纷的意义和重要性。

(6) 加强和完善医疗机构的各项规章制度:医疗机构应建立健全各项规章制度和工作规范,形成医疗安全保证制度和有效的管理机制,如麻醉药品和精神药品管理使用制度、处方审核制度、药品调配双人核对制度、贵重药品逐日盘点制度、患者退药登记验收制度、用药差错登记报告制度、药品分装登记制度、效期药品管理制度等。

(7) 加强医患沟通,改善医患关系:沟通在药学服务过程中尤为重要,但沟通作为一种社会活动,仅有专业知识还无法满足实际工作的需要,因此,医务人员应掌握一定的社会学、心理学、伦理学和医患沟通等知识。与患者交流时,应相互尊重;在交流中,尽量使用通俗易懂的语言,少用专业术语;在交流中所表现出的自信,可以增强患者对药物治疗的信心,提高患者用药的依从性。

(8) 加强科普知识的宣传,提高患者的用药安全知识水平:大多数患者的用药安全知识极其匮乏,如不懂得如何分辨真药、假药和劣药,不知道药品批准文号与生产批号是不同的概念,无法区分药品有效期或失效期的具体日期。医疗机构应充分发挥墙报、专刊、院内有线电视以及报纸、杂志、电台、电视台等宣传媒体的作用,做好药品知识的普及工作。

(何　宁)